Birgit Hickey

Wie die Familie unser Leben bestimmt – Genogramm und systemische Aufstellungen

Zweite Auflage, 2024

Themenreihe »Systemaufstellungen«
hrsg. von Gunthard Weber
Reihengestaltung: Uwe Göbel
Umschlaggestaltung: B. Charlotte Ulrich
Umschlagmotiv: © Leigh Prather – stock.adobe.com
Illustrationen: Andrea Pahne-Schiemann
Abb. 74 (S. 328): © Zvitaliy/shutterstock.com
Abb. 75 (S. 330): © VectorMine/shutterstock.com
Redaktion: Veronika Licher
Satz: Drißner-Design u. DTP, Meßstetten
Printed in Germany
Druck und Bindung: CPI books GmbH, Leck

MIX
Papier | Fördert gute Waldnutzung
FSC® C083411
www.fsc.org

CPI klimaneutral
Mehr Bäume. Weniger CO_2

Zweite Auflage, 2024
ISBN 978-3-8497-0443-8 (Printausgabe)
ISBN 978-3-8497-8395-2 (ePUB)

Bibliografische Information der Deutschen Nationalbibliothek:
Die Deutsche Nationalbibliothek verzeichnet diese Publikation in der Deutschen Nationalbibliografie; detaillierte bibliografische Daten sind im Internet über http://dnb.d-nb.de abrufbar.

Informationen zu unserem gesamten Programm, unseren Autoren und zum Verlag finden Sie unter: **https://www.carl-auer.de/**
Dort können Sie auch unseren Newsletter abonnieren.

Carl-Auer Verlag GmbH
Vangerowstraße 14 • 69115 Heidelberg
Tel. +49 6221 6438-0 • Fax +49 6221 6438-22
info@carl-auer.de

Inhalt

Vorwort

Ursprünglich war mit dem Buch das Ziel verbunden, sich schwerpunktmäßig dem Thema »Krankheiten und Symptome aus systemischer und familienbiografischer Sicht« zu widmen. Es sollte die Erkenntnis beleuchten und weitertragen, dass die Ursachen vieler gesundheitlicher Probleme nicht nur in der eigenen Vorgeschichte zu suchen sind, sondern offensichtlich auch in Verbindung zu schicksalhaften Themen im Familiensystem stehen können, die oft sogar mehrere Generationen zurückreichen.

Während des Schreibprozesses kristallisierte sich allerdings immer mehr heraus, dass der thematische Rahmen nur bezogen auf Symptome und Krankheiten zu eng gefasst war. Viele andere in der Praxis auftauchende herausfordernde Lebensthemen mussten ebenfalls mit einbezogen werden, da diese oft im Zusammenhang mit mangelnder Gesundheit stehen. Zu nennen sind z. B. Probleme in der Partnerschaft, mit Kindern, den Eltern, Geschwistern oder auch Vorgesetzten und Kollegen. Wenn man sich mit diesen Themen beschäftigt, kommen unweigerlich auch kollektiv erlebte Einschnitte, die direkt oder indirekt insbesondere durch Kriege verursacht wurden, ins Spiel. Also kam ich nicht umhin, auch den Folgen von traumatisch erlebten kriegsassoziierten Trennungs- und Gewalterfahrungen Raum zu geben, die bis heute nachwirken. Letztendlich geht es häufig um »ungelebtes Leben« im weitesten Sinne. Dieses kann in der Symptomatik und Problematik von heute lebenden Personen in vielfältiger Weise zum Ausdruck kommen und mit der transgenerationalen Zugangsweise entsprechend sichtbar gemacht und gelöst werden. So erwies sich der Titel *Wie die Familie unser Leben bestimmt – Genogramm und systemische Aufstellungen* als passender, da er sich nicht nur auf die gesundheitlichen Themen bezieht, sondern den Blick auch für andere relevante Lebensbereiche öffnet.

Dieses Buch ist geschrieben worden, um meine eigenen langjährigen Erfahrungen im Bereich der systemischen Medizin und Familientherapie in anwendbarer Form weiterzuvermitteln. Einen besonderen Stellenwert bekommt dabei die bisher weniger bekannte familienbiografische Genogramm*analyse* zur Aufdeckung von möglichen übernommenen Stellvertretungsaufgaben. Ich habe bei zahlreichen Patienten gesehen und am eigenen Leibe erfahren, dass hiermit noch Lösungsmöglichkeiten bestehen, wo an anderer Stelle schon die Hoffnung aufgegeben wurde. Das war und ist die Hauptmotivation, meine Erkenntnisse weiterzutragen.

Münster, im November 2023
Birgit Hickey

Dank

An dieser Stelle möchte ich meinen herzlichen Dank aussprechen allen, die zum Gelingen des Buches beigetragen haben. Stellvertretend für viele einzelne Menschen, Gruppen und Institutionen, die hier nicht alle namentlich erwähnt werden können, seien folgende explizit genannt:

- mein Ehemann, Prof. Raymond Hickey, der durch inspirierenden Gedankenaustausch, technische Unterstützung, beständige Motivation und kontinuierliches Feedback wesentlich dazu beigetragen hat, dass mein schon seit vielen Jahren bestehender Wunsch, dieses Buch zu schreiben, tatsächlich Wirklichkeit wurde.
- meine Eltern, die es mir unter teilweise schwierigen Bedingungen ermöglicht haben, unter anderem meine beiden Wunschberufe in der Biologie und Medizin zu ergreifen. Zusammen mit meinen vielen Geschwistern konnten wir in unserem Familiensystem Freudvolles und Leidvolles am eigenen Leib erfahren. Mithilfe des systemischen, generationsübergreifenden Blicks war es möglich, daraus zu lernen und viele Herausforderungen anders einzuordnen, zur Ruhe kommen zu lassen und rückblickend betrachtet als Impulse für die Entwicklung von Ressourcen zu nutzen.
- meine vielen Lehrer im Bereich der Systemischen Therapie, die mit ihren kompetenten und inspirierenden Impulsen meine systemische Arbeit seit Mitte der 1990er-Jahre maßgeblich mitgeprägt haben, insbesondere Dr. med. Gunthard Weber, Prof. Varga von Kibéd und seine Frau Insa Sparrer.
- Drs. Rainer und Monika Adamaszek für ihre wegweisenden Arbeiten zur Familienbiografik.
- meine Kollegin Helga Mack-Hamprecht, mit der ich seit über 25 Jahren im kreativen Austausch im Feld der systemischen und insbesondere der familienbiografischen Genogrammanalyse bin und die mir wertvolles Feedback auch zum Manuskript gegeben hat.

- meine ärztlichen und therapeutischen Kolleginnen und Kollegen, die mir ihre Patienten eigens für die systemisch-familienbiografische Mitbehandlung zugewiesen haben.
- Patienten, Seminarteilnehmer und -Organisatoren, die mich immer wieder zur Weitergabe meiner Kenntnisse und Erfahrungen ermuntert und langjährig begleitet haben.
- diejenigen, die mir wertvolles Feedback zu meinem Manuskript gegeben haben, insbesondere Lisa Böhm-De Philipp, Christopher Bodirsky, Ele Bonde, Dr. med. Marianne Fleuter, Amelie Kaufmann und Prof. Dr. habil. phil. Claudia Osburg.
- Grafikdesignerin Andrea Pahne-Schiemann für die professionelle Erstellung der Grafiken.
- das Team des Carl-Auer Verlags für die fachkundige Unterstützung und gute Zusammenarbeit, auch die externe Lektorin Veronika Licher für die geduldige und kompetente Bearbeitung meines Textes.

Ich wünsche mir, dass die in diesem Buch beschriebenen Erkenntnisse insbesondere auch bei »therapieresistenten« Problemen Hoffnung wecken und weitere Ideen für Lösungsmöglichkeiten bieten.

Birgit Hickey

Zum Einstieg

Als Ärztin erfahre ich häufig, dass es Krankheiten, Symptome und Alltagsprobleme z. B. in der Partnerschaft, mit Kindern oder anderen Familienangehörigen, in der Schule bzw. im beruflichen Kontext gibt, die physisch und psychisch belastend sind. Trotz eingehender Anamnese und vielfältiger Untersuchungen lassen sich häufig keine offenkundigen Ursachen finden und diverse medizinische, psychologische oder andere professionelle Therapie- und Behandlungsansätze bleiben ohne Erfolg. Es entsteht der Eindruck, dass noch etwas anderes wirkt, das nicht zu fassen ist. Um dieses Weitere, was dennoch wirkt, soll es in diesem Buch gehen.

Beim *systemisch-familienbiografischen Ansatz* wird davon ausgegangen, dass körperliche und psychische Symptome sowie andere Probleme nicht nur in Verbindung zu Ereignissen in der individuellen Vorgeschichte, der eigenen Biografie, stehen, sondern auch ausgelöst und unterhalten werden können durch (meist unbewusste) Bindungen zu unbewältigten Schicksalen und »ungelebtem« Leben von früheren Mitgliedern des Familiensystems. Anders ausgedrückt können sogar weit zurückliegende leidvolle Erfahrungen und traumatische Einschnitte mehrerer Generationen bei den Nachfahren weiterwirken und in deren Symptomatik zum Ausdruck kommen – ohne dass Kenntnisse über die damaligen Ereignisse bestehen müssen.

Dabei ist es offensichtlich nicht zufällig, in welchem Lebensalter jemand bestimmte Symptome bzw. Probleme erfährt und welche Position der Betroffene in seiner Geschwisterreihe und im Familiensystem einnimmt. Diese Erkenntnisse sind empirisch durch die *Analyse* von vielen Familiengeschichten und *Genogrammen* (erweiterten systemischen Stammbäumen) entstanden und gewachsen. Wegweisend dafür sind die *drei familienbiografischen Fragen* (nach von Weizsäcker 2005, 2008; Adamaszek 2016, 2021), die Ihnen immer wieder in diesem Buch begegnen werden:

1. Warum hat die betroffene Person *gerade jetzt*, in diesem Lebensalter, das Problem/Symptom?
2. Warum *gerade so*, mit diesem Problem/Symptom?
3. Warum *gerade hier*, an diesem Platz in der Geschwisterreihe/im Familiensystem?

In meiner seit 1992 bestehenden allgemeinmedizinischen Praxis und vor allem während meiner zusätzlichen Erfahrung mit Patienten im Rahmen meines Schwerpunktes »Systemische Medizin und Familientherapie/-biografik« seit Ende der 90er-Jahre habe ich immer wieder gesehen, dass viele körperliche und seelische Beschwerden sowie andere Probleme im Zusammenhang mit unbewältigten Familienthemen stehen. Mir ist es empirisch gelungen, durch einen großen Fundus an dokumentierten Praxisbeispielen Regelmäßigkeiten bei der Übernahme von Schicksalsbindungen bzw. sogenannten Stellvertretungsaufgaben (s. Abschnitt 5.2–5.4) zu bestätigen und insbesondere auch neu zu entdecken.

Die Beschäftigung mit den Vorfahren ist nicht neu. Andere Kulturen haben schon lange vor uns ihre Ahnen gewürdigt und ihnen einen Platz im Bewusstsein der Familie gegeben. Auch bei uns bekommen die Vorfahren wieder einen größeren Stellenwert. Die Ahnenforschung, das Familienstellen und die Bearbeitung generationsübergreifender Themen sind nicht neu. Was allerdings im Zusammenhang mit Systemaufstellungen noch weitgehend ungenutzt bleibt, ist die familienbiografische Genogramm*analyse* und das sich daraus ergebende Potenzial. Hier werden transgenerationale Zusammenhänge sichtbar und es lassen sich Hypothesen dafür bilden, welche Ereignisse der Vergangenheit Auswirkungen auf die Gegenwart und den Patienten haben könnten. Diese führen oft schon während der Genogrammarbeit zur deutlichen Besserung oder sogar zur Lösung und dienen als Basis in nachfolgenden Aufstellungen.

Die Genogrammanalyse hat sich so häufig – insbesondere bei sogenannten »therapieresistenten« Fällen – bewährt, dass diese generationsübergreifende Betrachtungs- und Herangehensweise auch zum Schwerpunkt meines Buches geworden ist.

Patientenbeispiele

Bei den im Folgenden aufgeführten Patientenbeispielen wird die Entstehung von Krankheiten und Symptomen im Zusammenhang mit Stellvertretungen im Familiensystem in besonders eindrücklicher Weise deutlich. Deren gesundheitliche Probleme verbesserten sich über die Jahre trotz verschiedener diagnostischer und therapeutischer Verfahren nicht, sodass sie als »austherapiert« galten und keine Hoffnung mehr auf Veränderungen bestand. Erst durch die systemische, transgenerationale Arbeit lösten sich dann die Symptome in kurzer Zeit und in erstaunlicher Weise auf. Daher möchte ich diese Beispiele hier vorab exemplarisch und in Kurzform vorstellen, bevor ich später noch genauer darauf eingehe:

> Eine 25-jährige Patientin hatte seit dem 12./13. Lebensjahr suchtartige *therapieresistente Essstörungen (Magersucht, später Binge Eating) und Depressionen* und war seitdem durchgehend, also fast die Hälfte ihres Lebens, in ambulanter und stationärer Therapie u. a. bei Ärzten und Psychotherapeuten. Dies bedeutete für sie monatelange Krankenhausaufenthalte, Ausfälle in der Schule und später auch schwierige Partnerschaften. Schon in der ersten Sitzung mit überblicksmäßiger Genogrammerstellung wurden der Patientin alterskorrelierende Zusammenhänge zu dramatischen und nicht bearbeiteten Einschnitten bei mehreren Vorfahrinnen im Alter von 12/13 Jahren bewusst. Danach trat die Essstörung nicht mehr auf (s. Abschnitt 13.6).

> Eine weitere Patientin kam mit 35 Jahren zu mir und *schielte auf dem rechten Auge* seit ihrer Kindheit. Das Schielen konnte trotz mehrfacher Operationen, auch schon im Kindesalter, nicht behoben werden und war der Patientin als lebenslang anhaltende, nicht mehr zu verändernde Einschränkung vorausgesagt worden. Während der Genogrammarbeit kam der frühe Tod ihres älteren Bruders im Säuglingsalter (als ihre Mutter Mitte 30 war) sehr emotional zur Sprache. Seitdem ist das Schielen vorbei (s. Abschnitt 13.6).

> Ein Patient, Mitte 50, litt jahrelang unter *unerklärlichen Ängsten*, auch *Versagensängsten*, vor allem am Arbeitsplatz, die mehrfachen Therapien standhielten. Diese verschwanden ebenfalls kurzfristig und anhaltend, nachdem dem Patienten während der Genogrammarbeit und dann in einer Aufstellung der Zusammenhang zwischen seiner Arbeitssituation und den lebensbedrohlichen U-Boot-Bedingungen seines Vaters (der mit Mitte 50 starb) im Krieg bewusst wurde und ihm die Ähnlichkeiten seiner bisher unerklärlichen Symptome zu den nachvollziehbaren Symptomen seines Vaters im U-Boot aufgingen (s. Abschnitt 16.1).

> Die seit vier Jahren bestehende *»therapieresistente« ADHS* eines zehnjährigen Jungen trat nicht mehr auf, nachdem die offensichtlich von ihm übernommenen Schicksalsbindungen insbesondere zu seinem Vater, der seinen eigenen Vater im Alter von sechs Jahren verloren hatte, in einer Aufstellung durch die Mutter (für den Sohn) aufgelöst wurden. Hier normalisierte sich anschließend sogar das auffällige EEG und das Medikament Ritalin® konnte abgesetzt werden (s. Abschnitt 13.3).

Dies sind nur einige Beispiele aus dem engeren medizinischen Kontext. Das Buch enthält darüber hinaus zahlreiche weitere Fallbeispiele aus den verschiedensten Lebensbereichen.

Bei welchen Problemen kann die systemisch-familienbiografische Arbeit hilfreich sein?

Folgende Zusammenstellung soll einen Überblick geben, in welchen Fällen nach meiner Erfahrung die systemische und familienbiografische Arbeit beispielsweise nützlich und weiterführend sein kann:

- *Schmerzen und anhaltende/chronische Beschwerden,* wie Kopf- und Rückenschmerzen, Migräne, Asthma, Allergien und gynäkologische Probleme
- *körperliche Symptome,* für die sich – selbst nach intensiver Diagnostik – keine organischen Ursachen finden lassen, z. B. Herzrhythmusstörungen, Magen-Darm-Beschwerden oder Hautsymptome
- *psychosomatische Probleme,* wenn sie psychotherapeutisch schwer zugänglich sind, z. B. Ess- oder Schlafstörungen, Ängste, Depressionen oder eine Suchtthematik
- Themen, die mit *»Abgrenzung«* oder *Autoaggression* zu tun haben, beispielsweise übergriffige Verhaltensweisen, Autoimmunprozesse oder Tumoren
- *Probleme im Zusammenhang mit familiären Situationen,* wie Partnerschaftsprobleme, unerfüllter Kinderwunsch, Verhaltensauffälligkeiten/Symptome bei Kindern, Konflikte zwischen Geschwistern und den Generationen und in Patchwork-Familien, Heimatverluste
- *Schwierigkeiten* in der Schule/Ausbildung, am Arbeitsplatz und generell im *beruflichen Umfeld,* beispielsweise Lern- und Entscheidungsschwierigkeiten, Hierarchieprobleme, Mobbing, Burn-out.

Als Ärztin möchte ich an dieser Stelle betonen, dass die klassische Medizin und die systemische Medizin mit dem familientherapeutisch-biografischen Ansatz nicht im Gegensatz zueinander stehen, sondern sich synergistisch ergänzen.

Es geht darum, nicht nur Symptome zu behandeln, sondern deren »Botschaften« aufzudecken, die möglicherweise auch mit Themen aus dem Familiensystem in Verbindung stehen. So lassen sich die therapeutischen Optionen erweitern und Wahlmöglichkeiten und Handlungsspielräume vergrößern.

Aufbau und Inhalt des Buches

Die ersten drei Teile des Buches beziehen sich vorrangig auf die theoretische Basis der grundlegenden systemischen Schritte in meiner Praxis: Vorgespräch – Genogrammarbeit – Systemaufstellung. Im vierten und fünften Teil geht es um die praktische Anwendung bei verschiedenen Lebensthemen.

Teil I stellt in Kurzform einige allgemeine systemische Gesprächstechniken dar und verweist darauf, wo sich schon beim Gespräch im Vorfeld der Genogramm- und Aufstellungsarbeit Hinweise auf mögliche übernommene Stellvertretungsaufgaben zeigen können.

In Teil II geht es um die Grundlagen der Genogramm*erstellung und der* familienbiografischen *Analyse*. Ich habe Wert darauf gelegt, entsprechende Darstellungen in den Genogrammen (auch bei den vielen Fallbeispielen) möglichst einfach zu halten und auf das Wesentliche zu beschränken.

Teil III bezieht sich auf wichtige Aspekte bei Systemaufstellungen im Einzel- und Gruppensetting und häufig gestellte Fragen zu diesem Thema.

In Teil IV wird anhand zahlreicher Fallbeispiele gezeigt, wie sich durch die kombinierte Genogramm- und Aufstellungsarbeit Herausforderungen aus verschiedenen Lebensbereichen lösen ließen.

Teil V beschäftigt sich noch mit Aspekten der Epigenetik und Resilienzforschung (s. Kapitel 18 und 19.1), die Erklärungsansätze und Erkenntnisse dafür bieten, wie insbesondere auch negative Erfahrungen transgenerational weitergegeben werden und welche Faktoren bei der eigenen Bewältigung eine hilfreiche Rolle spielen können.

Um die Erkenntnisse zur familienbiografischen Genogrammanalyse und Aufstellungsarbeit verstehbar und lernbar zu vermitteln, werden die theoretischen Hintergründe anhand von Abbildungen und Fallbeispielen verdeutlicht. Stichwortartige Aufzählungen helfen, die Handhabung bei der praktischen Anwendung zu erleichtern.

Mit den Grundkenntnissen zur Genogrammanalyse und Aufstellungsarbeit können die Kapitel in Teil IV zur Anwendung in den verschiedenen Lebensbereichen in beliebiger Reihenfolge und unabhängig voneinander gelesen werden.

Allein aus Gründen der besseren Lesbarkeit wird auf die gleichzeitige Verwendung männlicher und weiblicher Sprachformen verzichtet. Sämtliche Personenbezeichnungen gelten für alle Geschlechter.

Für Klienten, Anliegengeber, Ratsuchende etc. wurde der Einfachheit halber durchgängig der Begriff »Patient« gewählt, weil dieser in meinem beruflichen Kontext üblich ist.

In diesem Buch finden sich viele Patientenbeispiele zur Erläuterung der theoretischen Hintergründe. Diese sind durchgehend so darstellt, dass die Kernaussagen noch erhalten bleiben, aber nicht einzelnen Personen zuzuordnen sind. Aus Gründen der Übersichtlichkeit wurde bei den Genogrammen und Aufstellungen der Patienten nur das für die beschriebene Thematik Wesentliche und Prinzipielle dargestellt. Für die Veröffentlichung der wörtlichen Zitate habe ich von den entsprechenden Patienten explizit die Erlaubnis bekommen.

Das Potenzial der systemisch-familienbiografischen Methode

Es gibt eine Fülle von Argumenten, die für die Anwendung der systemisch-familienbiografischen Arbeit sprechen. Unter anderem folgende allgemeine Grundannahmen sind für die systemische Arbeit typisch:

Auffälligkeiten werden nicht als »krank« oder »pathologisch« eingestuft, sondern als prinzipiell *verstehbare Reaktion* auf problematische Herausforderungen. So erfüllt z. B. ein Symptom einen bestimmten Zweck, eine »Aufgabe« im System bzw. birgt eine Botschaft in sich. Es geht darum, diese zu entschlüsseln, indem etwa zugrundeliegende Schicksalsbindungen bearbeitet und gelöst werden.

Probleme werden *nicht* als Störung bei einem *einzelnen* Menschen angesehen, sondern im Kontext seines gesamten *Systems*. Dies kann das soziale oder berufliche Umfeld sein, aber insbesondere auch das Familiensystem, in dem selbst weit zurückliegende unbearbeitete Themen bis in das heutige Leben hineinwirken können.

Eine weitere wichtige Grundannahme besagt, dass der Patient bereits über alle Fähigkeiten verfügt, sein Problem zu lösen.[1]

Weitere Merkmale des systemischen Ansatzes:

- Der systemische Ansatz führt zu Veränderungen von inneren Bildern und Haltungen, die das Denken, Fühlen und Handeln beeinflussen.
- Der systemische Ansatz ist *ziel*orientiert und auf Stärken, Ressourcen und *Lösungen* ausgerichtet.
- Es sind meist vergleichsweise *wenige Sitzungen* nötig, deren *Abstände individuell* mit dem Patienten abgesprochen werden können.
- Systemische Therapie ist *nachhaltig*, weil sie nicht nur symptomatisch ansetzt und Langzeitwirkung entfalten kann.
- Die *Eigeninitiative* und *-verantwortlichkeit* des Patienten steht im Vordergrund.

1 Einen guten Überblick über die Systemische Therapie geben z. B. Levold und Wirsching (2014). Grundbegriffe der systemischen Praxis, Methodik und Theorie finden sich im *Lexikon des systemischen Arbeitens* (Wirth u. Kleve 2012).

- Die systemische Arbeit – insbesondere die Genogrammerstellung und -analyse – weitet den Blick zurück über die Generationen, sodass sich der Patient in einem *größeren Rahmen* und *Zusammenhang* wahrnehmen kann und in der Folge von vor ihm eingetretenen (möglicherweise sich wiederholenden) Ereignissen/Schicksalen von Vorfahren.
- Aus systemischer Perspektive lässt sich erkennen, worauf die Symptome/Probleme/unerwünschten Verhaltensweisen des Patienten bisher hingewiesen hatten, wofür sie standen und welchen Verlust sie möglicherweise (vergeblich) versucht haben auszugleichen.
- Der Patient kann sich auf diese Weise erklären, welcher *Sinn* den Symptomen/Problemen innewohnt, und einen Ansatz für Lösungen und Frieden damit finden.
- Das *Verständnis* dafür wird erhöht, dass manche Personen an ihrem Platz und in ihrem Kontext sich nicht anders oder besser hätten verhalten können und so gut gehandelt haben, wie es ihnen (damals) möglich war.
- Der Patient spürt *leibhaftig*, wie (unbewusst) *mitgetragenes* Schicksal und übernommene Trauer/Schuld schwer wiegen, schwer zu ertragen sind und sich in körperlichen und psychischen Symptomen oder anderen Problemen zeigen.
- Der Patient erlebt physisch und emotional, wie *entlastend* und *befreiend* das Loslassen und Zurückgeben von Schicksal und mitgetragener Trauer/Schuld an die entsprechenden Personen sein kann.
- Der Patient merkt, wie stärkend es ist, »nur« seinen *eigenen Platz* einzunehmen – wohltuend eingebettet in sein Gesamtsystem – und von dort aus die eigenen *Bedürfnisse* spüren und seinen eigenen *Weg* gehen zu können.
- Die systemische Arbeit wirkt häufig auch »über den Raum hinaus«, sodass beispielsweise Partner ohne den jeweils anderen und Eltern ohne Beisein ihrer Kinder Lösungen finden und heilsame Prozesse bis in die nächsten Generationen in Gang setzen können.
- Systemische Arbeit ist in vielen Bereichen einsetzbar und überwindet Systemgrenzen, z. B. zwischen Gesundheitswesen, Jugendhilfe, Schule und Justiz.

Was sind die Vorteile der familienbiografischen Genogrammanalyse?

Viele Vorzüge des systemischen Ansatzes gelten auch für die familienbiografische Genogrammanalyse, die in diesem Buch vorgestellt werden wird. Die wichtigsten Aspekte seien hier bereits besonders hervorgehoben:

- Diese Methode ermöglicht es, *schnell auf den Punkt* zu kommen.
- Den Patienten und Therapeuten, die bisher nur vage wahrnehmen konnten, dass »da noch etwas wirkt, das bisher nicht greifbar ist«, werden oft konkrete, meist leidvolle Einschnitte im System bewusst, die im Zusammenhang mit der Symptomatik stehen könnten.
- Die drei familienbiografischen Fragen weisen auf entsprechende, oft *transgenerational weiterwirkende Einschnitte* und Bruchstellen im Familiensystem hin und tragen zur zügigen Aufdeckung möglicher übernommener Stellvertretungsaufgaben bei.
- Über die Kenntnisse der Stellvertretungsordnungen können auch *problematische Verhaltensweisen* von Eltern, Geschwistern, Partnern, Kindern oder Vorfahren er- und geklärt werden. Die Antworten auf die familienbiografischen Fragen können zur Bildung von Hypothesen genutzt werden, die sich dann während der weiteren Genogramm- und Aufstellungsarbeit überprüfen lassen.
- Das Erkennen meist alterskorrelierender Schicksalsbindungen und Muster kann entlasten und dazu führen, dass sich die Wahrnehmung des *passiven* Erleidens und Ausgeliefertseins, der bisherigen Ohnmacht, in Richtung auf *aktive* Beeinflussungsmöglichkeiten ändert.
- Zusammenhänge, Dynamiken, Muster etc., die bislang im Dunkeln symptom- und problemauslösend gewirkt haben, kommen ans Licht und verlieren dadurch ihre Macht.
- Auch die Erkenntnis, mit anderen Familienmitgliedern schicksalsmäßig und oft auch alterskorrelierend »in einem Boot« zu sitzen, entlastet und relativiert empfundene Schuld sowie stellt die Ereignisse in einen größeren Zusammenhang.

Die systemisch-familienbiografische Vorgehensweise lässt sich sehr gut in bereits laufende fachärztliche sowie psycho- oder physiotherapeutische Behandlungen einbetten bzw. ergänzend zu anderen Therapien einsetzen. Die konstruktive Zusammenarbeit der beteiligten Therapeuten kommt dem Wohle der Patienten sehr zugute.

In den letzten 20–30 Jahren hat sich die Systemische Therapie erweitert und auch international sehr verbreitet, sodass sie mittlerweile in vielen Bereichen zum Einsatz kommt. Systemaufstellungen wurden vor allem durch das 1993 von Gunthard Weber herausgegebene Buch *Zweierlei Glück* bekannt, das »die systemische Psychotherapie Bert Hellingers« beschreibt (später umbenannt in »das klassische Familienstellen«, Weber 2017). Im Jahr 2008, 15 Jahre später, wurde die Systemische Therapie in Deutschland vom Wissenschaftlichen Beirat Psychotherapie (WBP) als *wissenschaftlich anerkanntes* Verfahren eingestuft. Nach jahrelanger Beratung hat Ende 2018 der Gemeinsame Bundesausschuss (G-BA) – das oberste Beschlussgremium der gemeinsamen Selbstverwaltung der Ärzte, Zahnärzte, Psychotherapeuten, Krankenhäuser und Krankenkassen in Deutschland – den *Nutzen* der Systemischen Therapie bei Erwachsenen anerkannt.

Seit dem 1. Juli 2020 kann die Systemische Therapie insofern als viertes Richtlinienverfahren neben der Verhaltenstherapie, tiefenpsychologisch fundierter Psychotherapie und analytischer Psychotherapie (»Psychoanalyse«) bei Erwachsenen über die gesetzlichen Krankenkassen abgerechnet werden. Ein praktischer Leitfaden zur Antragstellung findet sich bei Retzlaff (2021). Die Anerkennung der Systemischen Therapie als Leistung der gesetzlichen Krankenkassen wird inzwischen auch bei Kindern und Jugendlichen geprüft. Der Gemeinsame Bundesausschuss (G-BA) hat am 19. August 2021 beschlossen, das dafür notwendige Bewertungsverfahren einzuleiten.[2]

Es gibt eine große Anzahl unterschiedlicher Schulen und Richtungen der Systemischen Therapie, auf die hier nicht weiter eingegangen wird. Die familienbiografische Genogrammanalyse in Verbindung mit Systemaufstellungen stellt einen neuen, sehr wirksamen Ansatz dar. Für grundsätzlich wichtig halte ich, dass der mit einem Patienten systemisch Arbeitende eine solide Basis und Erfahrung auf diesem Gebiet hat, nach entsprechenden Qualitäts- und Wertevorgaben der jeweiligen Vereinigungen/Fachgesellschaften handelt und insbesondere *vor* und *nach* den jeweiligen Interventionen für Gespräche sowie eventuelle Rückfragen zur Verfügung steht.

2 Vgl. https://www.g-ba.de/bewertungsverfahren/methodenbewertung/251/#einleitung-des-beratungsverfahrens [29.6.2022].

Systemische Schritte in meiner Praxis

In meiner Praxis hat sich seit vielen Jahren ein Vorgehen bei der systemisch-familienbiografischen Arbeit bewährt, das aus folgenden drei grundlegenden Schritten besteht, die aufeinander aufbauen, sich gegenseitig bedingen und ergänzen: (Vor-)Gespräch(e) – Genogrammarbeit – Aufstellung(en) (s. Abb. 1).

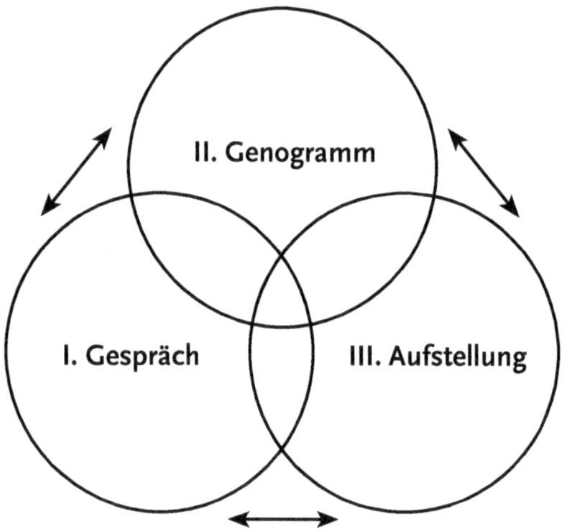

Abb. 1: Grundlegende systemische Schritte in meiner Praxis

Bei Bedarf können sie um andere (systemische) Zugangsweisen und Nacharbeiten erweitert werden.

Der erste Schritt besteht in einem ausführlichen *Vorgespräch*, in dem z. B. *Anliegen, Auftrag* und *Ziele* des Patienten sowie das weitere Vorgehen erörtert werden (s. Teil I). Dieser Erstkontakt soll auch Sicherheit, Vertrauen und das Gefühl vermitteln: »Hier bin ich mit meinem persönlichen Anliegen gut aufgehoben und es besteht Hoffnung auf Veränderung.« Insbesondere geht es darum, in Bezug auf das Anliegen erste familienbiografische oder transgenerationale Zusammenhänge und Muster bzw. besonders einschneidende Schicksale im System aufzudecken. Diese lassen sich an verbalen und nonverbalen Signalen des Patienten erkennen und anhand der Frage, warum sich ein Problem gerade jetzt in einem bestimmten Lebensalter und in dieser Form zeigt. Damit offenbaren sich häufig schon erste Anhaltspunkte für Lösungsmöglichkeiten. Im Anschluss wird der Patient gebeten, (weiteres) Material für die Genogrammerstellung zusammenzutragen und zum nächsten Termin mitzubringen.

Der zweite Schritt beinhaltet die *Erstellung und Analyse des Genogramms* (s. Teil II). Hier werden die Familiendaten und -ereignisse in Form eines erweiterten Stammbaums (wenn möglich über drei bis vier Generationen) notiert und damit visualisiert. Dann wird – bezogen auf das jeweilige Anliegen – geschaut, welche Schicksalsbindungen für den Patienten von Bedeutung sein könnten und zur Bearbeitung anstehen.

Die Erstellung des Genogramms entspricht für mich als Ärztin einer detaillierten, gründlichen Anamnese, auf die ich nicht verzichten möchte. Dies gilt insbesondere auch für das Potenzial, das die familienbiografischen Genogramm*analyse* darstellt, die später erläutert wird.

Die Beschäftigung mit dem Familiensystem in Gegenwart und Vergangenheit während der Recherche der Daten im Vorfeld entfaltet oft schon eine eigene therapeutische Wirkung. Zu den weiteren Vorteilen gehört auch die Möglichkeit, Hypothesen zu bilden und das Genogramm als Grundlage für die dann folgende Aufstellungsarbeit zu nutzen.

In diesem weiteren, oft dritten Schritt folgt üblicherweise eine *systemische Aufstellung* im Einzel- oder Gruppensetting (s. Teil III). Dabei handelt es sich um eine (therapeutische) Maßnahme, bei der die (familien)systemischen Zusammenhänge, die die Symptome bzw. Probleme entstehen lassen und unterhalten, mithilfe von Stellvertretern für die Betroffenen räumlich physisch und psychisch erfahrbar werden können. Im Prinzip werden innere, meist unbewusste (Familien-)Bilder mithilfe von Personen oder Gegenständen, die als Repräsentanten für beispielsweise Familienmitglieder, Symptome, Blockaden oder Ziele dienen, nach Angaben des Patienten in den Raum gestellt. Auf diese Weise werden vielfältige Zusammenhänge sichtbar gemacht, bewusst und damit veränderbar.

Allein die Beobachtung seines Systems von außen bzw. der mit der Assoziation an bestimmten Positionen verbundene Perspektivenwechsel bewirkt oft schon die erste Bewegung in eine positive Richtung.

Die drei grundlegenden Therapieschritte in meiner Praxis: Gespräch(e), Genogramm und Aufstellungen werden in der Regel ergänzt oder abgerundet durch eine Nacharbeit, beispielsweise in anschließenden Gesprächen, anderen lösungsorientierten Interventionen oder in weiteren Aufstellungen – bei Bedarf in größeren zeitlichen Abständen. Es hat sich auch bewährt, diesen Ansatz mit anderen Therapieformen zu kombinieren.

I Das Vorgespräch

1 Warum ein Vorgespräch?

Der Genogramm- und Aufstellungsarbeit geht in meiner Praxis immer ein Vorgespräch voraus. Nach jahrzehntelanger ärztlicher und systemischer Tätigkeit und nach über 30-jähriger Erfahrung mit der Durchführung von Kommunikationstrainings für Ärzte und Mitarbeiter in Kliniken und Praxen kann ich sagen, dass ein sehr großes Potenzial in der verbalen und nonverbalen Kommunikation – insbesondere beim Erstkontakt – liegt, sodass für mich Gespräche im Vorfeld und Nachklang der Genogramm- und Aufstellungsarbeit unabdingbar sind. Es kommt durchaus vor, dass sich Entscheidendes schon in der ersten Sitzung löst, sodass diese auch die letzte sein kann.

Der Patient sollte des Weiteren die Möglichkeit haben, den Arzt oder Therapeuten kennenzulernen und zu überprüfen, ob dessen Erfahrung und fachliche Kompetenz ihn ansprechen und ob dessen Haltung und »die Chemie« stimmen. Umgekehrt hat hier auch der Therapeut die Chance, einzuschätzen, ob die systemische Therapie – und insbesondere die Genogramm- und Aufstellungsarbeit – zu diesem Zeitpunkt für den Patienten hilfreich oder sogar kontraproduktiv ist und ob ggf. eine andere therapeutische Methode oder ärztliche Maßnahme eher weiterführen könnte.

Im Vorgespräch werden ganz wesentlich auch Anliegen formuliert, Aufträge erarbeitet und Ziele konkretisiert. Als *Anliegen* betrachte ich das, womit der Patient sich vorstellt, wo er Unterstützung braucht, was er gerne besprechen/bearbeiten/lösen möchte. Bei der Erarbeitung des *Auftrags* (vgl. Ludewig 2012) geht es insbesondere darum, zu entscheiden, welche Art der Hilfestellung im entsprechenden Fall angemessen und weiterführend ist und was jetzt konkret zur Bearbeitung ansteht. Dabei handelt es sich es in meiner Praxis gewöhnlich um Gespräche, systemische Interventionen, Genogramm- und Aufstellungsarbeit. Des Weiteren gilt es zu klären, ob sich der Patient bei meiner Art des Ansatzes wiederfindet und sich positive Veränderungen vorstellen kann. Gelegentlich kommt es vor, dass ich einen Auftrag nicht annehmen kann. Das ist beispielsweise dann der Fall, wenn der Patient für jemanden, der erwachsen und selbstbestimmt ist (Partner, Geschwister, Kollegen etc.), arbeiten möchte, der dies selbst nicht möchte oder davon nichts weiß. Oder wenn sich jemand nur auf

Druck einer anderen Person (z. B. des Partners) vorstellt, selbst aber keinen Handlungsbedarf sieht.

Auf formeller Ebene dient das Vorgespräch auch dazu, präzise vertraglich zu klären, welche Leistungen der Auftragnehmer (Therapeut) im Einzelnen erbringen kann und welche der Auftraggeber (Patient) in Anspruch nehmen möchte. Die entsprechenden Formulare werden auf Wunsch schon nach der Terminvereinbarung vorab zugesendet und deren Inhalte sowie eventuelle Fragen dazu dann zu Beginn des Vorgesprächs persönlich besprochen.

Bei der Klärung des *Ziels* der gemeinsamen Arbeit geht es u. a. darum herauszufinden, was ein gutes Ergebnis für die Therapie wäre. Der Patient wird angeleitet, sein Ziel entsprechend bestimmter Kriterien so zu formulieren, dass es beispielsweise attraktiv, in möglichst vielen Sinnesmodalitäten vorstellbar und eigenverantwortlich von ihm selbst erreichbar ist (s. Abschnitt 2.4).

Des Weiteren erfrage ich die Vorgeschichte zu dem aktuellen Problem, Eigen-, (kurze) Familien- und medizinische Anamnese, bisherige Diagnostik, Therapien, Befunde etc. In Abhängigkeit vom Kenntnisstand und Bedarf werden auch Hintergründe zur systemisch-familienbiografischen Arbeit erläutert. Besondere Beachtung finden mögliche Zusammenhänge zwischen dem geäußerten aktuellen Problem und dem Familiensystem des Patienten als Basis für die weitere Arbeit.

Da nicht alle Systemischen Therapeuten/Berater ausführliche Vorgespräche insbesondere im Vorfeld von Aufstellungen mit einplanen, sind im Folgenden einige Gründe aufgeführt, die meiner Erfahrung nach die Durchführung eines Vorgesprächs unterstützen.

Aus der Sicht des Patienten:

Der Patient ...

- hat die Möglichkeit, den Therapeuten kennenzulernen
- kann dessen Persönlichkeit, Arbeitsweise, Berufserfahrung, Kompetenzen, Haltung erfragen und erfahren
- hat die Chance, organisatorische Fragen zu stellen (Zeitrahmen, finanzielle und rechtliche Rahmenbedingungen)
- kann sich inhaltlich – je nach Wissensstand – über die vorgeschlagene Methode eingehender informieren, insbesondere über das weitere Vorgehen
- hat die Möglichkeit, Erwartungen, Bedenken und Vorbehalte zu äußern

- kann mit dem Therapeuten besprechen, welche Thematik seiner Meinung nach für die geplante systemische Arbeit ansteht. Er kann zusammen mit dem Therapeuten oft bereits im Vorgespräch Hypothesen aufgrund der ggf. schon vorhandenen Familiendaten bilden, die während der Genogrammarbeit präzisiert und möglicherweise später in einer Aufstellung überprüft werden.

Aus der Sicht des Therapeuten:

Der Therapeut ...

- kann seine Haltung darlegen
- hat die Möglichkeit, den Patienten kennenzulernen und zu erfahren, ob Vorwissen zur Methode besteht
- kann erfragen, welche (Vor-)*Erkrankungen*/Diagnosen bestehen und welche Anliegen/Ziele/Erwartungen der Patient hat
- kann eruieren, ob die systemische Arbeit – insbesondere eine Aufstellung – für den Patienten zum gegebenen Zeitpunkt medizinisch/physisch/psychisch oder hinsichtlich anderer Lebensthemen empfehlenswert und überhaupt vertretbar bzw. zu verantworten ist
- kann herausfinden, ob es *Kontraindikationen* gibt, das heißt Gründe, warum der Patient (zum jetzigen Zeitpunkt) *keine* systemische Arbeit, insbesondere keine Aufstellung, bekommen sollte. Dabei kann es sich zum Beispiel handeln um:
  - Suizidgefährdung
  - aktuelle, dagegen sprechende medikamentöse Therapie
  - Druck von außen (z. B. vom Partner/von Familienmitgliedern und/oder Freunden/Bekannten: »Geh doch endlich mal zur Therapie/mach doch mal eine Aufstellung«)
  - mehrere parallel laufende (psychotherapeutische) Behandlungen (Gefahr der Interaktion).

Der Therapeut kann sich des Weiteren berichten lassen,

- welche medizinischen/psychotherapeutischen oder andere Vorbehandlungen stattgefunden haben, insbesondere
- ob der Patient parallel noch in psychotherapeutischer, systemischer oder anderer Behandlung ist und
- ob er im Anschluss an eine Intervention ggf. auch woanders »aufgefangen« werden kann: Gibt es im Zusammenhang mit einer möglichen Erstverschlechterung die Chance, sich an Familienmitglieder/Freunde/Bekannte/Ärzte/Therapeuten etc. zu wenden?

2 Allgemeine systemische Kommunikationstechniken (Auswahl)

Ein guter Draht zum Patienten, Wertschätzung und Würdigung sowie eine gelungene helfende, motivierende, zielorientierte und lösungsfokussierte Kommunikation spielen eine entscheidende Rolle für den Verlauf der Zusammenarbeit und für möglicherweise anstehende Veränderungsprozesse.[3] Da sich dieses Buch insbesondere an Leser richtet, die Vorerfahrung mit der systemischen Arbeit haben bzw. systemische Therapien und Beratungen durchführen, dürfen Grundkenntnisse zu systemischen Kommunikations- und Gesprächstechniken als bekannt vorausgesetzt werden. Dennoch möchte ich kurz auf einige allgemeine Grundlagen eingehen, die insbesondere zu einem gelingenden Patientenkontakt beitragen. Verbale und nonverbale Zeichen, die speziell auf problemauslösende Schicksalsbindungen und übernommene Stellvertretungsaufgaben hinweisen und zu erweiterter Hypothesenbildung während der Genogramm- und für die nachfolgende Aufstellungsarbeit dienen können, werden anschließend aufgeführt.

2.1 Ein guter Draht, Wertschätzung und Würdigung

Wertschätzung und Würdigung sind der Schlüssel für einen guten Zugang zu einem anderen Menschen. Mir ist es wichtig, gleich zu Beginn eine Atmosphäre zu schaffen, in der sich der Patient wohlfühlt und in der er sich auf die räumliche und die therapeutische Umgebung einstellen und einlassen kann. Dazu gehört auch meine Haltung, dass ich ihm als *Gast* auf Augenhöhe wie eine *Gastgeberin* begegne. Im Sinne der Erfahrung, dass Vorhersagbarkeit die Chance der Kooperation erhöht, sorge ich gleich zu Beginn für höchstmögliche Offenheit und Transparenz. Dazu gehört, dass sich der Patient ein Bild von mir als Ärztin und Therapeutin und von meiner Erfahrung, Vorgehens- und Arbeitsweise machen kann. Auf dieser Basis sollte er die Entscheidung treffen können, ob er seine (Lebens-)Themen mit mir als Person bearbeiten möchte.

3 Siehe Bergner (2009); Heiland (2018); Hüllemann (2013); Lindemann (2020); Prior (2012, 2020); Kremer u. Schulz (2012); Ludewig (2021); Sparrer (2010, S. 15 u. S. 107); Schäffner (2012); Schmidt (2020); Tewes (2015).

Wertschätzung, Würdigung und Empathie lassen sich in vielfältiger Weise ausdrücken. Einige Tipps dazu finden sich in Kurzform in meinen Beiträgen *Der gute Draht zum Patienten* (Hickey 2021a, 2021b).

2.2 Gelungene verbale und nonverbale Kommunikation

Möglichkeiten für eine gelungene Kommunikation auf der verbalen und nonverbalen Ebene und die Einleitung von Gesundungsprozessen bietet auch die Toolbox des neurolinguistischen Programmierens (NLP).[4] Je mehr wir uns dem anderen anpassen und auf sprachlicher und körpersprachlicher Ebene übereinstimmen, desto mehr besteht die Chance, dass unser Gegenüber das Gefühl bekommt, verstanden zu werden. Insbesondere (therapeutische) Metaphern erreichen besonders wirksam den Patienten (Mills u. Crowley 1996; Lindemann 2020, 2021).

2.3 Systemische Frage- und Gesprächstechniken

Systemische Frage- und Gesprächstechniken eignen sich insbesondere dafür, zügig auf den Punkt zu kommen und Ziele, Ressourcen und Lösungen etc. mit dem Patienten herauszuarbeiten.[5] Auch diese dürfen bei der systemisch schon informierten Leserschaft vorausgesetzt werden.

Lösungsorientierte Sprache

Den meisten Menschen fällt es leichter zu sagen, was sie *nicht wollen* und *nicht können,* als das zu benennen, was sie *möchten* und *gut gemacht* haben. Und so formulieren sie oft das Problem, statt auf die Lösung zu schauen etc.

Daher lohnt es sich, auch sprachlich auf das Machbare, Umsetzbare etc. zu fokussieren, also entsprechende innere Bilder zu erzeugen, die dann wiederum das Denken, Fühlen und Handeln in die gewünschte Richtung lenken.

Schon beim Einstieg in ein Gespräch werden durch die Art der Fragestellung die Weichen gestellt, ob die Kommunikation sich eher in Richtung Problem oder Lösung bewegt bzw. neutral bleibt *(»Wo drückt der Schuh?« – »Was möchten Sie erreichen?« – »Was führt Sie zu mir/welches Thema sollen wir heute besprechen?«).*

---

4 Siehe z. B. Dilts, Hallborn u. Smith (2015); McDermott a. O'Connor (2002); O'Connor u. Seymour (2015).

5 Siehe z. B. Buchholz (2014); Hoch (2016); Kindl-Beilfuß (2015, 2021); Lindemann (2020, 2021); Patrzek (2021); Schmidt (2020, 2021); Sparrer (2010, 2016, 2021).

Beispiele für Problem- versus Lösungsfokussierung

Die folgende Auflistung zeigt einige Sprachbeispiele für Lösungs- vs. Problemfokussierung aus der Position des *Patienten* und gibt hilfreiche Anmerkungen dazu (s. Tab. 1):

Problemfokussierung	Lösungsfokussierung	Worum geht es?
Mein Problem ist ...	*Die Lösung wäre/ist ...*	Hilfreich ist es, nicht das Problem, sondern die Lösung zu formulieren; des Weiteren wenn möglich das Wort »Problem« durch »Herausforderung« oder »unerwünschtes Verhalten« etc. ersetzen.
Ich möchte nicht immer xy ...	*Gerne hätte ich xy ...*	Nicht »von ... weg«, sondern »auf ... zu« formulieren.
Hoffentlich passiert nichts Schlimmes ...	*Hoffentlich geht es gut ...*	Das Gehirn »überhört« zunächst Verneinungen, sodass es sich erst das *Un*erwünschte vorstellt.
Ich schaffe es nicht ...	*Was hat mir bisher geholfen?*	Fragen nach Ressourcen, Lösungen, z. B. in vergleichbaren Situationen.
Ich muss noch ... tun	*Ich möchte/werde/kann ... tun*	Statt Druck Freiwilligkeit erzeugen.
Immer ..., nie ...	*Manchmal ..., in bestimmten Situationen ...*	Statt zu generalisieren konkrete Beispiele nennen.
Eigentlich glaube ich daran, dass ich gesund werden kann	*Ich glaube daran .../bin sicher ..., dass ich gesund werden kann*	»Eigentlich« schwächt das (gerade) Gesagte ab.
Eine andere Person (Elternteil/Partner/Kind/Kollege etc.) soll nicht mehr ... sein/tun	*Was kann ich selbst verändern, damit die andere Person sich ... verhält?*	Möglichst das formulieren, was in der *eigenen* Macht steht.

Tab. 1: Sprachbeispiele für Problem- versus Lösungsfokussierung

Negative Formulierung	**Erklärung**	**Alternative Formulierung/Vorgehensweise**
»Sie sind im **Widerstand**«	M. E. ist ein Patient meistens nicht »im Widerstand«, sondern irgendetwas in ihm kann sich auf das Angebot o. a. des Therapeuten noch nicht einlassen.	Klären, was noch zur Bearbeitung/Lösung ansteht, bevor sich der Patient z. B. auf ein Handlungsangebot/einen Vorschlag einlassen kann.
»Sie **sind identifiziert/verstrickt** mit ...« (z. B. der Großmutter)	Diese Formulierung bezieht sich auf die Identitätsebene und suggeriert, dass man das Schicksal etc. einer Person *in Gänze* übernommen hat; häufig ist es jedoch so, dass leidvolle Verbindungen (alterskorrelierend) nur zu einzelnen Lebensbereichen/Kontexten zu Schicksalen (familiär, beruflich)/bestimmten Verhaltensweisen oder Persönlichkeits*anteilen* bestehen.	Die Formulierung z. B.: »es besteht eine ›Schicksalsbindung‹« zu einer Person im *Kontext* eines *bestimmten, konkreten* Ereignisses/Erlebnisses/Verhaltens etc. im System lässt mehr (Handlungs-)Spielraum. So wird in diesem Zusammenhang auch der Begriff »Kontextüberlagerung« (SySt®) verwendet.
»Es **steht Ihnen nicht zu** (z. B. Ihren Vater abzuwerten)«	Mit dieser Formulierung erhebt sich der Therapeut über den Patienten, *bewertet* ihn/sein Verhalten.	Besser wäre ein Satz wie: *Es wäre gut, wenn Sie den Vater so nehmen/lassen könn(t)en, wie er ist, und Ihre Position (nur) als Sohn einnehmen könn(t)en. Dazu hat es sich bewährt, den systemischen Blick auf den Vater zu richten und zu schauen, was dazu beigetragen hat, dass er so geworden ist, wie er ist/sich so verhält.*
»Sie **können offensichtlich die Lösung nicht annehmen**«	Die Gefahr besteht, dass der Patient sich in Gänze unverstanden, be- und abgewertet fühlt.	Alternativ: *Es könnte sein, dass ein Teil/innerer Anteil von Ihnen die Lösung (jetzt) noch nicht annehmen kann.*

Tab. 2: Beispiele für negative Formulierungen und Alternativen im Kontext der systemischen Arbeit

Beispiele für Identitäts- versus Verhaltensebene

Interessant ist auch wahrzunehmen, wie ein Patient sein (medizinisches) Problem formuliert. Achten Sie einmal auf den Unterschied:

»*Ich* bin *Allergiker*« – »*Ich* habe *eine Allergie*«

»*Ich* bin *depressiv*« – »*Ich* habe/erlebe *eine depressive Episode*«

»*Ich* bin *Migräniker*« – »*Ich* habe *Migräne*«

Die Aussage »*Ich bin …*« spielt sich eher auf der *Identitäts*ebene ab, während »*Ich kann (nicht)/habe (nicht) …*« sich mehr auf die *Verhaltens*ebene bezieht. Erstere wirkt wie in Stein gemeißelt, als ein Teil von mir, wie *un*veränderbar. Letztere, als Verhalten formuliert, hat das Potenzial, verändert zu werden.

Beispiele für negative Formulierungen vonseiten des Therapeuten und Alternativen dazu

Im Folgenden möchte ich einige Sprachbeispiele im Kontext der *systemischen* Arbeit aus der Position des *Therapeuten* nennen, die sich kontraproduktiv auf den Patienten auswirken, und Vorschläge machen, wie sie vom Therapeuten alternativ gehandhabt werden können (s. Tab. 2).

2.4 Erreichbare Ziele

Erreichbare Ziele zu definieren ist wichtig, da dies eine entscheidende Voraussetzung dafür ist, den Blick in konkreter und umsetzbarer Weise auf eine gewünschte Lösung richten zu können.

Bei der Zieldefinition bewährt es sich, darauf zu achten, dass der Patient sich nicht zu lange und ausführlich bei der Beschreibung seines *Problems* aufhält, sondern zügig die Aufmerksamkeit auf die *Lösung* richtet. Aus der Hirnforschung (Hüther 2014) ist bekannt, dass die intensive Beschäftigung mit dem Problem und das damit erneute und wiederholte Hervorrufen entsprechend negativer und belastender Bilder und Gefühle nicht unbedingt zur Lösung beiträgt, sondern – im Gegenteil – sogar zur Verschlimmerung bis hin zu Retraumatisierungen führen kann.

Gewünschte Ziele sollten bestimmte Kriterien erfüllen, damit sie überhaupt erreichbar sind. Diese werden häufig in dem Akronym »SMART« zusammengefasst, das im Kontext von NLP eingesetzt wird und auf den Managementforscher und Unternehmensberater Peter F. Drucker (1977) zurückgeht. Modifiziert und in Kurzform heißt das:

»**SMART**« steht für

- **s**pezifisch und **s**innesspezifisch:
  »Wenn Sie das Ziel erreicht haben – was sehen, hören, fühlen (riechen, schmecken) Sie? Haben Sie das Gefühl, dass es wirklich Ihr *Ziel ist?«* Im systemischen Kontext erfährt man immer wieder, dass (z. B. berufliche) Ziele im unbewussten Wunsch nach Vollendung der entsprechenden (unerfüllten) Wünsche etwa der Eltern sich wie eigene Ziele anfühlen und auch wie solche angestrebt werden (s. Kapitel 15).
- **m**essbar und **m**achbar:
  »Denken Sie an das, was Sie wollen, und nicht an das, was Sie nicht *wollen.«* Also statt *»Ich möchte weniger Schmerzen haben«* besser: *»Ich möchte die tägliche Strecke von 1,5 km zur Arbeit und zurück ohne Schmerzen zu Fuß gehen können.«* Und: *»Woran merken Sie (oder auch andere), dass Sie das Ziel bzw. Teilziel erreicht haben? Was ist* (Indikativ!) *dann anders?«*
- **a**ttraktiv und **a**ktive Beteiligung:
  Ein attraktives Ziel mit einer stark wirksamen inneren Vorstellung auf allen Sinnesebenen (**v**isuell, **a**uditiv, **k**inästhetisch, **o**lfaktorisch, **g**ustatorisch; »VAKOG« im NLP) ist: räumlich nah, groß, farbig, beweglich, ohne Rahmen, mit positiven Höreindrücken, sich gut anfühlend, ggf. gut duftend, schmeckend, in der nahen Zukunft und passend zum Motivationstyp des Patienten (auf … zu versus von … weg). Die aktive Beteiligung lässt sich z. B. folgendermaßen erfragen: *»Was können Sie selbst beeinflussen und dazu beitragen? Wie können Sie beginnen (erster Schritt!) und durchhalten?«*
- **r**ealistisch und **R**essourcen:
  Das Ziel sollte eine erreichbare Größe haben und daher ggf. in erreichbare Teilziele unterteilt werden können.
  »Welche Mittel und Fähigkeiten haben Sie zur Verfügung, die Ihnen helfen, Ihr Ziel zu erreichen?« Beispiele finden aus früheren ähnlichen Situationen, die schon gelöst werden konnten.
- **T**erminierung und **T**estung:
  »Bis wann möchten/können Sie Ihr (Teil-)Ziel erreicht haben?«
  Schritt in die Zukunft und die Folgen abchecken: *»Versetzen*

Sie sich in die Situation, in der Sie das Ziel schon erreicht haben, und blicken Sie zurück: Gibt es irgendwelche Einwände, fehlt noch etwas? Welche Folgen hat das Erreichen des Ziels für Sie und Ihre Umgebung? Was passiert, wenn Sie erreicht haben, was Sie wollen? Was passiert nicht, *wenn Sie Ihr Ziel erreichen?«* Möglicherweise muss das Ziel noch modifiziert werden, bis es vorbehaltlos visualisiert und angegangen werden kann.

Hilfreiche Fragen, wie sie im NLP und in vielen systemischen Schulen gestellt werden, sind auch folgende:

- Was *brauchen* Sie, um vom Jetztzustand zum Zielzustand zu kommen?
- Woran müssen Sie *glauben*, um vom Jetzt- in den Zielzustand zu gelangen?
- Was können Sie *tun*, um den Zielzustand zu erreichen?
- Wie können Sie mit Sicherheit *verhindern*, dass Sie Ihr Ziel erreichen?

Es kann sein, dass Patienten glaubhaft versichern, dass sie höchst interessiert sind, das Ziel zu erreichen, und auch im gerade erwähnten Sinne alles versucht haben, dies zu tun, es aber letztendlich doch nicht gelingt. Folgende Formulierungen sind typisch: *»Es hält mich (an entscheidender Stelle) etwas zurück«*, oder: *»Immer, wenn ich nahe am Ziel bin, taucht ein Hindernis oder Saboteur auf/werde ich krank«* etc. Spätestens an dieser Stelle drängt sich die Frage nach einem systemisch-familienbiografischen Zusammenhang auf.

3 Hinweise auf familienbiografische Zusammenhänge

Bei den bisher angesprochenen Themen zur Kommunikation ging es vor allem um die Herstellung eines guten Kontaktes zum Patienten und um den Einsatz einiger *allgemeiner* systemischer lösungs- und zielorientierter Gesprächs- und Fragetechniken, die sich bewährt haben. Im Folgenden sollen solche Themen betrachtet werden, die sich insbesondere auf den *familienbiografischen* Anteil des Gesprächs beziehen und so schon im Vorgespräch auf übernommene Schicksalsbindungen und Stellvertretungsaufgaben im System hinweisen können.

3.1 Bisherige Diagnostik und Therapie

Es kommt vor, dass Patienten ohne Vordiagnostik und Therapie in die Praxis kommen. Meist haben jedoch – zumindest im Zusammenhang mit Krankheiten oder (eventuellen) Symptomen – schon Untersuchungen und/oder Behandlungen stattgefunden und es sind Diagnosen vergeben worden. Diese können für die medizinische/therapeutische und auch für die systemische Weiterarbeit interessant und wegweisend sein. Allerdings besteht auch die Gefahr, dass sie den Blick in eine bestimmte Richtung lenken und damit die freie Wahrnehmung und Hypothesenbildung beeinflussen sowie diese möglicherweise sogar einengen. Daher sollte auch Vorsicht beim Umgang mit medizinischen und psychotherapeutischen Diagnosen geboten sein, und zwar sowohl auf der Seite jener, die die Diagnosen stellen, als auch auf der Seite derer, die die Diagnosen bekommen.

Diagnosen und ihre Wirkungen

Diagnosen werden oft verinnerlicht wie ein »(Todes-)Urteil«, wie etwas, das zum Patienten und seiner Identität gehört und nicht mehr veränderbar ist. Sie haben das Potenzial, wie Etiketten zu »kleben« und den Blick sowohl auf der Seite des Patienten als auch auf der des Therapeuten einzuschränken. Damit können sie eine mögliche Veränderung in Richtung Heilung erschweren oder sogar verhindern.

Wichtig ist in diesem Zusammenhang daher Folgendes zu berücksichtigen:

1. Diagnosen können (unbeabsichtigt) *falsch* sein.
2. Es gibt Situationen/Krankheiten/Symptome, die *anders verlaufen*, als dies im Lehrbuch dargestellt ist, oder die selten sind und damit *schwierig zu erkennen* oder einzuordnen.
3. Diagnosen werden im Rahmen des ICD-10 (*Internationale statistische Klassifikation der Krankheiten und verwandter Gesundheitsprobleme,* 10. Version[6]) seit dem 1.1.2000 in der ambulanten und stationären Versorgung insbesondere für die Zwecke des pauschalierenden Entgeltsystems verschlüsselt. Das heißt, für eine Krankheit oder ein Symptom muss in diesem weltweit geltenden Verzeichnis aller bekannten Krankheiten und damit verbundenen Gesundheitsprobleme des Menschen eine Codierung gefunden werden – mit entsprechenden Fehlermöglichkeiten und »Spielräumen«.
4. Das kann im Einzelfall bedeuten, dass einer ungewöhnlichen Symptomatik/Krankheit kein eindeutiger entsprechender ICD-10-Code zugeordnet werden kann und somit auf die nächstbeste Alternative zurückgegriffen werden muss.
5. Die verschlüsselten Diagnosen und die zur Abrechnung kommenden Leistungsziffern (die entsprechend der verschiedenen Facharztgruppen wiederum in einem Katalog zusammengefasst sind) müssen »zusammenpassen«.

3.2 Hilfreiche Ressourcen

Entlastend wirkt für die meisten Menschen, sich im Fall einer Krise oder gesundheitlichen Beeinträchtigung darüber bewusst zu werden, welche Fähigkeiten ihnen in ähnlichen oder gleichen Situationen zur Verfügung gestanden haben und welche davon möglicherweise auch jetzt wieder nützlich sein könnten. Dies sollte bereits frühzeitig im Vorgespräch thematisiert werden und richtet den Blick von einer passiven, möglicherweise sogar Opferrolle auf eigene, selbstverantwortliche Handlungsoptionen (Röhrbein 2021).

Hierbei kann der Therapeut inhaltlich und sprachlich bewusst ressourcenorientiert unterstützen:

6 Die aktuelle Version, der ICD-11, trat am 1.1.2022 in Kraft. Wann das neue Klassifikationssystem oder die neuen Codierungen umgesetzt werden, ist noch offen. Version 10 ist verfügbar unter: https://www.bfarm.de/DE/Kodiersysteme/Services/Downloads/_node.html;jsessionid=368D6A579BA908EBBE5315865386DA15.intranet661 [13.7.2022].

- *Was hat Ihnen bzgl. des Anliegens bisher schon geholfen? Was haben sie getan/tun können, um das Problem zu verringern?*
- *Gab es Ausnahmen, dass in einer Situation, wo das Problem hätte auftreten müssen, dieses aber ausgeblieben ist? Wann und wie genau? Was war da anders?*
- *Wofür könnte das Problem/Symptom sogar gut sein?*
- *Was fehlt oder was ist anders, wenn es nicht mehr da ist?*

3.3 Erhebung der Eigen- und Familienanamnese

Schon im Vorgespräch wird zumindest überblicksmässig das Augenmerk auf die Eigen- und Familienanamnese gerichtet. Wie bereits erwähnt, wird darauf geachtet, dass der Patient sich nicht zu lange bei der Beschreibung des Problems aufhält, sondern zügig den Blick auf eine mögliche Lösung richtet. Es werden die wichtigsten Themen in der eigenen Biografie angesprochen und ggf. dort vertieft, wo sie im Zusammenhang mit dem Anliegen stehen. Das Vorgehen bei der Familienanamnese gestaltet sich meist sehr unterschiedlich in Abhängigkeit vom Grad der Vorbereitung: Die einen erscheinen schon mit einem fertig ausgefüllten Genogramm und andere stellen sich (kurzfristig) ohne Kenntnisse zur systemischen Therapie und Genogrammarbeit vor.

Falls der »Leitfaden für die Recherche im Familiensystem«, den ich üblicherweise im Anschluss an die Terminvereinbarung verschickt habe (s. Abschnitt 4), vom Patienten angesehen und zumindest in Ansätzen bearbeitet worden ist, kann anhand der drei familienbiografischen Fragen schon im Vorgespräch kurz eruiert werden, ob Zusammenhänge zwischen dem jeweiligen Problem und eventuell übernommenen Stellvertretungsaufgaben bestehen – was meistens der Fall ist.

Zur Erinnerung seien hier die drei familienbiografischen Fragen noch einmal erwähnt:

1. Warum hat die betroffene Person *gerade jetzt*, in diesem Lebensalter, das Problem/Symptom?
2. Warum *gerade so*, mit dieser Problematik/Symptomatik?
3. Warum *gerade hier*, an diesem Platz in der Geschwisterreihe/im Familiensystem?

In den meisten Fällen werden insbesondere zeitliche Korrelationen schnell offenbar (inklusive der damit verbundenen Lösungsmöglichkeiten), was die Patienten oft überrascht und dann motiviert, weitere Recherchen im Familiensystem zur Vorbereitung der Genogrammerstellung und der nachfolgenden Aufstellungsarbeit zu betreiben.

3.4 Hinweise auf übernommene Stellvertretungsaufgaben

3.4.1 Verbale und nonverbale Zeichen

Übernommene Stellvertretungsaufgaben lassen sich an typischen Hinweisen bei der Darstellung des Problems im Gespräch erkennen. Es gibt sowohl *verbale* als auch *nonverbale* Hinweise, die diesbezüglich richtungsweisend sein können.

Verbale Hinweise

Auf *verbaler* Ebene handelt es sich typischerweise um folgende Formulierungen:

- Ich habe das Gefühl, das Problem/Symptom *gehört nicht zu mir.*
- Die bisherigen Therapien und Gespräche haben mich zwar erleichtert und entlastet – aber *das Eigentliche dahinter ist noch nicht aufgedeckt/gelöst.*
- *Immer, wenn es mir gut gehen könnte/wenn ich gerade gesund werden könnte/wenn ich endlich anfange, Geld zu verdienen,* dann kommt der *»innere Saboteur«* und hindert mich daran.
- Das *bin ich nicht*/das *gehört nicht zu mir.*
- In der Situation ... *bin ich außer mir/stehe ich neben mir.*
- Obwohl ich das nicht will, *muss* ich das dann so machen.
- *So wie* der/die ... (z. B. Vater/Mutter) *möchte ich auf keinen Fall werden.*

Oft findet sich in der Beschreibung einer Symptomatik oder Krankheit auch direkt oder in metaphorischer Weise das betroffene Organ(-System) wieder, zum Beispiel:

- Es sitzt mir etwas im *Nacken.*
- Der/die/das nimmt mir die *Luft.*
- Das hat mir das *Herz* gebrochen.
- Das geht mir unter die *Haut.*
- Es liegt mir auf der *Seele.*

Insbesondere zu Beginn des Vorgesprächs und bei der Darstellung des Problems notiere ich mir die Formulierungen des Patienten möglichst *wörtlich,* um sie im weiteren Verlauf wieder aufgreifen zu können. Die Patienten sind im Rückblick oft überrascht, wie richtungsweisend ihre eingangs geäußerten Beschreibungen bereits für die Lösung waren.

Nonverbale Hinweise

Auch auf *nonverbaler* Ebene lassen sich mögliche systemische Zusammenhänge und Hinweise auf Schicksalsbindungen erkennen:

- Der Patient muss *weinen* oder *fühlt sich besonders verbunden* bei der Beschreibung einer Person bzw. eines Ereignisses/Schicksals, das ihm möglicherweise gar nicht weiter bekannt ist.
- Er *blockt* bei bestimmten Themen (Personen/Ereignissen) ab und will sich nicht damit beschäftigen.
- Es überkommt ihn ein sogenanntes *systemisches Lachen.* Das ist ein fast nicht zu stoppendes, der Situation nicht angemessenes Lachen. Dieses weist oft auf ein dahinterliegendes, häufig anschließend auftauchendes, einschneidendes, meist sehr trauriges Ereignis hin.
- Ein Symptom (Kopf-/Bauchschmerz, Übelkeit, Niesen etc.) meldet sich immer dann, wenn die Sprache auf ein bestimmtes Ereignis/eine bestimmte Person kommt.

3.4.2 Wiederholungen und Muster

Sich wiederholende (leidvolle) Einschnitte und Muster – teils über *mehrere* Generationen einer Familie hinweg – können ebenfalls Hinweise auf systemische Zusammenhänge sein (Leicher 2020). Diese treten oft schon im Vorgespräch bei der Beschreibung der anliegenden Themen zutage (oder kommen dann später bei der Visualisierung der [Familien-]Geschichte in Form des Genogramms ans Licht).

Das Muster *selbst* bzw. dessen Wiederholung muss nicht leidauslösend sein, aber die Nichtverarbeitung bzw. der Umgang mit einem beispielsweise dahinter stehenden auslösenden leidvollen Ereignis kann Auswirkungen auf später geborene Personen haben.

Folgende Wiederholungen und Muster lassen sich typischerweise erkennen:

- (ähnliche/gleiche) Krankheiten oder Symptome (z. B. Depressionen, Ängste, Migräne), manchmal über mehrere Generationen
- unverarbeitete Konflikte (z. B. Ungerechtigkeiten bei der Verteilung von Erbe, die eventuell in [Rechts-]Streitigkeiten münden)
- Kontaktabbrüche zwischen Eltern und Kindern und/oder Geschwistern
- frühe Tode von Kindern (z. B. stirbt immer wieder ein erstes [ungeborenes] Kind)
- Paarbeziehungen/Heiraten aus sozial höherstehenden Schichten in sozial schwächere Systeme und umgekehrt
- Verbindungen zu Partnern aus anderen Ländern/Kulturen
- Heimatverluste
- verbotene oder aus anderen Gründen nicht gelebte Lieben (z. B. vor oder während der aktuellen Partnerschaft)
- voreheliche und/oder nicht zu Ende geführte Schwangerschaften, voreheliche Geburten
- wiederholt »verloren gegangene«/weggegebene Kinder
- Suizide
- gleiche/ähnliche (unerwünschte) Berufe
- Wiederholung von Erfolg bzw. Scheitern
- direkt weitergelebte Muster und Rollenzuschreibungen.

3.4.3 Rollenzuschreibungen

Eltern, Großeltern oder andere Familienmitglieder übertragen innere Bilder ihrer Beziehungen, die sie z. B. zu ihren Eltern oder Partnern hatten oder haben, auf ihre Kinder durch offene oder subtile Zuschreibungen bzw. Projektionen. Oder aber Kinder erleben die Beziehung zwischen Eltern und Großeltern oder anderen Personen direkt und werden von ihnen in Interaktionen, Zuschreibungen und Projektionen einbezogen. Wesentlich ist, dass Kinder sich mit diesen Zuschreibungen *identifizieren* (Levold u. Wirsching 2014, S. 108).

So können Rollenzuschreibungen entstehen, die mit familiären Aufträgen verbunden sind und die oft bis ins hohe Alter erfüllt werden (z. B. Tröster der Eltern, Partnerersatz, Verwirklichung von in der Vorgeneration unerreichten Idealen). Oft werden sie als bindend, einengend, konflikthaft oder sogar als nicht erfüllbar erlebt und können zum Scheitern führen.

Im Vorgespräch zeigen sich diese entweder dadurch, dass der Patient sie direkt ausspricht, oder z. B. durch indirekte Formulierungen wie »mein Bruder musste immer den Vater ersetzen« oder »ich musste immer zwischen den Eltern schlichten«.

3.4.4 Einschränkende Glaubenssätze

Viele Denk- und Verhaltensweisen, Befindlichkeiten und Gefühle sowie die Art, wie wir unsere Umwelt bewerten, werden von inneren Überzeugungen beeinflusst. Diese übernehmen wir meist unbewusst von unseren Eltern oder von anderen, die an unserer Erziehung beteiligt waren, und halten sie für wahr. Die Eltern wiederum wurden diesbezüglich wieder von deren Eltern und gesellschaftlichen Vorstellungen und Normen geprägt.

Oft hatten sogenannte Glaubenssätze in einem bestimmten Kontext einen Sinn oder waren sogar überlebenswichtig. Werden sie aber in eine andere Zeit und Generation übertragen, in der sich die äußeren Bedingungen geändert haben, können sie hinderlich und sehr einschränkend sein. Dennoch halten sie sich oft hartnäckig, weil sie auch zum Zugehörigkeitsgefühl beitragen und Loyalität zum Familien- bzw. gesellschaftlichen System bedeuten.

Folgende innere Überzeugungen und Verhaltensregeln hört man häufig bei den heutigen Kriegskindern und oft noch bei deren Nachfahren beispielsweise:

- Nur wer etwas leistet, ist was wert.
- Das macht/darf man nicht.
- Ich bin nicht liebenswert.
- Ich bin nicht gut genug.
- Das schaffst du nicht.

Zu erkennen sind sie auch an Generalisierungen wie *immer, alle, jeder, grundsätzlich* etc.

Deckt man eine einschränkende innere Überzeugung bei einem Patienten im Gespräch auf, lohnt es sich zu hinterfragen, »wer das sagt«. Meist wird sie mit einem Elternteil oder einer in der prägenden Zeit wichtigen Person assoziiert und weist den Weg zu systemischen Zusammenhängen auf. Deshalb ist es auf jeden Fall wichtig, hinderliche innere Überzeugungen zu enthüllen und zu entkräften, um das eigene Potenzial voll entfalten zu können.

II Das Genogramm

4 Die Genogramm-Erstellung

Das Genogramm ist ein erweiterter Stammbaum, der meist drei bis vier Generationen umfasst und somit bis zu den Urgroßeltern zurückreichen kann (s. Abb. 2). Darin werden alle zum Familiensystem gehörenden Personen mit genauen Daten und biologischen, rechtlichen und sonstigen Beziehungen über die vertikal angeordneten Generationen (Eltern-, Großeltern- und ggf. Urgroßelternebene) notiert, und zwar innerhalb einer Ebene chronologisch, d.h. von links (früher, älter) nach rechts (später, jünger). Dazu gehören alle leiblichen Verwandten, aber auch sozial oder emotional bedeutsame Menschen.

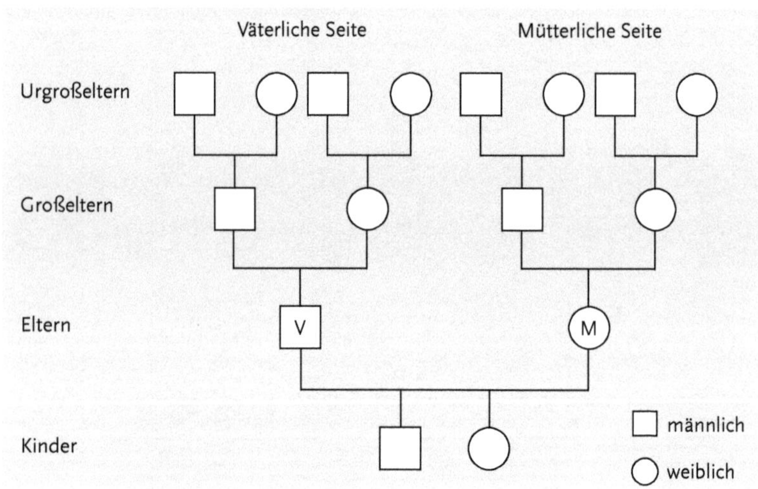

Abb. 2: Grundstruktur eines Genogramms

So ist ein Genogramm einzigartig für einen bestimmten Menschen – gleichsam ein Fingerabdruck (Roedel 2014). Im Rahmen der Genogrammrecherche und -erstellung trifft man übrigens auch auf historische und heute teilweise unbekannte Krankheitsbezeichnungen, die bei Metzke (2005) in Form eines Lexikons erläutert werden.

Zum Genogramm und zu dessen Anwendung in verschiedenen Bereichen gibt es bereits umfangreiche Literatur.[7]

7 Siehe z. B. Hildenbrand (2011, 2018, 2021); Heucke (2008); Kellermann u. Roedel (2014); Kühling (2012); Lindemann (2020, S. 238–240); McGoldrick (2019); McGoldrick, Gerson u. Petri (2022); Beushausen (2012); Roedel (2014).

In diesem Kapitel geht es darum, die Voraussetzungen für die *Erstellung* eines Genogramms und damit die Basis für die familienbiografische *Analyse* zu schaffen, der Schwerpunkt dieses Buches. So werden auch die Grundlagen zur Notierung von Personensymbolen und Beziehungen etc. vorgestellt, um den Lesern entgegenzukommen, die zwar Aufstellungen kennen bzw. leiten, aber bisher noch keine bzw. wenig Erfahrung mit Genogrammen haben.

Das Genogramm gilt in meiner Praxis als besonders wichtige Voraussetzung für die weitere systemische Arbeit und hat diverse Vorteile, die im Abschnitt 5.6 zusammengefasst sind.

Auch wenn ich im weiteren Verlauf unterscheide zwischen der Genogramm*erstellung* und *-analyse,* gehen diese während der praktischen Arbeit meist ineinander über.

4.1 Herkunftssystem oder Gegenwartssystem?

Je nach Anliegen des Patienten richtet sich das Augenmerk bei der Genogrammerstellung eher auf das Herkunftssystem oder auf das Gegenwartssystem. Ausgangspunkt ist die Indexperson, meist der Patient selbst bzw. die Person, um die es (ihm) insbesondere geht, z. B. ein Kind.

4.1.1 Das Herkunftssystem

Beim Herkunftssystem handelt es sich um das Familiensystem, in das jeder Mensch *hineingeboren* wird. Es nimmt die *vertikale, transgenerationale* Ebene in den Blick (s. Abb. 3). Zu diesem gehören alle (auch verstorbene) Geschwister und Halb-/Stiefgeschwister, Eltern, Großeltern und Urgroßeltern sowie deren jeweilige (Halb-/Stiefgeschwister, inklusive Früh-/Tot-/Fehlgeburten und Abtreibungen. Auch (nicht verwandte) Personen, die eine wichtige Rolle gespielt haben, werden berücksichtigt. Dazu gehören z. B. frühere Partner der Eltern und (Ur-)Großeltern und auch diejenigen, die zum Überleben/zur Rettung von Personen, Familien oder auch Betrieben beigetragen haben bzw. auf andere Weise, z. B. als Ressource, wichtig waren. Auch Ausgeschlossene/Unbekannte und Personen, die dem System geschadet haben, müssen mit beachtet werden, wie zum Beispiel ein Mörder, der jemanden im System umgebracht hat.

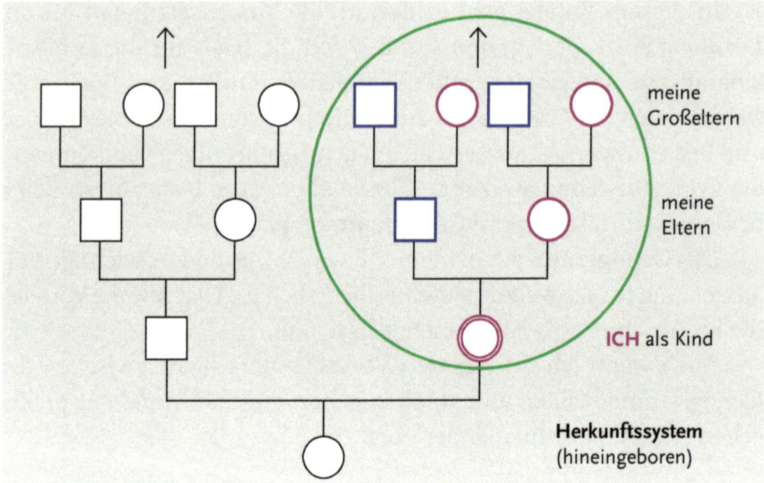

Abb. 3: Das Herkunftssystem

4.1.2 Das Gegenwartssystem

Das Gegenwartssystem bezieht sich auf die *horizontale, intragenerationale* Ebene (s. Abb. 4). Dieses *gründet* man *selbst* und dazu zählen jetzige, frühere oder spätere Partner, Kinder und Stiefkinder.

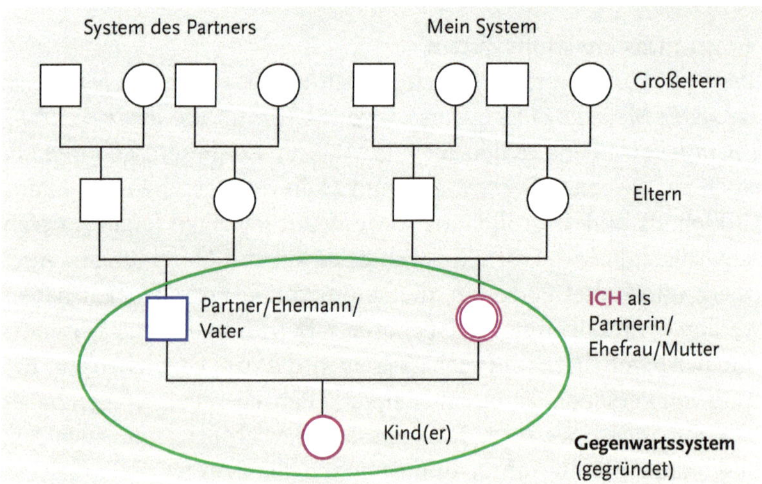

Abb. 4: Das Gegenwartssystem

Auch »verloren gegangene Kinder« wie Fehlgeburten, abgetriebene Kinder und Totgeburten gehören dazu. Des Weiteren werden Personen mit einbezogen, die derzeit im Umfeld des Patienten und im Rahmen seines Anliegens von Bedeutung sind.

Um festzulegen, auf welcher dieser beiden Ebenen die Erstellung des Genogramms beginnen soll, wird im Vorfeld das Anliegen geklärt.

Wenn es sich hauptsächlich um eigene Themen im physischen, psychischen oder sozialen Bereich handelt, hilft meistens der Blick in das Herkunftssystem weiter.

Geht es schwerpunktmäßig um Paarthemen und/oder Probleme mit Kindern, bietet sich zunächst die Bearbeitung des Gegenwartssystems an.

Ausgangspunkt ist die Person (Indexperson), für die das Genogramm erstellt wird. Diese ist an einer Doppellinie am Personensymbol mit einem Blick erkennbar.

4.2 Ziel und Wirkung der Genogrammarbeit

Ziel der Genogrammarbeit ist es zunächst, allen, die dazugehören (und die für das [Über-]Leben des Systems wichtig waren oder sind), in der zeitlichen Ordnung und dem Geschlecht entsprechend einen Platz zu geben.

Besonderes Augenmerk wird bei der Genogrammerstellung in der Praxis darauf gerichtet, *sich wiederholende Beziehungsmuster* und vom Patienten möglicherweise übernommene sogenannte *Stellvertretungsaufgaben* (s. Abschnitte 5.2–5.4) sowie *einschneidende Ereignisse* in seinem System aufzudecken. Zu klären sind insbesondere Schicksalsereignisse, die frühere Familienmitglieder im gleichen Lebensalter durchlebt haben, in dem nun auch bei dem Patienten spezifische Symptome auftreten. Oft repräsentiert sich in der Erkrankung eines Organs/Organsystems oder auch in Form anderer Probleme im privaten oder beruflichen Kontext jenes Schicksal, das einem Vorfahren tatsächlich zugestoßen ist. Der Betroffene trägt damit in unbewusster Loyalität etwas mit sich, was nicht zu seiner eigenen Person gehört, das er aber buchstäblich »am eigenen Leibe« zu spüren bekommt.

Wenn er die problemunterhaltenden Schicksalsbindungen insbesondere durch die Genogrammarbeit (und ggf. später in einer Aufstellung) aufgedeckt und gelöst hat, vergrößert sich die Chance, dass er seinen ureigenen, »richtigen« und stärkenden Platz im (Familien-) System unbelastet einnehmen kann (und darf). Das ermöglicht ihm, sich selbst und seine authentischen Bedürfnisse zu spüren, sie entsprechend auszudrücken und danach zu handeln.

4.3 Symbole für die Erstellung des Genogramms

Für die grafische Darstellung haben sich z. B. die Symbole nach McGoldrick, Gerson u. Petri et al. (2022) etabliert, die über die Jahre von verschiedenen Autoren teilweise modifiziert und erweitert worden sind. Ich setze sie in folgender Weise ein, wie in Tabelle 3 dargestellt (Hickey 2018b):

Grundstruktur	
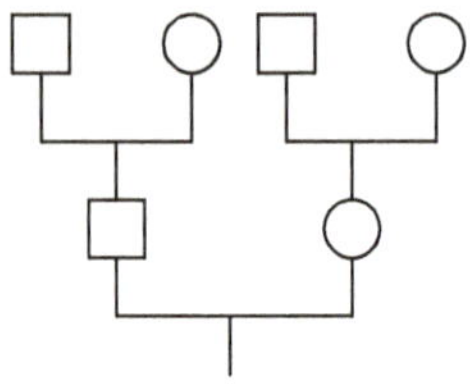	Personen einer Generation werden auf einer Ebene notiert (Geschwister und Partner): • Horizontale Linien verbinden jeweils ein (verheiratetes) Paar. • Vertikale Linien kennzeichnen die Verbindung zur vorigen bzw. nächsten Generation (so sind Eltern auch Kinder ihrer Eltern etc.).
Personensymbole	
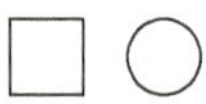	Kreis: weibliche Person Quadrat: männliche Person
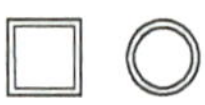	Doppellinie: Patient/Klient = Indexperson
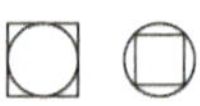	Transmann, Transfrau
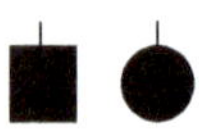	Schwangerschaft
	Diagonales Kreuz für Verstorbene, das Sterbealter in der Mitte
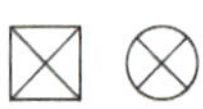	männlich, verstorben; weiblich verstorben (kleinere Symbole für Totgeburten, verstorb. Frühgeburten)
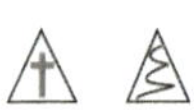	Fehlgeburt, Abtreibung
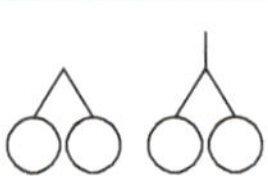	Zwillinge: zweieiig, eineiig

Symbol	Bedeutung
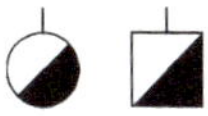	Halbgeschwister (hier: Halbschwester, Halbbruder)
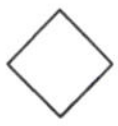	Z. B. Raute als Symbol für ein (Haus-)Tier, da Tiere oft eine bedeutsame Rolle im Familiensystem übernehmen
Verwandtschaftsverhältnisse/Beziehungsstruktur	
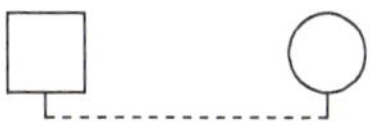	Paar (unverheiratet): gestrichelte Linie
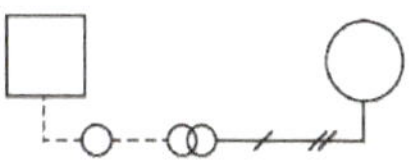	• verlobt: 1 Kreis • verheiratet: 1 Doppelkreis • getrennt: 1 Schrägstrich • geschieden: 1 doppelter Schrägstrich
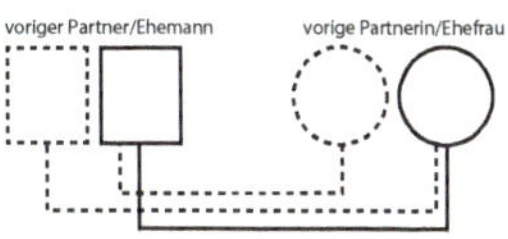	Mehrfache Paarbeziehungen: • vorige/spätere (Ehe-)Partner in der zeitlichen Reihenfolge von links nach rechts
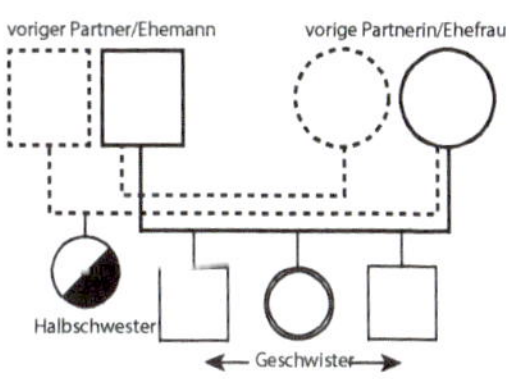	Auch Geschwister/Halbgeschwister/Stiefgeschwister chronologisch, d. h. in der zeitlichen Reihenfolge, also chronologisch, von links nach rechts
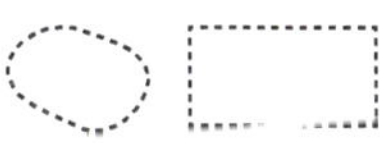	In einem Haushalt lebend/im Pflegeheim lebend
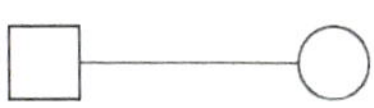	Beziehungsqualität: gutes Verhältnis (durchgezogene Linie)
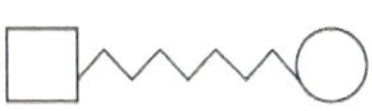	Beziehungsqualität: gespanntes oder negatives Verhältnis (Zickzacklinie); je schlechter das Verhältnis, desto dicker die Linie
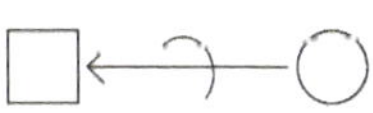	Kontaktabbruch: Bogenlinie (mit Notiz: seit wann und durch wen), mit Pfeil von der Person aus, von der die Trennung vollzogen wurde

Tab. 3: Genogrammsymbole

Folgende Abkürzungen für Personen werden im Genogramm üblicherweise verwendet:

> *V = Vater, M = Mutter, GMm = Großmutter mütterlicherseits, GVm = Großvater mütterlicherseits, GMv = Großmutter väterlicherseits, GVv = Großvater väterlicherseits, UGMm = Urgroßmutter mütterlicherseits, UGVm = Urgroßvater mütterlicherseits, UGVv = Urgroßvater väterlicherseits, UGMv = Urgroßmutter väterlicherseits*

Angemerkt sei, dass mir bewusst ist, dass die binäre Unterscheidung in männlich/weiblich die Vielfalt der Geschlechter nicht vollständig repräsentiert. Für die Gruppe der Transpersonen, der intersexuellen und nicht-binären Menschen usw. liegen mir nur ganz vereinzelt Praxiserfahrungen vor. Insbesondere zu eventuell übernommenen Stellvertretungsaufgaben (s. u.) lassen sich zurzeit noch keine Aussagen vornehmen.

4.4 Vorgehen bei der Erstellung des Genogramms

Das Vorgehen bei der Notierung des Genogramms unterscheidet sich, je nachdem, ob das Herkunftssystem oder das Gegenwartssystem aufgezeichnet werden (s. auch Hickey 2018b): Besonders wichtig für die (anschließende) Genogrammanalyse ist es, *genaue* Daten zu vermerken und *wann* die Ereignisse eingetreten sind, um errechnen zu können, wie alt jemand zu diesem Zeitpunkt war. **Die wesentlichen Schritte sind im Folgenden kurz aufgelistet.**

4.4.1 Herkunftssystem – vertikale Ebene

Vorgehen bei der Notierung:

- Beginn mit dem Patienten (= Indexperson, Doppellinie beim Personensymbol), Namen in das Symbol schreiben.
- Geburtsdatum, Alter und Beruf neben dem Symbol notieren.
- Geschwister, auch Frühgeburten, Frühverstorbene, Totgeburten, Fehlgeburten und Abgetriebene in der zeitlichen Reihenfolge namentlich auflisten, d. h. links die älteren, rechts die jüngeren Personen, inklusive der Geburts- und Sterbedaten sowie der Namen eintragen, soweit dies möglich ist. Stichpunkte zu Besonderheiten der jeweiligen Person sollten ebenfalls angemerkt werden, sofern diese bekannt sind.

- Wichtige Einschnitte im Leben des Patienten notieren: z. B. Krankheiten, Operationen, Traumata, häufige Umzüge, Wechsel von Schule/Beruf, einschneidende Ereignisse und Verluste.
- Dann werden die Symbole für die Eltern-, Großeltern- und Urgroßelterngenerationen eingetragen, jeweils inklusive Geburts- und Sterbetag, sowie deren vollständige Geschwisterreihen und besondere Ereignisse (frühe Tode, z. B. im Krieg Gefallene/Vermisste, junge Witwen, alleinerziehende Mütter, ggf. Flucht/Vertreibung, [schicksalsbedingte] Trennungen von Familien[-Mitgliedern] etc.).
- Die Ehepartner sowie frühere und spätere Partner der Eltern, Großeltern und Urgroßeltern werden ebenfalls mit einbezogen; es werden deren Daten notiert, wann die Paarbeziehungen begonnen haben, dgl. Verlobungen/Heirat und wann die Partnerschaften warum bzw. durch wen oder was beendet wurden.
- Ggf. weitere Personen hinzufügen, die für die Familienmitglieder bedeutend sind/waren – wie jemand, der oder die als »Mutterersatz« fungierte, auch jemand, der das Leben oder Überleben ermöglichte oder aber jemandes Existenz ruiniert hat.
- Auch Tiere bekommen gelegentlich einen Platz, da sie häufig wichtige (Stellvertretungs-)Funktionen übernehmen.
- Die Personen, die in einem Haushalt leben/gelebt haben, werden mit einer gestrichelten Linie umschlossen.
- Man achtet auf und notiert sich wiederholende Muster, wiederkehrende Erkrankungen und Vorkommnisse.

Der Einsatz von farblichen Markierungen erleichtert den Überblick und die Lesbarkeit (z. B. rote für Frühverstorbene, gelbe für Krankheiten über die Generationen hinweg, grüne für ein geografisches Thema [z. B. Land, Wohnorte, (frühere) Heimat]).

Bei den Stellvertretungsordnungen verwende ich zur besseren Sichtbarkeit in diesem Buch die folgenden Farbcodierungen: Dunkelblau für die ersten Jungen, Hellblau für die zweiten Jungen, Lila für die ersten Mädchen und Pink für die zweiten Mädchen.

4.4.2 Gegenwartssystem – horizontale Ebene

Vorgehen bei der Notierung:

- Im Prinzip wird bei der Erstellung des Gegenwartssystems so vorgegangen wie beim Herkunftssystem. Folgende Punkte finden zusätzlich Berücksichtigung:

- Hier werden (frühere) Partner des *Patienten* und ggf. auch deren Partner mit einbezogen und es wird notiert, wann die Paarbeziehungen begonnen haben: Verlobung, Heirat und ggf., wann sie warum bzw. durch wen oder was beendet wurden.
- Darüber hinaus werden Kinder der Partner aus früheren/späteren Beziehungen, also Halbgeschwister der Kinder des Patienten, notiert.
- Die Kinder von (früheren) Partnern aus deren früheren Beziehungen, also Stiefkinder/-geschwister, werden ebenfalls berücksichtigt.
- Auch Außenbeziehungen, nicht gelebte Lieben und unerfüllte Berufs- oder Kinderwünsche bzw. der Wunsch nach einem bestimmten Geschlecht sind wichtig (»Sie sollte eigentlich ein Junge, der Hoferbe, werden«).
- Aufträge in Bezug auf einen Beruf (z. B. gewünschter Pfarrer in der Familie) werden ebenfalls gekennzeichnet.
- Im Gegenwartssystem werden auch die Herkunftsfamilien der Partner über drei bis vier Generationen aufgezeichnet, v. a. wenn es gemeinsame, auch ungeborene Kinder gibt.

Da die meisten Patienten nicht immer alle Daten zeitgleich eruieren und erhalten können und sie oft auch bei bestimmten Personen oder Ereignissen im System ausführlicheren Gesprächsbedarf haben, verläuft die Erstellung und Besprechung des Genogramms meist in mehreren Schritten.

4.5 Leitfaden für die Recherche im Familiensystem

Es hat sich bewährt, schon im Vorfeld der Genogrammarbeit Recherche im Familiensystem zu betreiben, da das spontane Wissen zu genauen Daten und Ereignissen etc. meist recht eingeschränkt ist. Typischerweise werden Geburts- und Sterbedaten von Geschwistern, Eltern und eventuell von deren Geschwistern, also von (Paten-)Tanten und (Paten-)Onkeln, erinnert. Manchmal ist auch der Geburtstag von Oma und Opa präsent, aber dann hören die Informationen über das Familiensystem meist schon auf.

Daher bekommt der Patient entweder vorab, direkt nach der telefonischen Terminvereinbarung, oder während des Vorgesprächs einen von mir erstellten »Leitfaden für die Recherche im Familiensystem«

zugeschickt bzw. ausgehändigt, der ihn wie eine Checkliste bei der Zusammenstellung der Daten und Ereignisse und bei Gesprächen mit Familienangehörigen begleiten und unterstützen kann (s. auch Hickey 2018a und folgende Checkliste).

Checkliste
Wie viele **Geschwister/Halbgeschwister** haben Sie, Ihre Eltern, Großeltern und Urgroßeltern, und in welcher Reihenfolge (incl. Frühgeburten, früh Verstorbenen, Fehlgeburten und Abtreibungen)?
Wann haben Ihre Eltern/Großeltern/Urgroßeltern **geheiratet** und wie alt waren sie da? Falls sie nicht geheiratet oder sich später **getrennt** haben – was war der Grund? *Wer* hat sich getrennt?
Gab es **frühere wichtige Verbindungen** (große Lieben, Verlobte, Ehepartner) bei den Eltern/Großeltern/Urgroßeltern? Warum konnte/durfte es nicht weitergehen?
Gibt es **ungleiche Voraussetzungen** bei den Partnern/Familien (Besitz/Vermögen, Ausbildung/Bildung, Religion, Nationalität etc.)?
Gibt es **vor- oder nichteheliche** Geburten (Empfängnis)?
Wurde ein Kind früh weggegeben an Verwandte oder **Pflegeeltern** oder **adoptiert**?
Frühe Tode: • Starb eine Frau der Familie während oder kurz nach der Geburt (z. B. *im Kindbett*), woran? Hat das Kind überlebt, wo wuchs es auf? • Sind Väter oder Mütter früh gestorben und waren deren Kinder jünger als ca. 18 Jahre? • Gibt es unter den Geschwistern früh Verstorbene, inkl. Fehlgeburten, Schwangerschaftsabbrüchen, Totgeburten? Woran sind sie gestorben?
Gab es **gewaltsame Tode:** Selbstmord, Mord, Totschlag, im Krieg Gefallene/Vermisste, Unfälle?
War jemand **Opfer, Täter** oder **Zeuge** eines **Verbrechens**? Gibt es **Gefängnisaufenthalte**?
War jemand Teilnehmer im **Krieg**, wo und in welcher Funktion? War jemand in Gefangenschaft (wo, wie lange)? Hatte jemand Kriegsverletzungen/Funktionseinschränkungen? Gab es Vergewaltigungen und/oder »Soldatenkinder«?
Gibt es gehäuft Umzüge/**Heimatverluste**/Vertreibungen/ Flucht/Auswanderung/Einwanderung, ggf. wohin? Welche Ursachen werden genannt?

Gibt es Familienmitglieder mit **anderen Nationalitäten**?
Gibt es **ungewöhnliche Namensänderungen**? Aus welchen Gründen?
Hatte ein Geschwister/Vorfahre ein **besonderes Schicksal**?
Gibt es **Ungerechtigkeiten**, z. B. bei der Verteilung eines Erbes?
Ging jemand **bankrott?** Hat jemand aus anderen Gründen **alles verloren?**
Gibt es sonst **tragisches Schicksal** in anderer Form (Unfälle, regionale/überregionale Naturkatastrophen etc.)?
Gibt es etwas **Verschwiegenes** oder **Peinliches**, das auch mit Sexualität zu tun haben kann (z. B. Missbrauch/Inzest)? Gibt es verbotenes/ungelebtes Leben bzgl. des Geschlechts einer Person?
Gibt es **Familiengeheimnisse**/Schwindel?
Ist jemand aus der Familie **ausgeschlossen** worden (z. B. als »schwarzes Schaf«, Mutter eines »unehelichen«[8] Kindes), gibt es Unbekannte im System (»Mein Vater hat noch einen Halbbruder, aber keiner weiß, wer und wo er ist«)?
Gab es **Priester, Mönche, Nonnen**?
Gab es (nicht verwandte) Personen/Familien, die für das **Überleben** eines Familienmitglieds/der Familie gesorgt haben?
Lassen sich über die Generationen **Wiederholungen/Muster** erkennen?
Fallen andere **Besonderheiten** im Familiensystem auf?
Gibt es (lebensbedrohliche/frühzeitig das Leben beendende) **Krankheiten** im System? Sind Wiederholungen zu erkennen (z. B. Depressionen, Ängste, Erkrankungen an bestimmten Organen etc.), ggf. über mehrere Generationen? Gab es Krankenhausaufenthalte (z. B. auch verbunden mit Trennungen von den Eltern), Psychiatrieaufenthalte, wie lange haben sie jeweils angedauert? Gab es psychotherapeutische Behandlungen?

Die Gespräche mit Familienangehörigen im Rahmen der Recherche führen oft dazu, dass Kontakte wieder hergestellt oder intensiviert werden. Manchmal taucht sogar ein ausführlicher Stammbaum auf,

8 Da bei Gesprächen über die Beschreibung von Geburten außerhalb einer bestehenden Ehe in meinem Kontext am häufigsten der Begriff »unehelich« verwendet wurde und wird, setze ich ihn in diesem Buch ebenfalls vorrangig ein. Daneben sind auch beispielsweise die Begriffe »nicht ehelich, außerehelich, illegitim« – mit unterschiedlichem Grad der Bewertung – gebräuchlich.

der schon von einem Vorfahren oder anderen Familienmitglied aufgezeichnet wurde. Auch lässt die Beschäftigung mit dem gesamten familiären Netzwerk in Gegenwart und Vergangenheit oft Ereignisse ans Licht treten, die bisher nicht bekannt waren. Besondere Verbindungen/Schicksalsbindungen zu (früheren) Familienmitgliedern offenbaren sich häufig in überraschend auftretenden Gefühlen des Patienten ihnen und deren Schicksal gegenüber, obwohl er die entsprechenden Personen möglicherweise gar nicht gekannt hat.

4.6 Vorabrecherche der Genogrammdaten und Beachtung von ungelebtem Leben

In immer wiederkehrenden Problemen/Symptomen in einem Familiensystem kann sich »ungelebtes Leben«, können sich unbewältigte Schicksalsereignisse/unbearbeitete Themen von Vorfahren widerspiegeln. Was damit gemeint ist, wird in den folgenden Beispielen klarer. Um dieses aufzuspüren, begibt man sich bei der Genogrammarbeit auf die Suche nach entsprechenden Einschnitten, sogenannten »Bruchstellen« im Familiensystem.

Typische *Auslöser für ungelebtes Leben* können sein:

- *ein früher Tod:* z. B. ein fehlgeborenes/abgetriebenes/totgeborenes Kind; gefallene, vermisste und bei Bombenangriffen oder auf der Flucht umgekommene Personen; früh an Krankheiten, durch Unfälle oder anderweitig verstorbene Kinder/Erwachsene
- *der Verlust von Eltern/Geschwistern/Kindern:* z. B. eine bei oder kurz nach der Geburt gestorbene Mutter und/oder ihr Kind; ein an einer Krankheit verstorbenes Kind; im Krieg Gefallene, Vermisste oder auf der Flucht auf der Strecke Gebliebene
- *eine Trennung:* z. B. durch Auflösung einer Verlobung/Heirat, auch kriegsbedingt; durch Abwesenheit von Eltern/eines Elternteil; krankheitsbedingt oder auch durch »Kinderlandverschickung« im Krieg, Gefangenschaft oder räumliche Aufteilung der Familie
- *eine Krankheit/eine Funktionseinschränkung:* z. B. bedingt durch Unfall/Kriegsverletzungen/Gefangenschaft oder als Folge von schlechten Lebensbedingungen während des Krieges
- *Kriegsfolgen* im weitesten Sinne
- *Heimatverlust:* z. B. aufgrund von Migration/Flucht/Vertreibung

- *versäumte Gelegenheiten:* z. B. aufgrund eines Verzichts auf Schule/Ausbildung/Berufschancen oder auf eine Paarbeziehung/Familie, bedingt durch den frühen Tod eines Geschwisters/Elternteils/Partners und die Ausübung einer ungeplanten und nicht gewählten Tätigkeit wie die Übernahme eines Hofes, die Versorgung der jüngeren Geschwister etc.
- *tabuisierte Themen, Familiengeheimnisse:* z. B. ein Vorfahre, der Geld veruntreut hat, der desertierte/jemanden erschossen hat, ggf. um selbst zu überleben, eine Geliebte (im Krieg) und ggf. ein Kind mit ihr hatte oder ins Gefängnis musste; oft wurde auch die Todesursache Selbstmord tabuisiert und durch eine »offiziell vertretbare« ersetzt; Missbrauch, Inzest
- *Traumata* unterschiedlicher Genese (über die bereits aufgezählten Beispiele hinaus, die alle traumatisch wirken können): z. B. aufgrund von Zeugenschaft/Erfahrungen von Gewalt wie Plünderungen/(Beinahe-)Erschießungen/Vergewaltigungen, Lager-/KZ-Aufenthalten etc.
- *unbetrauerte Ereignisse* im weitesten Sinne.

Drei von den gerade erwähnten Bruchstellen und Auslösern für »ungelebtes Leben« möchte ich speziell herausgreifen, weil sie erfahrungsgemäß besonders lange nachwirken können, oft über 4–5 Generationen:

- Tod im Kindbett
- Suizid
- Vermisste im Krieg.

4.6.1 Tod im Kindbett

Schwierige oder abgebrochene Mutter-Kind-Kontakte in der Gegenwart sind häufig zurückzuführen auf eine unterbrochene Hinbewegung zwischen Mutter und Kind (bzw. umgekehrt) in der Vergangenheit, oft mehr als drei bis vier Generationen zurückliegend. Diese kann beispielsweise ausgelöst werden durch den Tod einer (Ur-) Urgroßmutter unter der Geburt oder im Kindbett. Wie eine »Kettenreaktion« können dann auch nachfolgende Mutter-Kind-Kontakte belastet oder problematisch sein, während die jeweiligen Großmütter und Enkel erfahrungsgemäß oft ein gutes oder sogar enges Verhältnis haben. Lösend ist hier die Betrauerung des Schicksals und die (innere) Wiederherstellung des Mutter-Kind-Kontaktes am Ursprungsort (z. B. bei der früh gestorbenen Urgroßmutter und deren Kind), sodass sich dann stärkende Mutter-Kind-Beziehungen wie ein Dominoeffekt bis zur jetzigen Generation ausbreiten können.

4.6.2 Suizid

Als Ursache für einen Suizid werden oft »äußere Anlässe« im eigenen Leben genannt wie stark belastende Lebensereignisse (Liebeskummer, Schulden) oder psychische/körperliche Erkrankungen etc. Systemisch betrachtet liegt der eigentliche »Grund« für einen Selbstmord häufig an anderer Stelle im System. Meist handelt es sich um ein unbewusstes sich Hingezogenfühlen zu Toten, früh Gestorbenen, ggf. auch Selbstmördern im System, das beispielsweise in den Dynamiken: »Ich folge dir nach« oder »lieber ich als du« zum Ausdruck kommen kann.

In einer Aufstellung wird oft klar, dass derjenige, der sich umgebracht hat, gar nicht will, dass es einer nachfolgenden Person ebenfalls schlecht geht. Der Tod eines stellvertretenden Nachfahren löst damit das Problem nicht, sondern schafft weitere Schwierigkeiten v. a. für die nächsten Generationen, indem z. B. wieder eine Person in Stellvertretung suizidgefährdet ist.

Lösungssätze, die meiner Erfahrung nach in diesem Kontext hilfreich sein können, sind z. B.:

- von dem, der sich umgebracht hat, an den/die Überlebenden: »Es war meine Entscheidung, mich umzubringen, ... und ihr achtet mich, indem ihr diese Entscheidung respektiert.«
- vom potenziellen »Nachfolger«, der suizidgefährdet ist, an den, der sich umgebracht hat: »Ich achte deine Entscheidung und dein Schicksal und du darfst jetzt deinen Frieden haben und wissen, dass es gut weitergeht.«

4.6.3 Vermisste im Krieg

Das unbetrauerte Schicksal von Soldaten oder anderen Kriegsteilnehmern, die vermisst waren, scheint ebenfalls lange im System nachzuwirken. Im Gegensatz zu denen, die gefallen oder auf andere Weise gestorben sind, gibt es hier oft kein Todesdatum, keine genaue Todesursache, keinen genauen Todesort. Die Hinterbliebenen, insbesondere die Verlobten, Ehefrauen und Familien, hofften oft noch viele Jahre und Jahrzehnte darauf, dass die Vermissten vielleicht eines Tages doch wiederkommen würden, und verzichteten deswegen oft auf eine neue Partnerschaft. Besonders schlimm war es für die kriegsbedingt betroffenen Frauen, die ihren als vermisst gemeldeten Mann für tot erklären mussten, um die Berechtigung für eine Rente zu bekommen und damit das Überleben der Familie zu sichern. Auch hier ist es wichtig, das Schicksal dieser Personen als zu ihnen zugehörig zu sehen und ihnen einen Platz in der Familie und im Herzen zu geben. In Form von Kriegsgräbern und Mahnmalen wurde zumindest häufig noch nachträglich auch ein offizieller, äußerer Ort zum Trauern eingerichtet. Der Besuch eines solchen Grabes, z. B. durch Kriegskinder und -enkel, kann eine berührende und verbindende Erfahrung sein, die etwas zur Ruhe kommen lässt.

Zur Unterstützung des Patienten beim Ausfüllen des »Leitfadens für die Recherche im Familiensystem« (s. Abschnitt 4.5) rege ich an, sich auch der mittlerweile reichhaltig zur Verfügung stehenden Quellen zur Datenermittlung zu bedienen.[9]

Viele der Quellen sind mittlerweile über das Internet zugänglich. Hilfreich für die Recherche kann ein *Familienkundliches Wörterbuch* sein, »... das einen für den Familienforscher wesentlichen Wortschatz enthält, wie er – für uns heute oft unverständlich – in Kirchenbüchern und anderen Archiven auftritt« (Verdenhalven 2008).

4.7 Umgang mit den gesammelten Daten in der Praxis

Bei der *Erstellung* des Genogramms in der Praxis trage ich die vorhandenen Daten und Ereignisse im Beisein des Patienten in eine von mir angefertigte Genogrammschablone (s. entsprechend Abb. 2) im Format DIN A3 ein. Ich beginne mit dem Symbol des Patienten unten auf dem Blatt in seiner Geschwisterreihe (wenn es sich um das Herkunftssystem handelt) bzw. als Partner/Vater links, als Partnerin/Mutter rechts auf der Schablone (wenn es um das Gegenwartssystem geht) und notiere dann weiter die Generationen bis möglichst hin zu den Urgroßeltern, die dann oben auf dem Blatt den Abschluss bilden.[10]

---

9 Beispiele für Quellen für die Datenermittlung: Archive, Personenstandsregister, Kirchenbücher, Gräber, Standes-/Friedhofs- und andere Ämter, urkundliche Quellen, Wehrmachtsauskunftsstellen (WASt), Kriegsgräberfürsorge, Suchdienste des Deutschen Roten Kreuzes (DRK), Datenbanken der Mormonen, die besonders detailliert geführt sind. In manchen Familien sind noch »Arier-Nachweise« vorhanden; diese waren im nationalsozialistischen Deutschland beglaubigte Ahnentafeln einer »rein arischen Abstammung« für bestimmte Personengruppen.

10 Es gibt auch die Vorgehensweise, von den Urgroßeltern ausgehend ein Genogramm auf dem Blatt von oben nach unten zu erstellen, und zwar kontextfrei, d. h., ohne zu wissen, welche Frage diese Genogrammrekonstruktion beantworten soll (Hildenbrand 2018, S. 180, 186).

Ich habe immer wieder die Erfahrung gemacht, dass es Vorteile hat, mit dem Patienten zu beginnen. Mit noch wenig Vorwissen, aber grundlegenden Kenntnissen der Stellvertretungsordnungen lassen sich bzgl. seines Anliegens gezielt Fragen stellen und Hypothesen bilden – mit der gebührenden Offenheit, sie entweder später zu verwerfen oder tatsächlich entsprechende Zusammenhänge feststellen zu können.

Es ist auch möglich, dass die Patienten ein Genogramm schon vorbereitet und in einer Struktur erstellt zum Gespräch mitbringen. Da das »Lesen« eines Stammbaums für viele allerdings schwierig ist und den Patienten die Standards der Notierung meist nicht bekannt sind, bevorzuge ich es, die vom Patienten mitgebrachten Daten in dessen Gegenwart in die o. g. Schablone einzutragen und zu besprechen. Dies hat darüber hinaus den großen Vorteil, dass – abgesehen von der korrekten Notierung von Kreisen, Kästchen, Strichen, Zahlen und Wörtern – ich verbale und nonverbale Reaktionen, Anmerkungen, Erläuterungen, Abwehrreaktionen, spontane Assoziationen und entsprechende Geschichten des Patienten mitbekomme und dazu gleich vertiefende Fragen stellen kann. Interessant ist zudem, welche Informationen ohne Vorabrecherche über das Familiensystem überhaupt vorliegen bzw. welche fehlen oder ausgeklammert werden.

Es gibt natürlich auch die Möglichkeit, die Daten direkt in ein Genogrammprogramm einzutragen. Allerdings wurde mir immer wieder bestätigt, dass der Prozess des handschriftlichen Eintragens durch den Therapeuten im Beisein des Patienten eine andere, dichtere, zugewandtere Wirkung entfaltet als das gleichzeitige Eintragen der Fakten in einen Computer, das notgedrungen mit häufigem Abwenden vom Patienten verbunden ist.

Die Frage, was eigentlich systemisch daran ist, ein Genogramm zu zeichnen, beantworten Schwing und Fryszer (2015, S. 66) sinngemäß folgendermaßen: Es ist nicht das Sammeln von Informationen über Verwandtschaftsverhältnisse etc., sondern das Genogramm wird genutzt, um Störungen, Symptome und Probleme zu kontextualisieren, d. h. die Störungen im Rahmen des *familiären* und *außerfamiliären* Zusammenhangs zu sehen.

So erlebte ich es neulich bei einer Patientin mit einer Allergieproblematik, die bei der Genogrammerstellung genau dann niesen musste, als ein schlimmes Ereignis in ihrem Gegenwartssystem angesprochen wurde. Bei Themen, die sich auf die Eltern- bzw. Großelternebene bezogen, verschwand das Niesen wieder und kam sofort zurück bei erneuter Erwähnung dieses Themas im Gegenwartssystem.

Bei der Genogramm*analyse* (s. Kapitel 5) geht es dann um die Aufdeckung von übernommenen Stellvertretungsaufgaben entsprechend den bereits genannten drei familienbiografischen Fragen (Warum gerade *jetzt*, warum gerade *so*, warum gerade *hier*?). Dies geschieht wie bereits erwähnt meist schon parallel zur Genogrammerstellung und wird ggf. in Bezug auf ein bestimmtes Thema oder Anliegen – insbesondere im Vorfeld einer Aufstellung – vertieft.

5 Familienbiografische Genogrammanalyse

Wenn man über mehr als zwei Jahrzehnte im Zusammenhang mit Krankheiten, Symptomen und anderen Problemen im privaten und beruflichen Bereich Genogramme erstellt und damit einen Überblick über (existenzielle) Lebensereignisse, Wiederholungen und (Beziehungs-)Muster in Familiensystemen über die Generationen hinweg bekommt, stellt man wiederholt fest, dass es nicht zufällig ist, *wann* – also in welchem Lebensalter – eine Person erkrankt oder in anderer Weise einen Einschnitt in ihrem Leben erfährt, *in welcher Form* dieser Einschnitt geschieht und *an welcher Position* sich der Betroffene in seiner Geschwisterreihe/im Familiensystem befindet.

Schon Viktor von Weizsäcker (1886–1957), Onkel des früheren Bundespräsidenten Richard von Weizsäcker, Mediziner und ein Mitbegründer der psychosomatischen Medizin und modernen medizinischen Anthropologie, hat in der ersten Hälfte des letzten Jahrhunderts Zusammenhänge zwischen leidvollen Ereignissen im Familiensystem und dem Entstehen von Krankheiten als »leiblicher Haftung« entdeckt (von Weizsäcker 1987, 2005, 2008) und entsprechende familienbiografische Fragen dazu gestellt. Auf von Weizsäckers Erkenntnissen bauten der Mediziner Rainer Adamaszek und seine Frau Monika Adamaszek mit ihren Untersuchungen und Ergebnissen auf (Adamaszek 2016, 2021). Dort finden sich auch die familienbiografischen Fragen in der von ihm erweiterten Form. Diese kommen etwas abgewandelt in meiner Praxis zum Einsatz (s. Abschnitt 5.1).

Während bei der Genogramm*erstellung* Personen, Daten und Ereignisse in der Reihenfolge der Zeit notiert werden, handelt es sich bei der *Genogrammanalyse* um das Anschauen des (soweit möglich) fertigen Genogramms in Bezug auf ein Anliegen des Patienten oder der Person, für die sich der Patient vorstellt (z. B. ein Kind). In der Literatur finden sich unterschiedliche Verwendungen des Begriffs. Bei mir geht es v. a. um die Analysierung des Genogramms aus familienbiografischer Sicht unter Einbeziehung der drei familienbiografischen Fragen, d. h. unter Berücksichtigung des Alters, der Art des Problems und der Position bzw. des virtuellen Platzes des Patienten im Familiensystem (s. Abschnitt 5.1).

Ausgangspunkt ist eine bestimmte Person im System (meist der Patient), von deren Position aus mittels der drei familienbiografischen Fragen mögliche Stellvertretungen in Bezug auf einschneidende Ereignisse, Verluste etc. im System errechnet und aufgedeckt werden. Ggf. werden dann weitere Personen/Vorfahren, die im Zusammenhang mit dem Problem des Patienten stehen könnten, auf deren Stellvertretungen untersucht.

Man kann die Analyse eines Genogramms sehr detailliert über mehrere Generationen betreiben und oft zeigen sich zeitliche und thematische Korrelationen in der Stellvertretung auf den Monat genau. Meist reicht jedoch für die Bildung von Hypothesen als *Basis* für nachfolgende Aufstellungen schon das Aufdecken einer oder mehrerer Stellvertretungen in Bezug auf das genannte Problem, sodass ich mich – insbesondere bei den Patientenbeispielen – auf das Wesentliche und für die Weiterarbeit und Lösungen Relevante beschränken werde. Dieser vereinfachte Blick soll auch den Einstieg in die Thematik erleichtern.

Ein einfaches Beispiel für eine mögliche Vorgehensweise bei der Analyse wird im Anschluss an das Fallbeispiel für eine 1. Tochter dargestellt (s. Abschnitt 5.3.1).

5.1 Familienbiografische Fragen

Die familienbiografischen Fragen beziehen sich auf die *zeitliche* Korrelation, auf die Art und Weise, *wie* die Problematik/Symptomatik zum Ausdruck kommt, und den virtuellen *Ort* (als 1., 2. oder 3. Kind etc.), von dem aus der Betroffene das Problem/Symptom erfährt. Sie können, wie schon erwähnt, folgendermaßen formuliert werden:

1. Warum hat die betroffene Person/der Patient ***gerade jetzt*** in diesem Lebensalter das Symptom/Problem?
2. Warum ***gerade so*** mit diesem Symptom/Problem?
3. Warum ***gerade hier*** an diesem Platz/an dieser Stelle in der Geschwisterreihe/im Familiensystem?

Diese Fragen spiegeln wider, dass ein Betroffener in Schicksalsbindung zu einer Person bzw. zu deren Einschnitt(en) im Leben entsprechend seiner Position im Familiensystem im ähnlichen oder sogar gleichen Alter wie diese und auf ähnliche oder sogar gleiche Weise erkranken, Einschnitte erfahren oder auf andere Art Leidvolles (oder auch Positives, Freudvolles!) erleben bzw. wiederholen kann.

Diese Zusammenhänge – insbesondere auch die zeitlichen Korrelationen – lassen sich immer wieder bei Analysen von Genogrammen aufdecken. Der daraus resultierende Erkenntnisgewinn trägt so maßgeblich und oft kurzfristig zu Lösungen bei, dass ich diese zusätzliche Betrachtungsweise von Genogrammen nicht mehr missen möchte.

5.2 Stellvertretungsaufgaben und -ordnungen: Einführung

Wie schon erwähnt, geht der familiensystemisch-biografische Ansatz davon aus, dass Krankheiten, Symptome und andere Probleme des privaten und beruflichen Lebens ausgelöst und unterhalten werden können durch Bindungen zu unerledigten/unbearbeiteten Schicksalen und »ungelebtem Leben« (s. Abschnitt 4.6) von Personen im Familiensystem.

Schicksalsbindungen lassen sich als unbewusste Ausgleichsbewegungen sehen, die in der jeweiligen Symptomatik bzw. Thematik zum Ausdruck kommen können. Sie bestehen typischerweise zu Themen in der

- eigenen, *persönlichen* Vor- und Lebensgeschichte
- eigenen *Familien*geschichte (Herkunfts-/Gegenwartsfamilie)
- Vor-/Familiengeschichte des *Partners*
- *beruflichen* Umgebung.

Unbewältigte Schicksale führen zu Einschnitten/Bruchstellen im Familiensystem. Diese können den Ausgangspunkt darstellen für Aufgaben, die z. B. Spätergeborene im Familiensystem unbewusst und stellvertretend übernehmen: sogenannte *Stellvertretungsaufgaben*. Diese folgen bestimmten Ordnungen, den sogenannten *Stellvertretungsordnungen*, die durch die Analyse vieler Genogramme empirisch gefunden und beschrieben wurden (Adamaszek 2016, 2021) und sich auch in meiner eigenen Genogrammarbeit immer wieder bestätigen.

Solche Bruchstellen können z. B. zu *Ausgleichsbewegungen* führen, d. h., ein *später* Geborener vertritt einen *früher* Geborenen. Das kann zu leidvollen Wiederholungen führen, auch über mehrere Generationen hinweg, die an das ursprüngliche Schicksal erinnern. Dieses lässt sich aber dadurch *nicht* mehr *rückwirkend* ändern.

Ob und in welcher *Form* die Stellvertretung stattfindet und möglicherweise nachwirkt, hängt vom auslösenden Schicksal, aber auch von der »Bearbeitung« durch die betroffene Person ab, die ggf. auch mit therapeutischer Hilfe erfolgt. Eine Stellvertretung kann sich zum Beispiel folgendermaßen zeigen und auf die nächsten Generationen weiterwirken:

- Der Stellvertreter kann ein gleiches oder *ähnliches* Schicksal erleben wie die Person, die er vertritt.
- Dadurch nimmt er möglicherweise seinen *eigenen* Platz im System nicht ganz ein und *hinterlässt Lücken.*
- Diese Lücken werden wiederum oft *von Nachfahren in Stellvertretung gefüllt.*

Indem ein Stellvertreter seine Probleme/Symptome z. B. systemisch bearbeitet und evtl. dahinterliegende Schicksalsbindungen löst, kann er darauf Einfluss nehmen, wie und ob ein leidvolles Thema in seinem Leben oder sogar bis in die nächste Generation weiterwirkt oder nicht. Dennoch hat jeder Mensch – auch wenn er schon entlastet wurde von übernommenen bzw. weitergereichten Themen – meist auch seine eigenen Herausforderungen und Aufgaben im Leben. Die Feststellung von Zusammenhängen eigener Probleme zu Ereignissen im Familiensystem sollte allerdings nicht dazu verleiten, die Verantwortung allein dorthin zu verlagern, sondern dazu, diese Verantwortung auch selbst zu übernehmen und nach eigenen Lösungen zu suchen! Die verschiedenen theoretisch möglichen Stellvertretungsaufgaben kommen nicht alle bei einer Person und nicht gleichzeitig zur Auswirkung. Sie werden meistens erst dann relevant und möglicherweise symptomatisch, wenn der Stellvertreter das Alter des Vorfahren erreicht hat, in dem dieser einen Einschnitt in seinem Leben erfahren hat.

Stellvertretungsaufgaben werden nach bestimmten Regeln übernommen, die empirisch durch Auswertungen vieler Genogramme und Familiengeschichten herausgefunden wurden und sich immer wieder neu bestätigen lassen.

Die Übernahme erfolgt meist unbewusst und wenn möglich geschlechtsspezifisch, das heißt, in der Regel gilt:

- Mädchen vertreten weibliche Familienmitglieder und
- Jungen vertreten männliche Familienmitglieder.

- Ein Einzelkind übernimmt *alle* Stellvertretungsaufgaben, bekommt aber auch alle Bedeutung und Aufmerksamkeit der Familie.

Stellvertretungsaufgaben können auf der *vertikalen* (*inter*- bzw. transgenerationalen) und auf der *horizontalen* (*intra*generationalen) Ebene (z. B. Geschwisterebene) übernommen werden (s. Abb. 5).

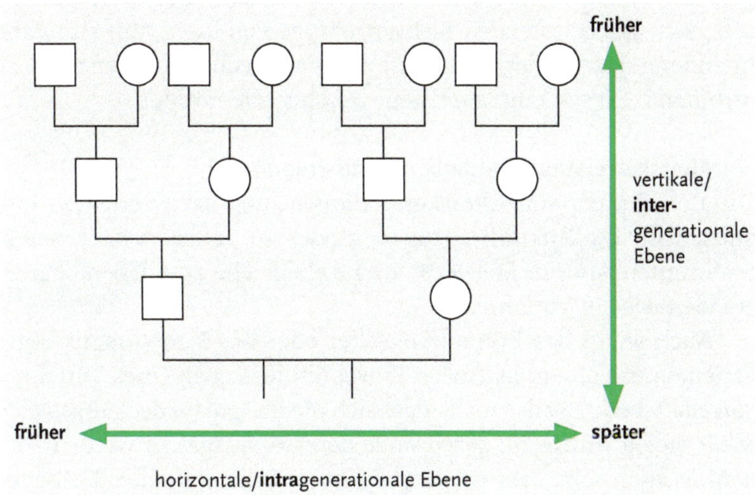

Abb. 5: Stellvertretungen auf der vertikalen und horizontalen Ebene

Auf der vertikalen, transgenerationalen Ebene erfolgt die Übernahme der Stellvertretungsaufgaben je nach Position und Reihenfolge in der Geschwisterreihe auf unterschiedliche Weise und häufig nach bestimmten Regeln, den schon erwähnten Stellvertretungs*ordnungen* (s. Abschnitt 5.2 bis 5.4), auf die ich später im Detail eingehen werde.

Diese stellen – das ist wichtig zu betonen – allerdings keine unumstößlichen Gesetzmäßigkeiten dar, sondern dienen lediglich auf der Basis zahlreicher Erfahrungen als Grundlage zur Hypothesenbildung, die jeder selbst überprüfen kann.

An dieser Stelle möchte ich noch einmal hervorheben, dass in der Stellvertretung nicht notwendigerweise etwas Leidvolles zum Ausdruck kommen muss. Stellvertretungsaufgaben können sowohl im negativen als auch im positiven Sinne übernommen werden! Jeder, der einen besonders guten Kontakt zu seinen Eltern, Großeltern, Tanten oder Onkeln hatte, kann das bestätigen. In Stellvertretung einer Person, die früh gestorben ist, kann beispielsweise – sozusagen in einer *Umkehrbewegung* – etwas Neues ins Leben gerufen werden, z. B. eine Paarbeziehung begonnen, ein Kind gezeugt, ein Haus gebaut oder ein Berufswechsel angestrebt werden.

Dies bietet allerdings selten Anlass, sich Hilfe von außen zu holen. Wenn sich Patienten zur Therapie oder Beratung vorstellen, dann geht es meist darum, Einschränkendes oder Leidvolles zu bearbeiten, d. h., sich aus belastenden Stellvertretungen zu lösen, um sich dann in anderer, stärkender Weise mit den entsprechenden Personen zu verbinden. Dieses kann auch neue Ressourcen eröffnen.

Alterskorrelationen erlauben keine Prognosen!

Die Berechnung von Alterskorrelationen mag dazu verleiten, Prognosen für die Zukunft abzugeben oder zu befürchten, in einem bestimmten Alter in Stellvertretung das Gleiche zu erleben oder zu erleiden wie ein Vorfahre.

Auch wenn das Erkrankungsalter oder die Symptomatik eines Patienten mit einem leidvollen Einschnitt im Leben eines Vorfahren korreliert, bedeutet das nicht, dass sich die Ereignisse deckungsgleich wiederholen (müssen), geschweige denn vorausgesagt werden können! Es *kann* sein, dass ein vergleichbares Schicksal auftritt. Aber es ist auch möglich, dass in anderer als leidvoller Weise an einen solchen Einschnitt erinnert wird, zum Beispiel in einer *Umkehrbewegung,* wie oben beschrieben, etwas Neues ins Leben gebracht wird.

Wenn allerdings ein Patient beispielsweise in einem Lebensalter eine Operation durchführen lassen muss oder möchte, das »zufällig« mit einem leidvollen oder lebensverändernden Einschnitt eines Vorfahren korreliert, dann würde ich zum Überdenken des Operations-*Zeitpunktes* anregen, sofern das möglich und medizinisch vertretbar ist (vgl. *Das Jahrestag-Syndrom,* Schützenberger 2018).

Stellvertretung und Stellvertretung – doppeldeutige Verwendung

Der Begriff der Stellvertretung wird in verschiedenen Kontexten verwendet und kann damit auch Verwirrung stiften, daher möchte ich hier noch einmal direkt darauf eingehen:

Bei der Beschreibung der *Stellvertretungsordnungen* meint »Stellvertretung« die meist *unbewusste, virtuelle* und *prinzipielle* Übernahme von Aufgaben eines anderen im System. Verkürzt wird oft formuliert:

»Jemand ist in der/hat die/übernimmt die Stellvertretung von xy…« oder »… vertritt xy«.

Der Begriff »Stellvertretung« (als Repräsentant) kommt auch im Rahmen von *systemischen Aufstellungen* im Gruppen- oder Einzelsetting vor (Genaueres dazu später). Dort bezieht er sich auf die *bewusste, reelle* und *zeitlich begrenzte* Übernahme einer Position im Raum (oder auch mental) für eine Person/Struktur im System. Dort geht es also um die repräsentierende Wahrnehmung stellvertretend für eine Person bzw. Struktur (z. B. ein Symptom).

Oft werden in beiden Fällen ähnliche Formulierungen angewendet, also z. B.: »Jemand vertritt xx« oder »ist Stellvertreter von xx«, »xx wird vertreten von …«, »in der Stellvertretung von xx hat er folgende Wahrnehmung …«, man sollte sich allerdings des bedeutenden Unterschiedes bewusst bleiben.

5.3 Stellvertretungsaufgaben und Ordnungen auf der *vertikalen*, der transgenerationalen Ebene

Schaut man sich übernommene Stellvertretungsaufgaben unter dem Aspekt an, wer was auf sich nimmt, wird deutlich, dass die Vorfahren in vier möglichen Funktionen vertreten werden können: als *Kind*, als *Geschwister*, als *Partner* und als *Elternteil*. So kann also eine Nachfahrin das Gleiche bzw. Ähnliches erleben und sich so fühlen wie eine Vorfahrin, die einen Einschnitt im Leben als Tochter, Schwester, Partnerin oder Mutter hatte (s. Abb. 6). Entsprechendes gilt für einen männlichen Nachkommen: Dieser kann das Gleiche bzw. Ähnliches erfahren und sich so fühlen wie sein Vorfahre als Sohn, Bruder, Partner oder Vater (s. Abb. 7). Diese Vertretungen geschehen meist unbewusst und alterskorrelierend, sodass ein Nachfahre die Schicksale nicht gleichzeitig (wieder)erlebt, sondern beispielsweise (unerklärliche) Ängste genau in dem Kindesalter entwickelt, als der Vorfahre als Kind Bombenangriffen ausgesetzt war, und dann als Erwachsener von einer Paartrennung in dem Alter getroffen wird, als dieser Vorfahre den Ehepartner durch einen Unfall verlor.

In Abhängigkeit von der Position eines Nachfahren – hier also im Allgemeinen des Patienten – in seiner Geschwisterreihe gibt es gewisse Regelmäßigkeiten und Muster bei der Übernahme von Stellvertretungsaufgaben auf der vertikalen Ebene. Dabei werden die entsprechenden Vorfahren, wie schon erwähnt, meist alterskorrelierend

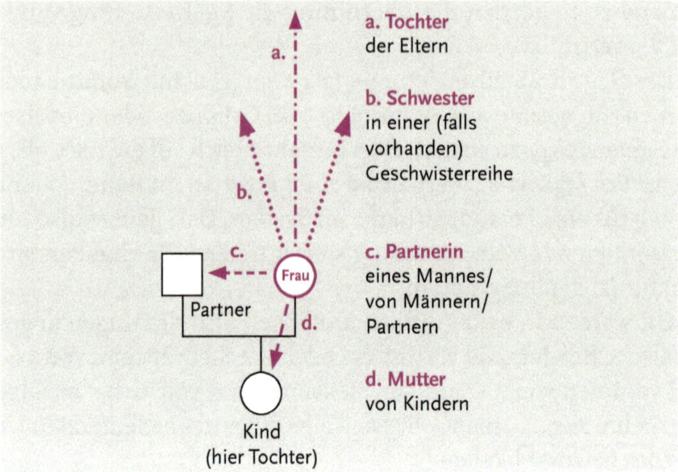

Abb. 6: Mögliche Funktionen einer Frau, die stellvertretend übernommen werden können: als Tochter (a.), Schwester (b.), Partnerin (c.), Mutter (d.)

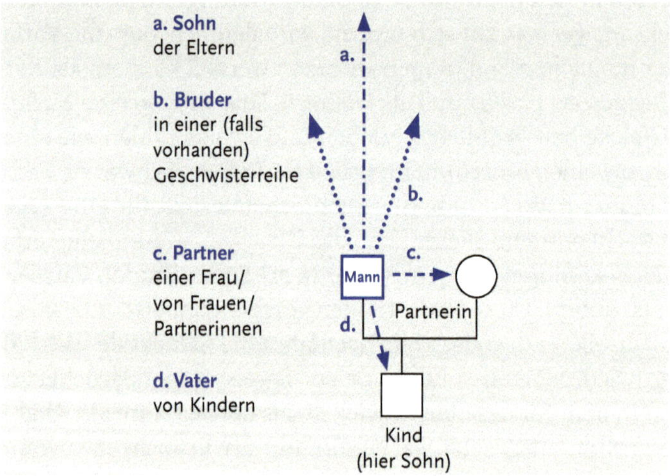

Abb. 7: Mögliche Funktionen eines Mannes, die stellvertretend übernommen werden können: als Sohn (a.), Bruder (b.), Partner (c.), Vater (d.)

in Bezug auf mögliche Einschnitte in einer oder mehreren ihrer vier Funktionen vertreten. Wenn man viele Genogramme analysiert, wird deutlich, dass erste, zweite und dritte Kinder etc. dabei jeweils andere, ihrer Position entsprechende typische Aufgaben übernehmen. Die Art und Weise, wie in der Geschwisterreihe Stellvertretungsaufgaben auf der *vertikalen,* transgenerationalen Ebene übernommen werden, zeigt sich so regelhaft, dass sie in Form von »Stellvertretungs*ordnungen*« zusammengefasst werden.

Diese lassen sich entsprechend der Position in der Geschwisterreihe folgendermaßen beschreiben:

5.3.1 Erste Kinder

Erste Söhne bzw. erste Töchter übernehmen typischerweise Stellvertretungsaufgaben auf der Ebene der Großeltern (s. Abb. 8).

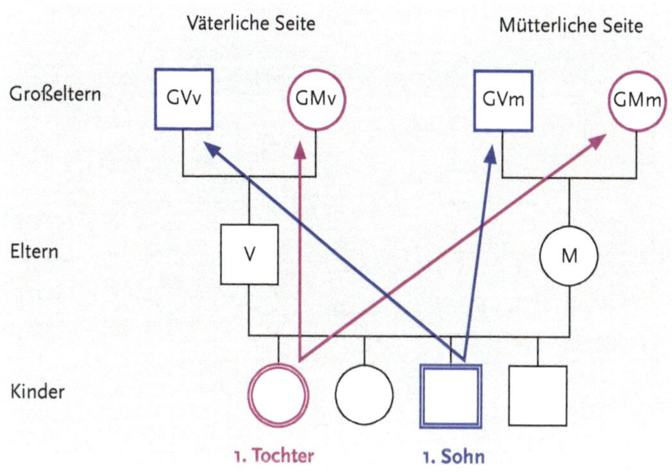

Abb. 8: Erste Tochter und erster Sohn: Stellvertretung auf der Ebene der gleichgeschlechtlichen Großeltern (vereinfachte Darstellung)

Gezählt werden in einer Geschwisterreihe *alle* Kinder in der zeitlichen Reihenfolge, auch z. B. Fehlgeburten, Schwangerschaftsabbrüche, Totgeburten oder früh verstorbene Kinder. Stellvertretungsaufgaben können jedoch nur die *Lebenden* übernehmen. So ist für ein erstes Kind die Position an erster Stelle eindeutig, sofern es nicht vor ihm (früh) verstorbene Geschwister oder Halbgeschwister gab. In einem solchen Fall rückt das erste Kind – je nach Anzahl der vorangegangenen toten Geschwister – zwar entsprechend an die zweite oder dritte Stelle, übernimmt aber als erstes *lebendes* Kind die Stellvertretungsaufgaben eines ersten Kindes (s. Abschnitt 5.4).

1. Tochter

Für eine erste Tochter lassen sich die typischerweise übernommenen Stellvertretungen auf der Ebene der mütterlichen und väterlichen Großeltern darstellen, wie in Abbildung 9 gezeigt.

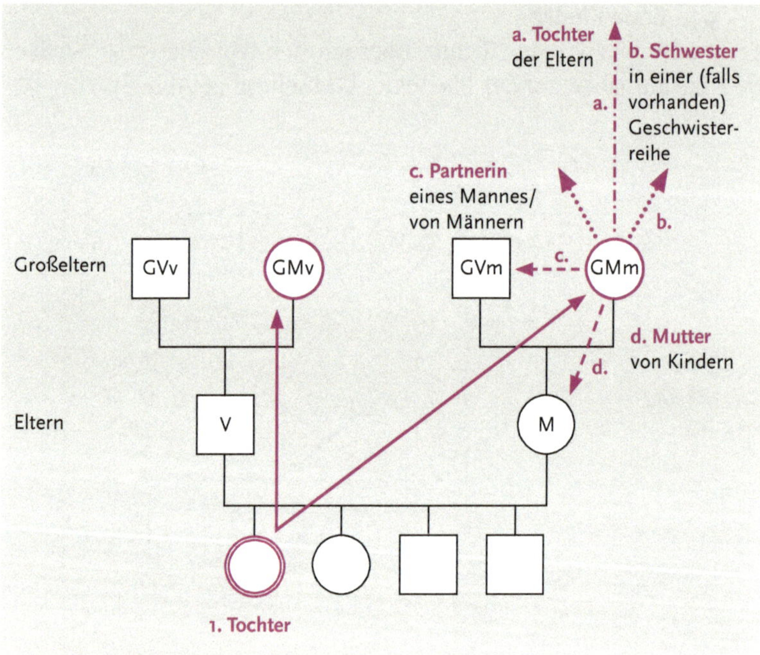

Abb. 9: Die erste Tochter vertritt ihre Großmütter (GM) in vier möglichen Funktionen: als Tochter (a.), Schwester (b.), Partnerin/Ehefrau (c.) und Mutter (d.)

Die erste Tochter vertritt ihre Groß*mütter* in einer (oder mehreren) von deren vier möglichen Funktionen als *Tochter* ihrer Eltern, als *Schwester* in einer Geschwisterreihe, als *Partnerin/Ehefrau* eines Mannes bzw. mehrerer Männer (auch z. B. einer früheren großen Liebe, eines Verlobten, späteren zweiten Ehemannes, einer Außenbeziehung) und als *Mutter* von einem Kind bzw. mehreren Kindern.

Des Weiteren obliegen ihr auch die Stellvertretungen weiterer Frauen auf der Ebene der Großeltern, so z. B. von *Schwestern der Großeltern* (Großtanten, s. Abb. 10).

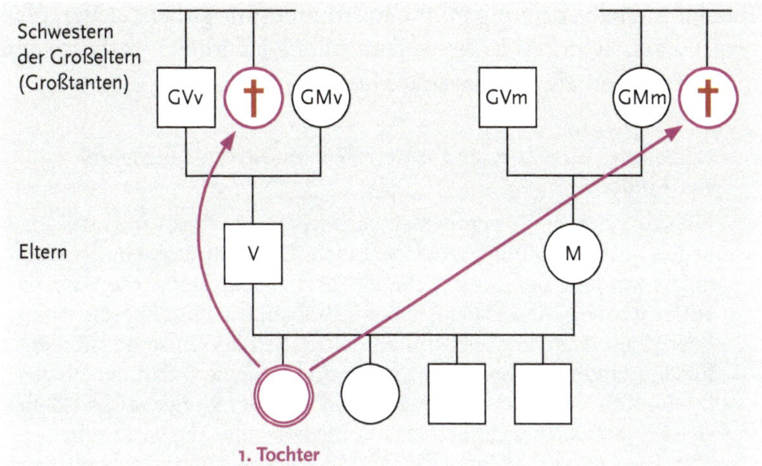

Abb. 10: Die erste Tochter vertritt die Schwestern der Großeltern (Großtanten)

Außerdem vertritt sie auch *Partnerinnen* (frühere, gleichzeitige, spätere) *der Großväter*, das heißt Vorgängerinnen bzw. Nachfolgerinnen der Großmütter (s. Abb. 11).

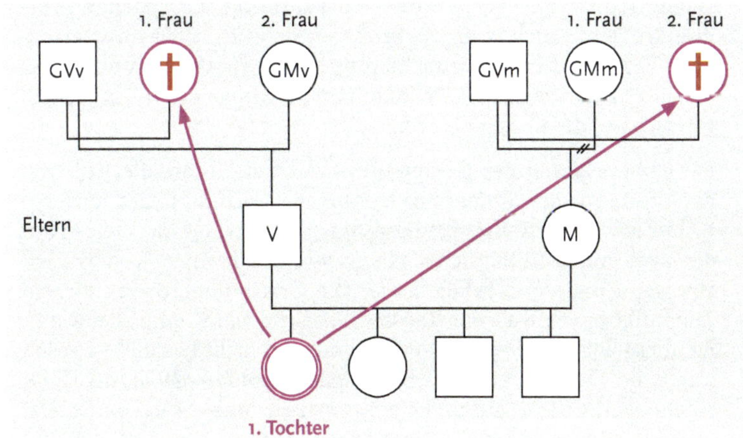

Abb. 11: Die erste Tochter vertritt die Partnerinnen/Ehefrauen (frühere, gleichzeitige, spätere) der Großväter

Welche Stellvertretung für diese Enkelin im jeweiligen Lebensalter im Vordergrund steht, hängt von den entsprechenden, zeitlich meist korrelierenden Schicksalen der Vorfahrinnen ab.

Das folgende typische Patientenbeispiel stellt dar, wie eine erste Tochter in Stellvertretung ihrer Großmutter (mütterlicherseits) unbewusst deren Schicksal in demselben Alter wiederholt – insbesondere in der Funktion als Ehefrau und Mutter.

Fallbeispiel für eine erste Tochter: »Wie im Krieg – alleine mit vier Kindern«

Eine 39 Jahre alte Patientin stellt sich in meiner Praxis mit zwei Anliegen vor: Zwei Monate zuvor sei bei ihr Gebärmutterkrebs diagnostiziert worden. Daraufhin habe sie Uterus und Eierstöcke operativ entfernt bekommen. Zudem habe sie Probleme in ihrer Ehe, die schon über einen längeren Zeitraum anhielten. Seit Jahren sorge sie allein für den Unterhalt ihrer vier Kinder und finanziere darüber hinaus ihren getrennt lebenden Ehemann, den Vater der Kinder, mit, von dem sie sich jetzt auch innerlich verabschieden wolle. Sie wirkt sehr verärgert und beschreibt ihren Zustand als »wie im Krieg, alleine mit vier Kindern«. Die Patientin lässt durchblicken, dass sie sich im Rahmen ihrer Tumorerkrankung viel mit sich selbst befasst habe und glaube, die Krankheit sei eine verdrängte Seele aus dem Familiensystem.

Auf ihre Ziele angesprochen, gibt sie an, nach einer abgeschlossenen Gesprächstherapie jetzt einen anderen Weg beschreiten zu wollen, um die eigentliche Botschaft der Krankheit zu erkennen. Für die systemisch-therapeutische Arbeit habe sie sich entschieden, weil sie ihre Probleme auch in einem größeren Rahmen, über ihre persönliche Biografie hinaus, betrachten wolle. Sie möchte ihren eigenen Anteil an den Eheproblemen klären und die ungelösten Dinge nicht von sich auf die Kinder übertragen.

Bei der Erstellung des Genogramms zeigt sich, dass die Patientin die Älteste von drei Kindern ist (s. Abb. 12): Nach ihr folgen noch ein Bruder sowie eine Schwester. Es stellt sich heraus, dass der erste Mann der Großmutter mütterlicherseits (GMm) im Zweiten Weltkrieg oft abwesend und dann gefallen war. Die Großmutter, die zu diesem Zeitpunkt 39 Jahre alt war, zog anschließend vier Kinder alleine auf. Als diese Tatsachen, die der Patientin zuvor nicht bekannt gewesen waren, bei der Genogrammarbeit offenbar wurden, fiel ihr die Übereinstimmung sofort auf und sie fasste sie in Worte: »Ich bin ja jetzt genauso alt wie meine Großmutter, als sie ihren Mann verlor! Und ich erlebe heute eine ähnliche Situation wie sie: ›wie im Krieg, ohne Mann, alleine mit vier Kindern!‹«

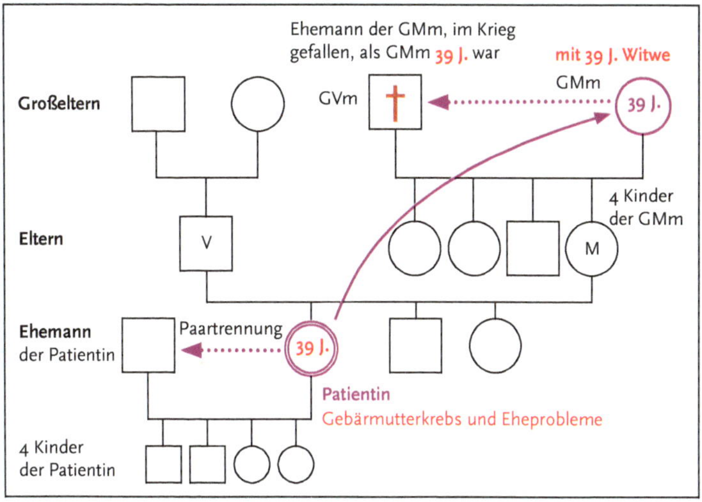

Abb. 12: Beispiel für eine erste Tochter, die ihre Großmutter mütterlicherseits vertritt und im gleichen Alter ein ähnliches Schicksal erfährt

In der nachfolgenden Aufstellung im Einzelsetting spürte die Patientin sehr emotional die tiefe Verbindung zu ihrer Großmutter, die sich in der Wiederholung ihres Schicksals äußerte. Mit verschiedenen Ritualen, wie sie in Aufstellungen üblich sind, konnte sich die Patientin lösen und ihren eigenen Platz einnehmen. Aus dieser Position heraus fand sie jetzt auch einen anderen möglichen Umgang mit ihrem Ehemann. Nach Abschluss der Aufstellung äußerte die Patientin, dass sie sich deutlich erleichtert fühle und jetzt auch besser mit ihrer Erkrankung bzw. dem Verlust der Organe umgehen könne.

Einige Monate später stellte sie sich für ein resümierendes Gespräch erneut in meiner Praxis vor. Sie berichtete, dass sich das Verhältnis zum Vater ihrer Kinder normalisiert habe und dass es den Kindern gut gehe: »Ich bin stärker geworden, arbeite wieder und fühle mich viel gelassener. Auch gesundheitlich geht es mir wesentlich besser.« In den darauffolgenden Jahren war die Patientin in unregelmäßigen Abständen immer mal wieder in meiner Praxis. Sie hat inzwischen einen neuen Lebenspartner und ist physisch und psychisch stabil.

Einfaches Beispiel einer Genogrammanalyse

Anhand dieses Fallbeispiels möchte ich kurz darstellen, wie man konkret bei der Genogrammanalyse – hier auf der vertikalen Ebene – vorgehen kann.

Das Anliegen der Patientin ist in diesem Fall insbesondere, ihren eigenen, systemischen Anteil an den Eheproblemen herauszufinden. Aus dem Genogramm geht hervor, dass die Patientin 39 Jahre alt und eine 1. Tochter ist. Sie hat noch einen jüngeren Bruder und eine nach ihm folgende Schwester. Als Symptom präsentiert sie Eheprobleme und eine Tumorerkrankung am Uterus, einem typisch weiblichen Organ.

Mit diesen Kenntnissen kann man den Blick direkt auf die Ebene der Großmütter (auf der eine 1. Tochter typischerweise Stellvertretungsaufgaben übernimmt) richten und fragen: »Gab es eine Frau auf dieser Ebene, die mit 39 Jahren einen Einschnitt hatte, mit ››nicht gelebtem Leben‹ konfrontiert wurde, insbesondere im Bereich der Paarbeziehung und als Frau?« Die Antwort auf die Frage »Warum gerade jetzt, mit 39 Jahren?« lässt sich mit den vorhandenen Geburts- und Sterbedaten und weiteren bekannten Informationen im Genogramm berechnen: Die GMm war 39 Jahre alt, als sie ihren Ehemann (GVm) im Krieg verlor, auf diese Weise eine Paartrennung erfuhr und anschließend als Mutter mit vier Kindern alleine dastand. Es ist bekannt, dass sie danach nie wieder einen Partner hatte. Somit lassen sich die beiden weiteren familienbiografischen Fragen »Warum gerade so?« mit dem Symptom Paarproblem bzw. »Warum gerade hier?« mit der Position als 1. Tochter erklären.

In diesem Fall wurden der Patientin die Zusammenhänge mit dem Schicksal der GMm in ihrer Funktion als Ehefrau und Mutter kognitiv und emotional schon bei der Genogrammanalyse klar, die sich sogar in ihrem Gefühl, sich ebenso »wie im Krieg, alleine mit vier Kindern« zu befinden, widerspiegelten. Diese Erkenntnisse dienten als Hypothese für die nachfolgende Aufstellung, die dann zur Lösung führte.

Vollständigkeitshalber werden bei der Genogrammanalyse auch mögliche übernommene Stellvertretungsaufgaben der Patientin in Bezug auf die GMm in deren beiden anderen Funktionen als Tochter und Schwester überprüft. Des Weiteren kommen eventuelle Schicksale der Schwestern oder Vorgängerinnen dieser GMm, also frühere Partnerinnen des GVm, in Betracht. Anschließend wird noch die Ebene der Großmutter väterlicherseits (GMv) auf mögliche einschneidende Ereignisse beleuchtet: die GMv in ihren vier Funktionen (als Tochter, Schwester, Partnerin, Mutter), deren Schwestern und eventuelle weitere Frauen des GVv. Hier zeigten sich jedoch keine Besonderheiten.

Des Öfteren sind die zur Auswirkung kommenden übernommenen Stellvertretungsaufgaben vielschichtiger und deren Auslöser über mehrere Generationen verteilt. So kann man anhand der bekannten und notierten Einbrüche im System für Person nach Person errechnen, wer in welchem Alter welche Verluste erfahren hat, und sie in Bezug zum Anliegen und eventuell übernommenen Stellvertretungsaufgaben des entsprechenden Patienten setzen.

Manchmal ist es auch sinnvoll, mögliche Stellvertretungsaufgaben anderer für das Anliegen wichtiger Personen anzuschauen, wie z. B. in diesem Fall bei der Mutter der Patientin, die ja ihren Vater früh verloren hat, was wiederum Auswirkungen auf das Leben der Patientin und ihrer Geschwister gehabt haben könnte.

Auch auf der Geschwisterebene der Patientin wird abgeklärt, ob es z. B. früh Verstorbene gab oder anderweitig ungelebtes Leben.

1. Sohn

Bei einem ersten Sohn verläuft die Übernahme von Stellvertretungsaufgaben geschlechtsspezifisch entsprechend wie bei einer ersten Tochter.

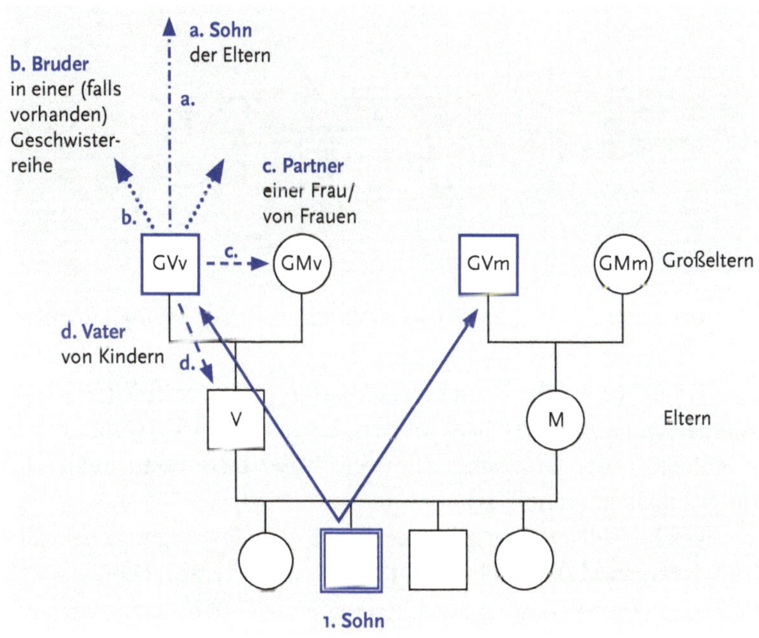

Abb. 13: Der erste Sohn vertritt seine Großväter in vier möglichen Funktionen: als Sohn (a.), Bruder (b.), Partner/Ehemann (c.) und Vater (d.)

So vertritt er typischerweise auf der Ebene der väterlichen und mütterlichen Großeltern seine Großväter jeweils in deren Funktionen als *Sohn* von Eltern, als *Bruder* in einer Geschwisterreihe, als *Partner/Ehemann* einer Frau bzw. mehrerer Frauen (auch beispielsweise einer früheren großen Liebe, einer Verlobten, späteren zweiten Ehefrau, einer Außenbeziehung) und als *Vater* von Kindern (s. Abb. 13).

Des Weiteren obliegen ihm auch die Stellvertretungen weiterer Männer auf der Ebene der Großeltern, so z. B. von Brüdern der Großeltern (Großonkel, s. Abb 14).

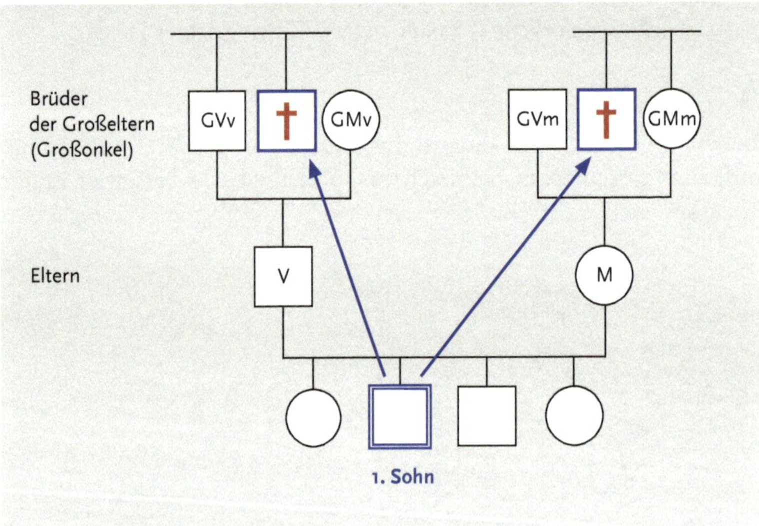

Abb. 14: Der erste Sohn vertritt die Brüder der Großeltern (Großonkel)

Auch in Bezug auf das Schicksal der Partner/Männer (frühere, gleichzeitige, spätere) seiner Großmütter, das heißt von Vorgängern bzw. Nachfolgern der Großväter, übernimmt der erste Sohn Stellvertretungsaufgaben (s. Abb. 15).

Welche Stellvertretung für diesen Enkel im jeweiligen Lebensalter im Vordergrund steht, hängt auch hier von den entsprechenden, zeitlich meist korrelierenden Schicksalen dieser Vorfahren ab.

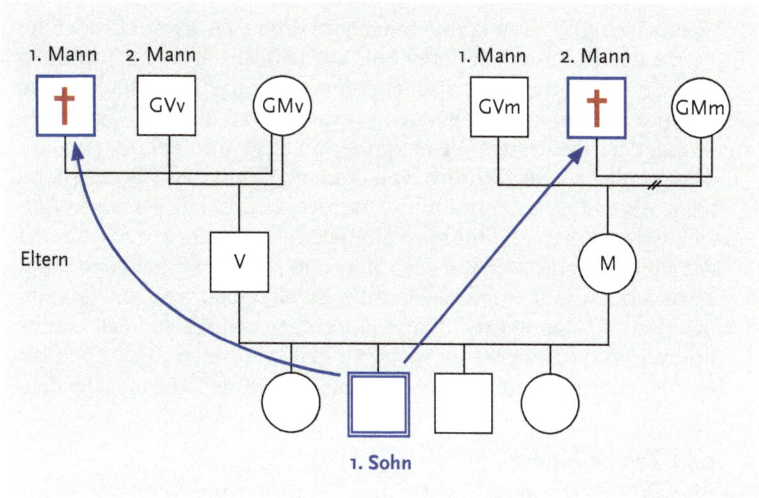

Abb. 15: Der erste Sohn vertritt die Partner/Ehemänner (frühere, gleichzeitige, spätere) der Großmütter

Das folgende Patientenbeispiel eines ersten Sohnes verdeutlicht, wie eine Depression, die nicht mit eigenen Lebensthemen erklärbar ist, in Stellvertretung eines Großvaters eintreten kann.

Fallbeispiel für einen ersten Sohn: Unerklärbare Depressionen

Ein 32-jähriger Mann berichtet, dass er vor einigen Monaten plötzlich depressiv geworden sei. Er wäre grundlos traurig, es fiele ihm schwer, morgens aufzustehen, er bekomme die einfachsten Dinge im Alltag nicht mehr geregelt und wisse eigentlich gar nicht, wofür er noch da sei. Es habe keinen äußeren Anlass dazu gegeben – im Gegenteil, beruflich sei alles bestens gelaufen, er habe gerade seine Promotion abgeschlossen und eine Dauerstelle bekommen. Auch in der langjährigen Partnerschaft sei alles soweit in Ordnung, man habe sogar über eine Hochzeit gesprochen, aber er sei sich nicht mehr sicher, ob er das wolle.

Er habe sich jetzt in psychotherapeutische Behandlung begeben und einige Sitzungen absolviert. Aber das Gefühl, dass noch etwas anderes dahinterstecke, sei geblieben. Dies wolle er jetzt mit dem systemischen Ansatz beleuchten.

In seinem Genogramm fällt insbesondere auf, dass der ältere Bruder seines Vaters früh verstorben ist. Auf meine Frage hin: »Warum entwickeln sich bei Ihnen *gerade jetzt*, im Alter von 32 Jahren, Depressionen?«, errechnen wir zusammen, dass der Großvater des Patienten väterlicherseits mit 32 Jahren sein erstes Kind, den älteren Bruder des Vaters des Patienten, verloren hat. Die zeitliche Übereinstimmung wird dem Patienten hier zum ersten Mal bewusst. Erlösend für ihn ist dann in einer anschließenden Aufstellung vor allem die Wahrnehmung, dass die Trauer, die er spürte, nicht zu ihm gehört, sondern dass er diese offensichtlich von seinem Großvater übernommen hatte. Als er die Trauer (mithilfe verschiedener Rituale, wie sie in Aufstellungen üblich und hilfreich sind) dem Großvater zurückgab und das ältere Geschwisterkind des Vaters (das sein Onkel gewesen wäre) integrierte, konnte er frei und hoffnungsvoll seinen eigenen Platz einnehmen. Die depressiven Symptome gingen zeitnah deutlich zurück und waren nach mehreren Monaten ganz verschwunden. Auch für eine Hochzeit konnte er sich dann mit ganzem Herzen entscheiden.

5.3.2 Zweite Kinder

Zweite Söhne bzw. zweite Töchter übernehmen typischerweise Stellvertretungsaufgaben auf der Ebene der *Eltern*. So vertreten sie die Eltern selbst, aber auch deren Geschwister und/oder eventuelle vorige, gleichzeitige oder spätere Partner, d. h. Vorgänger, Außenbeziehungen oder Nachfolger der Eltern – wenn möglich geschlechtsspezifisch (s. Abb. 16).

An dieser Stelle möchte ich noch einmal verdeutlichen, wie die Kinder in ihrer Geschwisterreihe *gezählt* werden: Somit ist beispielsweise in der Abbildung 16 der zweite Sohn das dritte Kind und die zweite Tochter das vierte Kind.

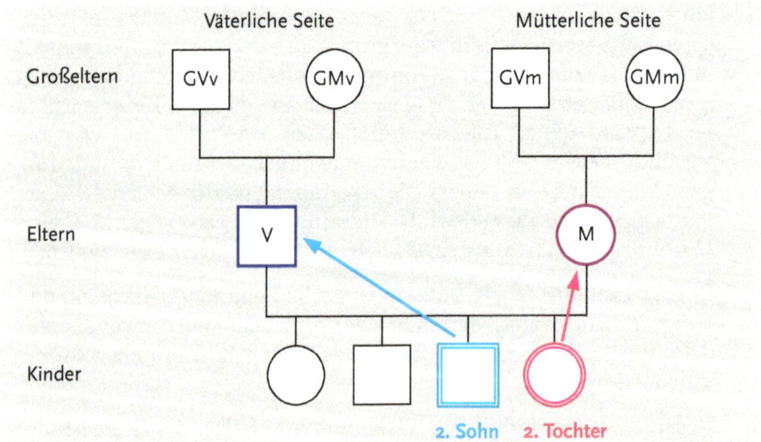

Abb. 16: Zweiter Sohn und zweite Tochter: Stellvertretung auf der Ebene der Eltern (vereinfachte Darstellung)

Auch hier gilt, wie bereits beschrieben die Vertretung der Personen in ihren vier Funktionen (s. Abschnitt 5.3).

2. Sohn

Ein zweiter Sohn vertritt seinen Vater als *Sohn* dessen Eltern gegenüber, als *Bruder* in seiner Geschwisterreihe, als (Ex-) *Partner/Ehemann* der Mutter und als *Vater* gegenüber seinen Kindern (s. Abb. 17).

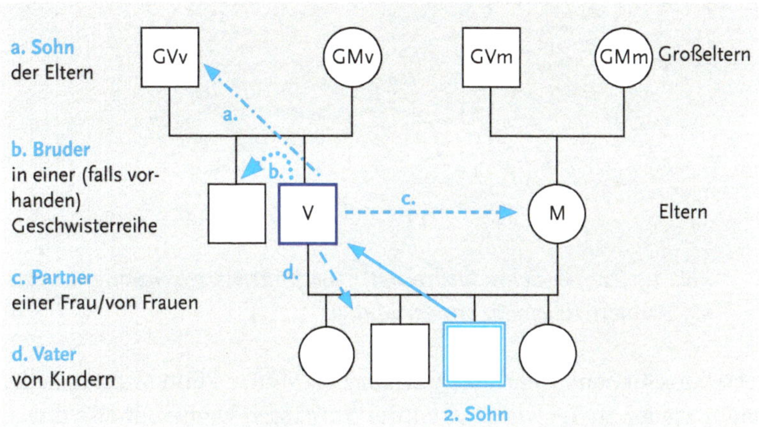

Abb. 17: Der zweite Sohn vertritt seinen Vater (V) in vier möglichen Funktionen: als Sohn (a.), Bruder (b.), Partner/Ehemann (c.) und als Vater (d.)

Des Weiteren obliegen dem zweiten Sohn die Stellvertretungen bzgl. der Brüder des Vaters und der Mutter (s. Abb. 18).

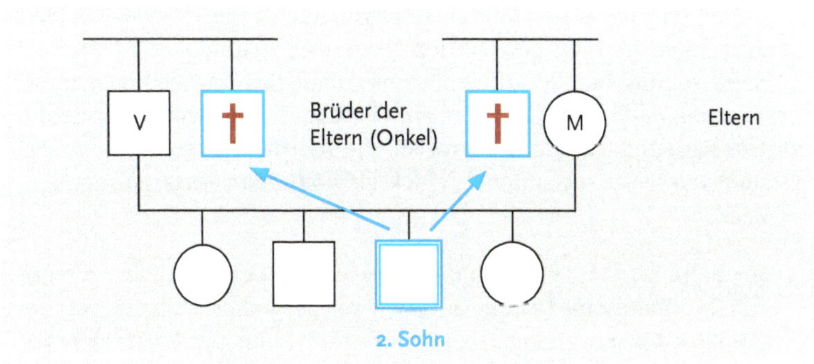

Abb. 18: Zweiter Sohn: Stellvertreter der Brüder des Vaters und der Mutter (Onkel)

Auch übernimmt er Stellvertretungsaufgaben in Bezug auf eventuelle frühere, gleichzeitige (Außenbeziehungen) oder spätere Partner der Mutter, also auch Vorgänger oder Nachfolger seines Vaters (s. Abb. 19).

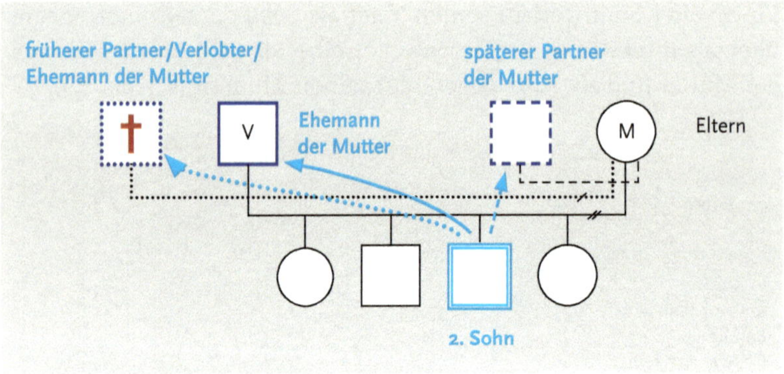

Abb. 19: Zweiter Sohn: Stellvertreter von früheren, gleichzeitigen, späteren Partnern/Ehemännern der Mutter

Die verschiedenen Partner/Männer der Mutter können dann selbst auch wieder zu Stellvertretern ihrer Vorgänger werden und in diesen Funktionen ebenfalls von zweiten Söhnen (ggf. von dritten Söhnen) vertreten werden.

Fallbeispiel: Zweiter Sohn in Stellvertretung eines früheren Partners der Mutter

Eine damals 45-jährige Patientin stellte sich wegen ihres 17-jährigen Sohnes vor, der ca. ein Jahr zuvor angefangen hatte, exzessiv v. a. Bier zu trinken und auf dem besten Wege war, Alkoholiker zu werden. Seine schulischen Leistungen waren dabei drastisch gesunken, gutes Zureden hatte nicht geholfen, eine Psychotherapie wurde abgelehnt. Die Patientin kannte die systemische Arbeit und wollte mögliche, unbewusst übernommene Schicksalsbindungen ihres Sohnes aufdecken.

Ihr Sohn ist das zweite Kind, sie hat noch einen zwei Jahre älteren Jungen. Bei meiner Frage, »*Warum* passierte dieser Einschnitt [Beginn des Alkoholtrinkens] bei dem zweiten Sohn *gerade jetzt*, d. h. vor 1 Jahr, als er 16 Jahre alt war?«, tritt zutage, dass die Patientin ihren damaligen Freund im Alter von 16 Jahren zugunsten ihres späteren Ehemannes, des Vaters der Söhne, plötzlich verlassen hat. Ihr Freund hatte seine Wut und Trauer darüber mit Alkohol verdrängt und wurde infolgedessen zum Alkoholiker. Ihr zweiter Sohn wusste nichts von dieser Vorgeschichte seiner Mutter. Als die Patientin ihm davon erzählte und für sich selbst dieses Thema in einer Aufstellung noch einmal bearbeitete, stoppte der Sohn seinen Alkoholkonsum und konnte die Schule mit einem guten Abschluss beenden.

2. Tochter

Auch bei den zweiten Töchtern lassen sich typische Stellvertretungen analog zu denen zweiter Söhne beschreiben:

Die zweite Tochter vertritt ihre Mutter in den Funktionen als *Tochter* von deren Eltern, als *Schwester* in ihrer Geschwisterreihe, als *Partnerin/Ehefrau* des Vaters und als *Mutter* gegenüber ihren Kindern (s. Abb. 20).

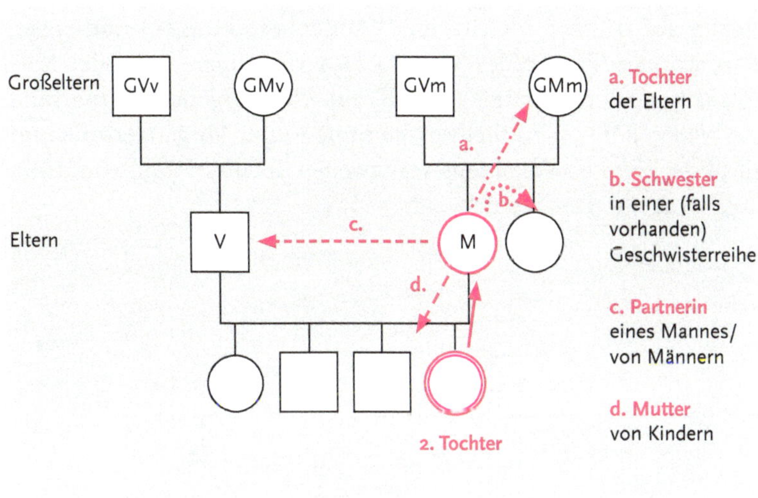

Abb. 20: Zweite Tochter: Stellvertretin ihrer Mutter (M) in vier möglichen Funktionen: als Tochter (a.), Schwester (b.), Partnerin/Ehefrau (c.) und als Mutter (d.)

Eine zweite Tochter vertritt auch die Schwestern ihrer Eltern (Abb. 21):

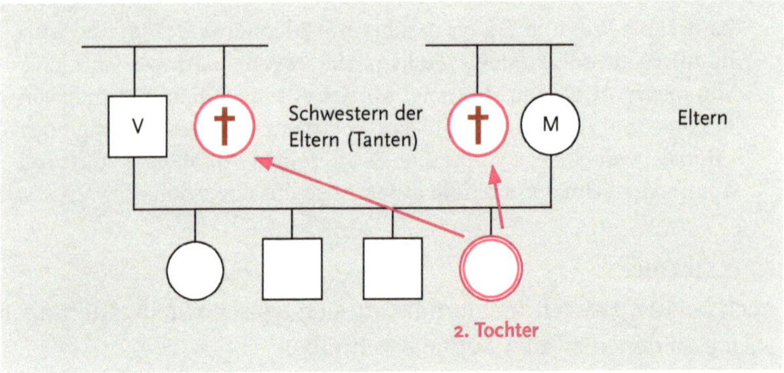

Abb. 21: Zweite Tochter: Stellvertreterin der Schwestern der Mutter und des Vaters (Tanten)

Darüber hinaus übernimmt sie auch Stellvertretungsaufgaben in Bezug auf frühere, gleichzeitige (Außenbeziehungen) und spätere Partnerinnen/Frauen des Vaters – also Vorgängerinnen oder Nachfolgerinnen ihrer Mutter (s. Abb. 22). Nachfolgende Partnerinnen des Vaters können zu Stellvertreterinnen ihrer Vorgängerinnen und in dieser Funktion ebenfalls von zweiten Töchtern (ggf. von dritten Töchtern) vertreten werden.

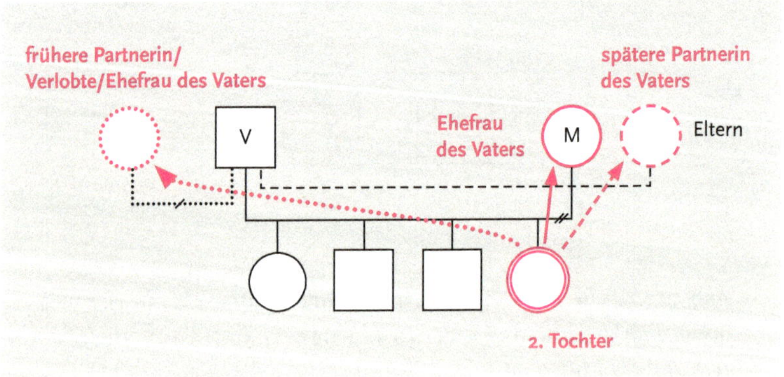

Abb. 22: Zweite Tochter: Stellvertreterin von früheren, gleichzeitigen, späteren Partnerinnen/Ehefrauen des Vaters

Fallbeispiel: Zweite Tochter in Stellvertretung einer früheren Freundin des Vaters

Eine Patientin sucht Rat für ihre gerade 18-jährige Tochter, die seit drei Jahren, also seit ihrem 15. Lebensjahr, Depressionen mit Suizidgedanken hat, die mit Antidepressiva behandelt werden. Seitdem leidet die Tochter auch unter Ängsten und »immer irgendwelchen Krankheiten«. Sie hat deswegen die Schule und ebenfalls die Fahrschule abgebrochen, was für die Mutter nicht nachvollziehbar ist, da es für sie keine äußeren Gründe oder Erklärungen gibt, auch nicht im häuslichen Umfeld.

Als Anliegen äußert die Patientin, dass sie für ihre Tochter systemisch arbeiten möchte, und wünscht, dass diese »wieder so werden soll wie früher«. Sie nennt dafür einige Beispiele.

Bei der Genogrammarbeit stellt sich heraus, dass die Tochter die Jüngste von vier Kindern ist. Sie hat noch eine ältere Schwester und zwei ältere Brüder und ist damit die zweite Tochter. Anamnestisch ist interessant, dass ihr Vater, der Ehemann der Patientin, ab dem 15. Lebensjahr eine Freundin hatte, die er heiraten wollte. Im Alter von 18 Jahren zog sich der Vater bei einen Unfall eine bleibende, schwere Verletzung am linken Arm zu. Dies hatte zur Folge, dass er in den Augen der angehenden Schwiegereltern keine »vollwertiger Mann« mehr war und diese daher ihrer Tochter verboten, ihn zu heiraten (s. Abb. 23).

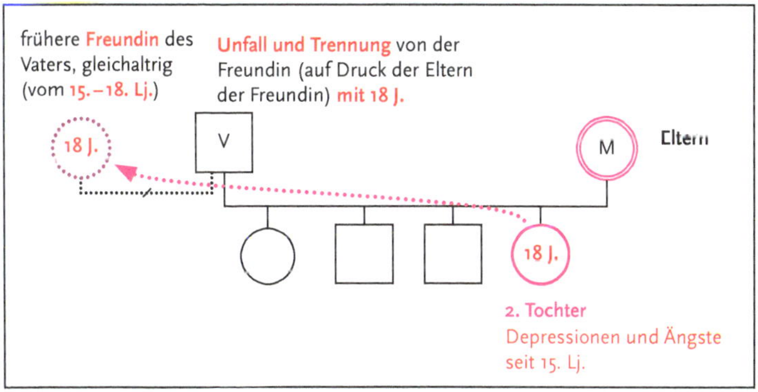

Abb. 23: Zweite Tochter mit Depressionen und Ängsten in Stellvertretung einer früheren Freundin des Vaters

Die Patientin führt als Mutter dieser Tochter die Aufstellung im Einzelsetting durch. Sie beginnt mit dem Gegenwartssystem und stellt jeweils ein Holzsymbol für sich selbst, ihren Mann und ihre vier Kinder auf. An der Position der jüngsten Tochter nimmt sie ein starkes Schwanken nach vorne und hinten wahr, ein wegknickendes linkes Bein und Schweregefühle im linken Arm. Der Blick fixiert etwas in der Ferne. Es wird an die Stelle, wo der Blick der Tochter hingeht, ein zusätzliches Element gestellt. Daraufhin treten an der Position der Tochter auch noch Schwindelgefühle auf. Testweise definieren wir dieses zusätzliche Element als die frühere Freundin des Vaters. Daraufhin lassen die Symptome nach. Die Tochter nimmt mit ihr Kontakt auf und sagt: »Jetzt, wo ich dich sehe, kann ich gut stehen.« Sie legt einen Stein als Symbol für das, was zwischen diesem Paar ungelöst und ungelebt blieb, vor ihren Vater und seine frühere Freundin. Daraufhin verschwindet auch das Schweregefühl in ihrem linken Arm. Der Vater spricht seiner früheren Freundin sein Bedauern aus: »Schade, dass wir unsere Liebe nicht leben konnten.« Er stellt ihr seine jetzige Familie vor: seine Frau, seine vier Kinder und insbesondere seine jüngste Tochter. Diese fühlt an ihrer Position Wärme und Geborgenheit und freut sich jetzt auf das, was kommt. Sicherheitshalber spricht die Patientin als Mutter zu ihrer Tochter: »Vielleicht hast du unbewusst an dem Schicksal von Papa und seiner früheren Freundin mitgetragen und vielleicht haben deine Symptome daran erinnert. Jetzt darfst du dies bei den beiden lassen und dein Leben unbelastet leben.«

Die Patientin nimmt zum Schluss ihre eigene Position als Ehefrau und Mutter ein und kann mit Achtung und Wohlwollen auf die erste Partnerin ihres Mannes und deren ungelebte Partnerschaft schauen.

Nach einem halben Jahr berichtete die Mutter abschließend, dass die Depressionen und Ängste der Tochter nicht mehr aufgetreten seien, obwohl diese nichts von der Aufstellung wusste. Sie habe eine Lehre begonnen, die Führerscheinprüfung bestanden und sei jetzt richtig froh und glücklich – »nicht wiederzuerkennen – so wie früher!«.

Übernommene Stellvertretungsaufgaben von zweiten Kindern (in Bezug auf ein Elternteil bzw. dessen frühere, gleichzeitige oder nachfolgende Partner) können sich später auch in Paarproblemen widerspiegeln, die oft zeitlich und inhaltlich erstaunlich genau und meist unbewusst reinszeniert werden. Patientenbeispiele dazu werden im Kapitel 9 dargestellt.

5.3.3 Dritte Kinder

Je größer die Kinderzahl ist, desto komplexer und schwieriger wird es, entsprechende Zusammenhänge und Regelmäßigkeiten darzustellen und den einzelnen Positionen bestimmte Stellvertretungsaufgaben zuzuordnen, wie das bei ersten und zweiten Kindern eines Geschlechts eher möglich ist. Aussagen bzgl. dritter Kinder des *gleichen* Geschlechts lassen sich auch wegen der hierzulande generell kleineren Familien nur schwierig vornehmen.

Bei dritten Kindern scheint zumindest die verallgemeinernde Feststellung zulässig zu sein, dass sie Repräsentanten ihrer Eltern in deren Herkunftsfamilie sind, also »Stellvertreter der Stellvertreter«. Dies wird am Beispiel einer dritten Tochter in Abbildung 24 in vereinfachter Form dargestellt. Entsprechendes gilt für dritte Söhne.

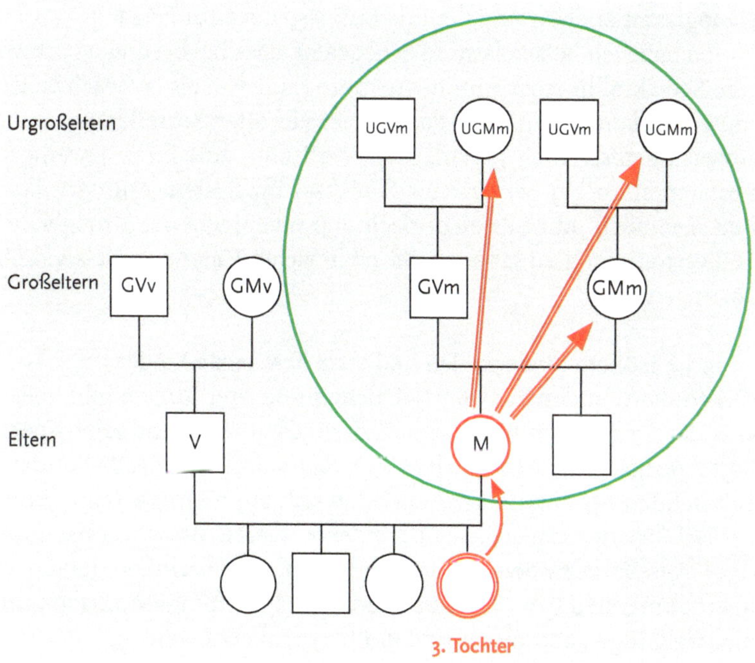

Abb. 24: Dritte Tochter als Stellvertreterin ihrer Mutter in deren Herkunftssystem

Damit arbeiten dritte Kinder häufig das auf, was bei den Eltern in deren Herkunftssystem offengeblieben ist. Daher ist bei ihnen die

Berücksichtigung der *Urgroßeltern* besonders wichtig. Da die Vertretungen von dritten Kindern weiter zurück in die Familie reichen, können sich die Aufgaben der ersten und dritten Kinder ähneln. So fühlen sich eine erste und eine dritte Schwester oft näher in ihrer Art und enger miteinander verbunden als mit ihrer zweiten, mittleren Schwester. Entsprechendes gilt für erste und dritte Brüder. Das wird dann z. B. folgendermaßen beschrieben: »Mir ist die Schwester, die nach meiner nächstjüngeren Schwester kommt, innerlich näher« oder »mit dem dritten Bruder habe ich mich immer schon besser verstanden, obwohl der Altersabstand deutlich größer ist als zu meinem direkt folgenden Bruder«.

Die hier angesprochenen Regelmäßigkeiten bei der Übernahme von Stellvertretungsaufgaben treffen in vielen Fällen, aber nicht immer zu. Auf dem noch recht jungen Gebiet der familienbiografischen Genogrammanalyse sind die Erkenntnisse noch im Fluss.

So habe ich beispielsweise beobachtet, dass bei besonders schwerem Schicksal in einer Familie mehrere Kinder in einer Geschwisterreihe *unabhängig* von ihrer Position jeweils alterskorrelierend – und soweit möglich auch geschlechtsspezifisch – mit ihren jeweiligen Problemen an ein bestimmtes Schicksal im System erinnern können. Dennoch lohnt es sich, nach den entsprechenden möglichen Stellvertretungen zu schauen, da sie in vielen Fällen wegweisend für Lösungen sind.

5.3.4 Höhere Kinderzahlen und erste bzw. letzte Kinder

In Familien, in denen es drei Mädchen und drei Jungen gibt, teilen sich die Stellvertretungen so auf, dass jedes Kind nur seine spezifische Aufgabe hat. So verhält es sich theoretisch im Idealfall und die belastenden Familienthemen verteilen sich auf mehrere Schultern.

Bei *höheren Kinderzahlen des gleichen Geschlechts* wird es schwieriger, Aussagen zu den Rollenverteilungen vorzunehmen, da die zu übernehmenden bzw. übernommenen Stellvertretungsaufgaben immer vielfältiger, komplexer und unübersichtlicher werden.

Bei vierten Kindern (des gleichen Geschlechts) scheint es so zu sein, dass sie ähnliche Stellvertretungsaufgaben wie erste Kinder (des gleichen Geschlechts) übernehmen. Fünfte Kinder vertreten offensichtlich wie zweite Kinder usw.

Bei vierten, fünften und mehr Kindern des gleichen Geschlechts (auch in einer »gemischten« Kinderreihe) lässt sich beobachten, dass sie sich oft überflüssig fühlen und auf eine besondere Art und Weise (unbewusst) versuchen, auf sich aufmerksam zu machen und aufzufallen. Dies kann so weit gehen, dass sie sich innerlich oder auch äußerlich zunächst von der Familie entfernen bis zu dem Punkt, dass keiner weiß, wo sie sich aufhalten und was sie tun, sodass sie auf diesem Umweg wieder zum Mittelpunkt und Gesprächsstoff der Familie werden. Auch können sie zum »Sündenbock« werden oder aber zum »verlorenen Sohn«, der sehnlichst zurückerwartet wird.

Bei mehreren Kindern *eines* Geschlechts übernimmt häufig eines der Geschwister auch die Rolle des fehlenden Geschlechts (s. auch Abschnitt 5.3.5).

Den *ersten und letzten Kindern* kommt zusätzlich eine besondere Bedeutung zu (McGoldrick 2019, S. 243–256). Hier seien nur kurz einige Unterschiede bzw. Besonderheiten angesprochen:

Das *erste Kind* macht ein Paar zu Eltern und startet durch sein Erscheinen eine Familie, ggf. auch eine Geschwisterreihe. Vieles ist neu bzw. anders: Schwangerschaft, Geburt, Kindergarten, Schule etc., was mit besonderer Aufmerksamkeit verfolgt wird und mit oft unerwarteten Herausforderungen verbunden ist. Ein erstes Kind trägt häufig mehr Verantwortung und bekommt »elterliche« Funktionen gegenüber jüngeren Geschwistern (auch gegenüber den Eltern) zugedacht. Es übernimmt alle Stellvertretungsaufgaben, bis das nächste Kind erscheint. Oft werden an das älteste Kind auch höhere Ansprüche gestellt, was sich z. B. in gesteigerter Leistungsorientierung widerspiegeln kann.

Das *letzte Kind* beschließt eine Geschwisterreihe und beendet die Vergabe der Stellvertretungsfunktionen aller Kinder. Es war möglicherweise der letzte Versuch, noch einen Jungen oder ein Mädchen zu bekommen. Bei ihm geschieht alles zum letzten Mal, sodass auch dieses Kind – auf andere Weise – eine besondere Aufmerksamkeit erfährt. Oft sind die Eltern nachsichtiger und großzügiger, aber auch ängstlicher. Wenn das jüngste Kind später das Haus verlässt, sind die Eltern wieder als Paar auf sich gestellt – mit neuen Herausforderungen. Das Bewusstsein, dass dieses das letzte Kind sein wird (freiwillig entschieden oder durch äußere Einflüsse bestimmt, z. B. durch eine Operation), kann auch dazu führen, dass es den Eltern schwerfällt, loszulassen. So halten sich »Nesthäkchen« oft auch später noch häufig bei den (alten) Eltern auf und kümmern sich um sie.

5.3.5 Kinderreihen mit ausschließlich einem Geschlecht

Bei höheren Kinderzahlen des *gleichen* Geschlechts wird das »fehlende Geschlecht« immer relevanter, sodass spätestens ab dem dritten Kind des gleichen Geschlechts auch Attribute gezeigt und gelebt werden, die zum anderen Geschlecht gehören.

Auch hier möchte ich noch mal anmerken, dass sich meine Erfahrungen nur auf das männliche und weibliche Geschlecht beziehen, wohlwissend, dass diese binäre Unterscheidung nicht für alle Menschen zutrifft.

Das fehlende Geschlecht wird häufig unbewusst von einem Kind gespürt und dann repräsentiert. In einer Geschwisterreihe, die aus vielen Mädchen ohne Brüder besteht, kann sich das beispielsweise darin äußern, dass sich eine der Schwestern wie ein Junge verhält, kleidet, einen kurzen Haarschnitt trägt und später einen »Männerberuf« ergreift. Für eine Kinderreihe mit vielen Brüdern ohne Schwestern kann sich die Stellvertretung des fehlenden Geschlechts in umgekehrter Weise zeigen.

Um das fehlende Geschlecht auszugleichen bzw. ausgleichen zu müssen, kann es sogar so weit gehen, dass Eltern ein Kind entsprechend kleiden und erziehen. So habe ich von einigen Frauen gehört, die keine Brüder hatten, dass sie wie ein Junge gekleidet und großgezogen wurden. Entsprechende Rückmeldungen bekam ich auch von Männern, die keine Schwestern hatten, dass sie schon als Kleinkind in Mädchenkleider gesteckt wurden und langes Haar mit Schleife trugen bzw. tragen mussten. Wichtig ist, sich zu vergegenwärtigen, dass der Kleidungsstil selbst nicht der Auslöser von Problemen ist (dieser hat sich im Laufe der Zeit ja oft gewandelt, man denke nur an Mozartzopf und Schottenrock/»Kilt«), sondern die über ihn vermittelte Wirkung: das fehlende Geschlecht zu repräsentieren mit der Diskrepanz der inneren und äußeren Wahrnehmung. Dies kann zu folgenschweren Verwirrungen bis auf die Identitätsebene hin führen, wie später anhand eines Patientenbeispiels noch verdeutlicht wird (s. Abschnitt 5.4.2). Besonders stark wird der Druck, das andere Geschlecht präsentieren zu müssen, wenn dieses schon seit mehreren Generationen fehlt.

Relevant ist bei der Betrachtung des fehlenden Geschlechts auch die Frage, ob es in einer solchen Kinderreihe vorher, dazwischen oder am Schluss »verloren gegangene« Kinder durch Fehlgeburten, Abtreibungen, Totgeburten oder früh verstorbene Brüder bzw. Schwestern gibt. Diese spielen sehr häufig – sofern sie nicht betrauert wurden und damit einen Platz bekommen haben – eine große Rolle und werden ebenfalls regelmäßig von den lebenden Geschwistern vertreten (Stellvertretungen auf, der horizontalen, der Geschwisterebene, s. Abschnitt 5.4).

5.3.6 Einzelkinder

Bei Einzelkindern ist zu unterscheiden, ob sie tatsächlich keine Geschwister haben, also »echte« Einzelkinder sind, oder nur wieder »einzeln« sind, weil ältere oder jüngere Geschwister (inkl. verstorbenen Mehrlingen, Fehlgeburten, Abtreibungen, Totgeburten etc.) früh gestorben und damit nicht mehr vorhanden sind. Zu berücksichtigen ist auch die Möglichkeit, dass offizielle »Einzelkinder« eventuell noch unbekannte/weggegebene Geschwister bzw. Halbgeschwister aus anderen Beziehungen ihrer Eltern haben könnten, wie sich immer mal wieder im Rahmen der Genogrammarbeit herausstellt. Dazu gehören auch die sogenannten »Kuckuckskinder«, deren Väter nicht die biologischen sind, da die Mütter sie mit anderen Männern gezeugt haben. Väter und Kinder werden aber (zunächst) in dem Glauben gelassen, miteinander blutsverwandt zu sein.

Die übernommenen Stellvertretungsaufgaben unterscheiden sich allerdings erheblich: Einem echten Einzelkind obliegen typischerweise nur Aufgaben auf der vertikalen Ebene, das heißt, es vertritt Themen seiner Vorfahren. Allerdings kann – wie bereits beschrieben – das nicht vorhandene oder fehlende andere Geschlecht so relevant sein, dass das Einzelkind auch diese Stellvertretung z. B. gegenüber den Eltern übernimmt.

Einzelkinder, die noch weitere Geschwister gehabt hätten, vertreten diese je nach deren Schicksal, Todesalter/-ursachen und Position (vor oder nach dem Einzelkind) in unterschiedlicher Weise (s. Abschnitt 5.4). Zusätzlich übernehmen sie auch Stellvertretungsaufgaben bzgl. ihrer Vorfahren, insbesondere ihrer Eltern, in Bezug auf deren Verlust eines oder mehrerer (ungeborener) Kinder.

Einzelkinder vertreten *alle* Geschlechter in ihrem System. Dies kann dazu führen, dass sie einerseits besonders belastet sind. Andererseits – und das ist wichtig zu verdeutlichen – erfahren sie oft auch in positiver Weise eine besondere Bedeutung, da sie all die Liebe, Zuwendung und Aufmerksamkeit, die sie von den Eltern und anderen bekommen, mit keinem Geschwisterkind teilen und ihren Platz nicht verteidigen müssen.

5.4 Stellvertretungsaufgaben auf der *horizontalen*, der Geschwisterebene

Häufig stehen Krankheiten, Symptome oder andere Probleme auch im Zusammenhang mit übernommenen Stellvertretungsaufgaben auf der horizontalen, *intra*generationalen Ebene gegenüber Geschwistern oder Halbgeschwistern mit besonderen Schicksalen. Wie schon weiter oben beschrieben, geht es dabei nicht um das Schicksal an sich, sondern um das daraus resultierende, aber nicht betrauerte/nicht gesehene *ungelebte* Leben. Dabei kann es sich z. B. um Einschränkungen nach Behinderungen, Unfällen oder um nicht verwirklichte Lebensziele etc. von Geschwistern handeln. »Verloren gegangene« Kinder, also (unbemerkte) Fehlgeburten, Abtreibungen, Totgeburten oder früh verstorbene Geschwister – vor, bei oder direkt nach der Geburt bzw. als Kinder/Jugendliche durch Krankheit, Unfall oder infolge eines Verbrechens –, aber auch fortgegebene und bei vorigen Partnern zurückgelassene (Halb-)Geschwister gehören dazu.

Wenn ein Elternteil oder beide ein Kind verloren haben, dann hat typischerweise das nächste Kind die Aufgabe, dieses Geschwister zu vertreten. Das »nächste« Kind kann das sein, was *nach* dem verloren gegangenen geboren wurde, oder – wenn kein weiteres Kind mehr vorhanden ist – das, was direkt *vor* diesem verloren gegangenen Kind zur Welt kam.

Unabhängig davon, ob dem (Über-)Lebenden bekannt ist oder nicht, dass es vor oder nach ihm noch ein Geschwister gab, kann er unbewusst schon als Kind das »nicht gelebte Leben« inklusive einer nicht gelebten Trauer spüren und versuchen, dieses Kind zu ersetzen. Vor allem gegenüber den Eltern wird es oft repräsentiert, indem ein lebendes Kind (unbewusst) versucht, diese über den Verlust hinwegzutrösten – oft auf Kosten der eigenen Identität und Lebensqualität.

Auch hier erfolgt in der Regel die Übernahme von Stellvertretungsaufgaben geschlechtsspezifisch.

Der unmögliche Versuch, ein fehlendes Geschwisterkind zu repräsentieren und damit eine Lücke in der Geschwisterreihe zu schließen, kann zu vielfältigen Symptomen bei den (über)lebenden Geschwistern führen bis hin zu chronischen oder lebensbedrohlichen Krankheiten. Manchmal stellt sich sogar eine Todessehnsucht oder ein »Nachfolgen bis in den Tod« ein, z. B. in Form von malignen Erkrankungen, Suizid oder »Sterben auf Raten«, wie dies u. a. bei manchen Essstörungen oder Formen der Sucht der Fall sein kann. Dieser frustrane Ausgleichsversuch äußert sich zudem oft in beruflichen Problemen, indem zum Beispiel »immer, wenn der Erfolg greifbar nahe ist«, ein Hindernis auftaucht – so, »als wenn ein Saboteur einschreiten würde«. Bisweilen stellt sich auch das unerklärliche Gefühl ein, »es nicht wert zu sein« oder »es nicht zu verdienen«, auf der Welt zu sein, Erfolg zu haben oder geliebt zu werden. Es stellt sich bei der Erforschung der Übername von Stellvertretungsaufgaben und der Art der Verbindung von Geschwisterkindern auch die Frage, ob hier Wirkungen des »Mikrochimärismus« zum Tragen kommen.

5.4.1 Typische Symptome bei (über)lebenden Geschwistern

Bei (über)lebenden Geschwistern habe ich immer wieder in meiner Praxis folgende Gefühle und Symptome gesehen:

Das Gefühl ...

- einsam oder verlassen zu sein oder die Angst, verlassen zu werden
- der Ambivalenz, einerseits leben zu wollen *und* andererseits gehen/sterben zu wollen
- seinen Platz nicht zu finden, nicht zu wissen, wohin man gehört
- sich nicht entscheiden zu können, nicht zu wissen, was gut für einen ist.

Weitere mögliche Symptome:

- Hyperaktivität/AD(H)S, Lernstörungen etc.
- depressive Verstimmungen/»therapieresistente« Depressionen
- Angstzustände/-erkrankungen
- Schlafstörungen
- Herzrhythmusstörungen u. a.
- Magersucht oder andere Essstörungen
- Tumoren/Krebserkrankungen
- einseitige körperliche Symptomatiken (oft auf der rechten Seite, wenn es sich um ein älteres, fehlendes Geschwisterkind handelt, bzw. auf der linken Seite, wenn es um ein jüngeres, fehlendes Geschwisterkind geht).

Überlagerung mit anderen Stellvertretungsaufgaben

Oft überlagern sich die gerade genannten Gefühle und Symptome – bedingt durch die übernommenen (horizontalen) Stellvertretungsaufgaben auf der Ebene der Geschwister – mit den vertikalen gegenüber den eigenen Eltern. Deren ungelebte Trauer wird häufig von den (über) lebenden Kindern übernommen, die sich zusätzlich noch aufbürden, die Eltern – oft in unbewusster Weise – über den Verlust hinwegzutrösten. So kann sich dann z. B. eine eigene (nicht gelebte) Trauer über den Verlust eines Geschwisters mit der übernommenen (nicht gelebten) Trauer eines Elternteils (oder beider Eltern) aufaddieren und damit in der Intensität verstärken. Ein Indiz für eine übernommene Trauer kann eine anhaltende, *nicht enden wollende Trauer* sein. Das Bewusstwerden darüber, die Trennung und Rückgabe des von einer anderen Person Übernommenen gelingt dann oft eindrucksvoll und nachhaltig in Aufstellungen mit entsprechend entlastender Wirkung (s. u.).

Übernommene Stellvertretungsaufgaben gegenüber den eigenen *Eltern,* die den Verlust eines Kindes erleiden mussten, können zum Beispiel folgendermaßen in Erscheinung treten:

- als Gefühl, als Kind *»nicht richtig«* zu *sein,* es nie richtigzu*machen,* nicht zu genügen, zunächst gegenüber den Eltern, später dann möglicherweise gegenüber Partnern/Kollegen, aber auch gegenüber eigenen Kindern
- als *(anhaltende) depressive Verstimmung/Depression oder Trauer,* die mit der eigenen Lebenssituation nicht (vollständig) zu erklären ist
- als *Einschnitt* im Leben (z. B. Beginn einer Depression), der altersmäßig mit diesem Verlust der Eltern korreliert
- als *»Wiederholung/Reinszenierung« des Verlustes* durch eigene Verluste im privaten oder beruflichen Bereich, z. B. Trennungen von Paarbeziehungen/Kindern, Verlust von Heimat, Besitz, Job/Beruf etc.
- als unbewusste Suche nach dem fehlenden Geschwisterkind *im Partner/der Partnerin*
- als stellvertretendes Ausleben der unerledigten Trauer der Eltern und der damit verbundenen Gefühle wie Groll, Unverständnis, Schuldzuweisungen *an einem Partner* (s. Kapitel 9)
- als Spüren von *Ambivalenz einem Partner/eigenen Kindern gegenüber:* einerseits eine Paarbeziehung/Kinder zu wollen, andererseits sich nicht ganz einlassen zu können
- als Gefühl, dass *kein Partner der Richtige* ist und es keiner recht machen kann
- als Erfahrung von *häufigen Partnerwechseln/Trennungen/ Scheidungen*

- als Suche nach *Partnern, die nicht frei* bzw. *selbst ambivalent* sind
- als das Eingehen von *Dreiecksbeziehungen* (s. Abschnitt 9.5 und 15)
- als *maligne Symbiose* oder *Verschmelzung* (Langlotz 2015): eine symbiotische Mutter-Kind-Beziehung, die dazu führt, dass eigene Autonomie-Impulse beim Kind unterdrückt werden.

Die gerade beschriebenen Symptome und Probleme können natürlich auch ganz allgemein beim Verlust eines Geschwisterkindes auftreten – unabhängig von der Position des (Über-)Lebenden im (Familien-)System und irgendwelchen damit möglicherweise verbundenen Stellvertretungsaufgaben. Bestimmte Symptome scheinen sich jedoch zu häufen in Abhängigkeit davon, ob ein älteres oder jüngeres Geschwisterkind vertreten wird. Dies wird im Folgenden beschrieben.

5.4.2 Verlust eines *älteren* Geschwisters

Fehlt ein *vorausgehendes, älteres* Geschwisterkind, rückt das (über)lebende, nachfolgende Geschwister innerlich an seinen Platz, sofern es dasselbe Geschlecht hat, und nimmt die Funktion auch dieser Position wahr (s. Abb. 25).

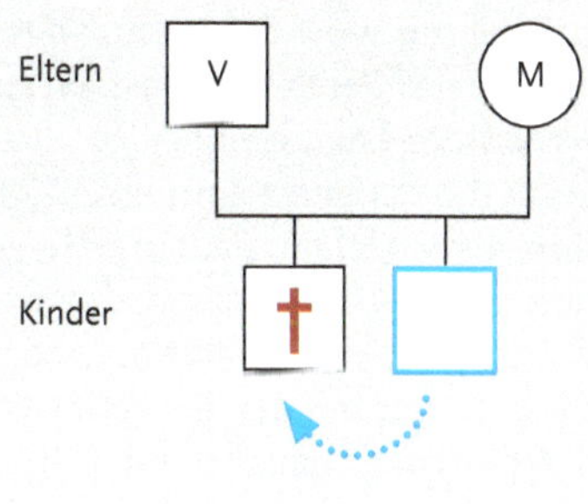

Abb. 25: Stellvertretung eines früh verstorbenen älteren Bruders

Alle dem verstorbenen Geschwister nachfolgenden Kinder stehen damit »am falschen Platz« und sind in ihrer Position »verrückt«.

Dies kann sich so äußern, dass sich tatsächlich jemand wie »verrückt« fühlt oder für verrückt gehalten wird. Auch scheint diese Stellvertretungsaufgabe (abgesehen von den Folgen, die bereits in der Aufzählung beschrieben sind) häufiger mit Depressionen und Ängsten, aber auch mit Magersucht oder Adipositas verbunden zu sein. Bei Kindern sieht man, dass z. B. AD(H)S oder Lernstörungen im Zusammenhang mit einer solchen »falschen« Position auftreten können. Innerlich nicht an seinem eigenen Platz, sondern hauptsächlich in Stellvertretung für andere Personen im System zu stehen, kann auch dazu führen, seine eigenen Bedürfnisse nicht richtig wahrnehmen und Entscheidungen nur schwer fällen zu können. Welche Folgen für die Geschlechtsidentität die Stellvertretung eines anderen Geschlechts haben kann, zeigt das folgende Beispiel.

Fallbeispiel: Stellvertretung eines älteren, kurz nach der Geburt verstorbenen Bruders

Eine Patientin, Mitte 30, leidet seit Jahren unter Depressionen und Paarproblemen, die sich in letzter Zeit verschlimmert haben. Bei der Anamnese tritt u. a. zutage, dass ihre Eltern sie früher wie ein Junge gekleidet und Wert auf einen kurzen Haarschnitt gelegt haben. Auch jetzt fällt z. B. ihre knabenhafte Figur auf und die Tatsache, dass sie einen typisch männlichen Beruf ausübt.

Bei der Genogrammarbeit stellt sich heraus, dass die Patientin einen älteren Bruder hatte, der kurz nach der Geburt gestorben war. Sie befindet sich jetzt in dem Alter der Mutter, als diese ihren Sohn, den älteren Bruder der Patientin, verlor.

Im Rahmen der Aufstellung wird der Verlust des Bruders betrauert – sowohl in der Rolle der Patientin selbst als auch aus der Position der Mutter. Der Bruder bekommt seinen Platz als älteres Geschwisterkind. So fühlt die Patientin zum ersten Mal sich selbst, in ihrer eigenen Position, als Mädchen, Frau und jüngeres, nur zweites Geschwisterkind, was sie spürbar entlastet. Ihr werden schlagartig und rückwirkend diverse Probleme in ihrem Leben bewusst, die im Zusammenhang mit dem Verlust des Bruders stehen und mit der damit verbundenen Verwirrung bezüglich ihrer Geschlechtsidentität. Des Weiteren erklärt sich ihr auch die mögliche Verbindung zu ihren Depressionen und ihrem Anteil an den Paarproblemen, indem sie in ihrem Mann (unbewusst) auch ihren Bruder gesucht hat, den dieser aber nicht ersetzen konnte. In Rückmeldungen nach einigen Wochen und noch Jahre später teilte die Patientin mit, dass die Depressionen und auch die Paarbeziehung sich deutlich gebessert hätten.

5.4.3 Verlust eines *jüngeren* Geschwisters

Der Verlust eines *nachfolgenden, jüngeren* Geschwisterkindes (s. Abb. 26) wirkt sich typischerweise etwas anders auf das lebende, ihm vorangegangene Geschwister aus: Da Letzteres sich nicht (mehr) um das jüngere Geschwister kümmern kann, bleibt es sozusagen auf seiner Fürsorglichkeit sitzen. So neigen Menschen in dieser Position dazu, überfürsorglich für andere zu sein, sich für andere zu verausgaben – bis hin zur Selbstaufgabe und dem Burn-out (»ich gebe und gebe und es ist nie genug, wie ein Fass ohne Boden«). Häufig ergreifen sie einen Beruf aus dem helfenden oder pflegerischen, sozialen Bereich.

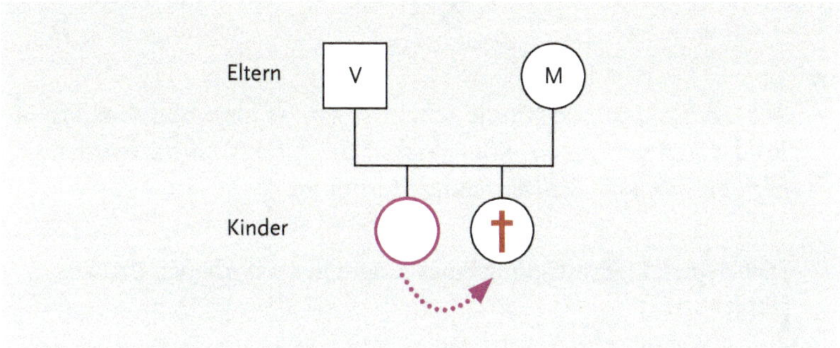

Abb. 26: Stellvertretung einer früh verstorbenen jüngeren Schwester

Haben das fehlende und das lebende Geschwisterkind *nicht das gleiche Geschlecht*, bleibt die Stellvertretungsaufgabe solange bei dem direkt nachfolgenden bzw. vorausgehenden Kind, bis ein Kind gleichen Geschlechts wie das fehlende geboren wird (s. Abb 27 und 28).

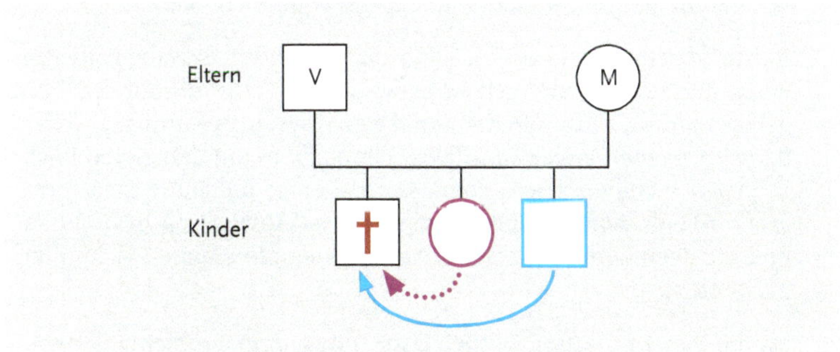

Abb. 27: Der früh verstorbene ältere Bruder wird so lange von der nachfolgenden jüngeren Schwester vertreten, bis ein Kind gleichen Geschlechts, ein Bruder folgt, der dann diese Stellvertretung übernimmt.

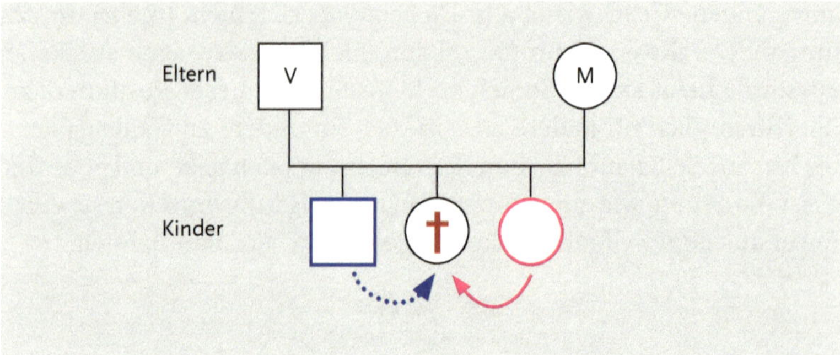

Abb. 28: Die früh verstorbene Schwester wird so lange von dem älteren Bruder vertreten, bis ein Kind gleichen Geschlechts, eine Schwester, folgt, die dann die Stellvertretung übernimmt.

Fallbeispiel: Stellvertretung eines jüngeren verstorbenen Bruders (Totgeburt)

Eine Patientin, 54 Jahre alt, stellt sich in meiner Praxis vor, da sie seit vielen Jahren unter dem Gefühl leidet, nicht sie selbst zu sein, nicht ihr eigenes Leben zu leben: »Innen drin bin ich noch die unsichere Kleine, außen die erwachsene, 54-jährige Frau. Der Kampf zwischen diesen beiden kostet mich sehr viel Energie, bringt mich an den Rande des Burn-outs. Da ist jemand in mir, der sagt, ›du darfst das nicht‹. Ich muss mich immer tierisch anstrengen, damit ich so bin wie die anderen.« Die Patientin hat schon mehrere Therapien hinter sich, so auch eine längere Psychotherapie. Probleme mache auch ihr 25-jähriger Sohn, der im zweiten Studiengang »durchhänge«.

Bei der kurzen Anamnese im Vorgespräch fällt auf, dass die Patientin einen jüngeren Bruder gehabt hätte, der als Totgeburt auf die Welt gekommen ist, als sie ein Kleinkind war. Allerdings wurde nie weiter darüber geredet. Weitere Auffälligkeiten gibt es auf den ersten Blick in ihrem Familiensystem nicht. Die Patientin möchte wegen ihres großen Leidensdrucks möglichst bald eine Aufstellung bekommen und die detaillierte Genogrammarbeit zu einem anderen Zeitpunkt nachholen.

Da die Patientin schon bei der Darstellung ihrer Problematik deutlich zwischen einem jüngeren, kleinen und einem erwachsenen »Ich« unterscheidet und die Wahrscheinlichkeit nahe liegt, dass ihre Symptome sich (auch) in Folge des frühen Todes ihres Bruders entwickelt haben, beginnen wir die Aufstellung direkt mit ihren beiden Persönlichkeitsanteilen und dem Bruder:

Sie stellt ein Symbol für sich und ihren jüngeren Persönlichkeitsanteil (»die unsichere Kleine«) weit weg von sich auf und fügt dann ein Symbol für ihren jüngeren, früh verstorbenen Bruder hinzu, was die Symptome der Patientin deutlich verbessert. Die Patientin gibt das (möglicherweise) von ihr mitgetragene Schicksal an den Bruder mit folgenden Worten zurück: »*Es ist* dein *Schicksal und ich bin nicht daran schuld. Ich bin ich und du bist du. Ich darf* für mich *stehen. Ich darf* zu mir *und zu meinen Bedürfnissen und Schwächen stehen.*« Jetzt kann sie ihren jüngeren Persönlichkeitsanteil integrieren, indem sie dessen Symbol unter ihr Erwachsenen-Symbol stellt. Damit wächst sie und fühlt sich größer und buchstäblich er*wachsener*. Die Patientin vermutet, dass auch die Probleme ihres Sohnes im Zusammenhang mit dem frühen Tod ihres Bruders stehen könnten, und rät ihm, seine diesbezüglich möglicherweise übernommenen Stellvertretungsaufgaben für sich zu bearbeiten.

Wenn mehrere Kinder in einer Geschwisterreihe früh gestorben sind, können sich die Stellvertretungsaufgaben bei den lebenden Geschwistern aufaddieren und verstärken sowie zusätzlich mit der in Stellvertretung übernommenen Trauer der Eltern überlagern. Darüberhinaus kommt oft die unmögliche Aufgabe hinzu, den Eltern diese fehlenden Kinder zu repräsentieren.

Eine solche Überlagerung wird am Beispiel einer Lehrerin (s. Kapitel 15), die unter einem Burn-out-Syndrom leidet, in typischer Weise deutlich.

5.4.4 Verlust von intrauterinen Zwillingen/Mehrlingen

Einen Sonderfall unter den Verlusten von Geschwisterkindern stellt der Tod eines intrauterinen Zwillings/Mehrlings dar. Zu diesem Thema ist schon viel veröffentlicht worden,[11] sodass an dieser Stelle nur einige typische Symptome des überlebenden Zwillings/Mehrlings beispielhaft erwähnt werden sollen:

Typische Symptome eines überlebenden Zwillings/Mehrlings:

- sich nur »halb« zu fühlen
- daher unbewusst die andere Hälfte im Partner zu suchen, mit der Folge von symbiotischen Beziehungen

11 Siehe z. B. Austermann u. Austermann (2013); Bourquin u. Cortés (2016); Haintz (2020); Steinemann (2006).

- das Gefühl des Alleinseins, starke Trennungsängste
- arbeiten für zwei, z. B. zwei Berufe, Helfersyndrom
- auffälliges Essverhalten: essen für zwei, (Über-)Gewicht von manchmal sogar zwei Personen, immer etwas übrig lassen müssen (z. B. auf dem Teller), den Tisch für eine weitere Person decken etc.
- einen zweiten Gegenstand einkaufen: *eine* Handtasche, Hose, Sonnenbrille etc. *reicht nicht*, es muss noch eine zweite sein
- innere Unruhe, häufige Berufs-/Ortswechsel/Umzüge
- unklare Schuldgefühle (auf Kosten eines anderen überlebt zu haben) mit der Folge, sein Leben nicht glücklich leben zu »dürfen«
- »Inszenierung« gefährlicher Situationen, häufige Unfälle, Todessehnsucht – auch aus (unbewusster) »Sehnsucht«, dem anderen nachzufolgen.

Ein Patientenbeispiel zum Verlust eines intrauterinen Zwillings und der Ängste eines 13-jährigen Jungen findet sich im Abschnitt 13.6. An weiteren Beispielen wird im Folgenden deutlich, wie Verluste von (ungeborenen) Geschwisterkindern auch zu Unstimmigkeiten, Streit und Kontaktabbrüchen zwischen Geschwistern führen können.

5.4.5 Probleme in der Geschwisterreihe

Probleme unter Geschwistern haben nicht nur mit Unterschieden in der genetischen Ausstattung und Persönlichkeit zu tun, sondern sie sind offensichtlich auch bedingt durch unterschiedlich übernommene Stellvertretungsaufgaben in der Geschwisterreihe. Dies kann dazu führen, dass sie sich – auch wenn sie altersmäßig nicht weit voneinander entfernt sind und eine »gleiche« bzw. ähnliche Erziehung erfahren haben – »fremd« sind und ihr Verhalten nicht nachvollziehbar scheint. Wenn die systemischen, auch transgenerationalen Einflüsse nicht miteinbezogen und geklärt werden, können sich die Probleme und Streitigkeiten über Jahre bis hin ins Erwachsenenalter ziehen (Mahr 2016) und zu Kontaktabbrüchen führen, die manchmal selbst mit juristischem Beistand nicht gelöst werden können.

An dieser Stelle möchte ich nur einige von möglichen *systemischen Zusammenhängen* erwähnen, die sich typischerweise *erschwerend auf den Geschwisterkontakt* auswirken können.

Systemische Zusammenhänge, die sich erschwerend auf den Geschwisterkontakt auswirken

Wenn das älteste Kind ein Mädchen ist und erst danach der ersehnte Junge (z. B. Firmen-/Hoferbe) kommt, übernimmt dieser die Funktion, die bisher seine ältere Schwester innehatte. Sie als erstes Mädchen rückt dann in den Hintergrund und verliert an Wichtigkeit.

In die Position eines älteren Geschwisters kann auch ein jüngeres Kind kommen, wenn das ältere z. B. abwesend, lange krank oder in seiner Funktion anderweitig eingeschränkt ist. In der Familie wird dann das ältere Kind wie ein jüngeres behandelt, was zu Problemen führen kann (aber nicht muss).

Unstimmigkeiten bedingt durch unterschiedliche Stellvertretungsaufgaben treten zutage, wenn es um die Übernahme von (mehr) Verantwortung gegenüber den alternden/alten, zunehmend eingeschränkten Eltern geht. Als betreuende Hausärztin habe ich immer wieder gesehen, dass Geschwister meist nicht in gleicher Weise Verantwortung und Aufgaben wahrnehmen und daraus Konflikte resultieren können. Erste Kinder kümmern sich – entsprechend ihrer Stellvertretungsaufgabe – oft elterlich-fürsorglich um ihre Eltern und stellen ggf. ihre eigenen Bedürfnisse in den Hintergrund. Zweite Kinder nehmen – insbesondere, wenn ein Elternteil schon verstorben ist – eher dessen »Partnerrolle« gegenüber dem noch lebenden Elternteil ein und vertreten Bedürfnisse, wie sie aus dieser Position herrühren, auch gegenüber anderen Familienmitgliedern, z. B. den Geschwistern. Ein solches Verhalten kann dann anmaßend wirken.

Zusätzlich werden in Situationen, wo sich innerfamiliäre Strukturen verändern und verschieben, gelegentlich auch »alte Machtkämpfe« in der Geschwisterreihe wiederbelebt. Dies allein kann schon zu Missverständnissen und Unstimmigkeiten unter den Geschwistern führen – insbesondere dann, wenn es um die Verteilung von Aufgaben und des Erbes geht. Hinzu kommt häufig noch, dass die Kinder, die regelmäßig vor Ort sind und sich kümmern, »es nicht recht machen können« und in ihrer Leistung nicht entsprechend gewürdigt werden. Die Geschwister hingegen, die weiter weg wohnen bzw. sich nur selten blicken lassen, werden oft besonders positiv von den Eltern wahrgenommen und von ihnen in den Vordergrund gestellt (Schaper 2019).

Auch lange andauernde Erbstreitigkeiten deuten auf dahinterliegende ungelöste systemische Zusammenhänge hin. So kann es sich z. B. bei dem Streit um ein (Eltern-)Haus eigentlich um den »Kampf«

der Geschwister um »Mutters Rockzipfel« handeln. Oder ein (Erb-) Streit wird mittlerweile – ein bis zwei Generationen später – stellvertretend für ungelöste Familienthemen von (möglicherweise bereits nicht mehr lebenden) Vorfahren aufrechterhalten.

Es kann auch sein, dass Eltern ein Erbe bewusst oder unbewusst ungleich verteilen. So berichtete mir neulich eine Patientin, dass ihr Vater – um das Familienunternehmen zu erhalten und später nicht aufteilen (lassen) zu müssen – sie und alle Geschwister unter Druck gesetzt habe, auf ihr Erbe zugunsten *eines* Bruders zu verzichten. Dies hatte dann ein Ungleichgewicht und damit Konflikte zwischen den Geschwistern geschaffen.

Es gibt auch ungleich verteiltes Erbe, das von den Betroffenen nicht nachvollzogen werden kann und willkürlich erscheint. Dies mag zum Beispiel ein unbewusster Ausgleichsversuch für ein (früher) ungerecht behandeltes Familienmitglied sein. Es kann sich aber auch um die Bevorzugung eines Kindes in Stellvertretung eines früh verstorbenen Familienmitglieds handeln, wie es im folgenden Beispiel deutlich wird (s. Abb. 29). Dieser unbewusste Wiedergutmachungsversuch in Form von Bevorzugung ist oft vergeblich und führt zu Unfrieden in der Familie. Er kann sogar zur Folge haben, dass dieser Sohn – in Stellvertretung seines früh verstorbenen Onkels – die mit der Sonderstellung verbundenen Chancen vertut und ein eigenes erfülltes Leben sabotiert. Dieses ist dann wiederum nicht nachvollziehbar für seine Mutter bzw. die Eltern, die ihm doch alles ihnen Mögliche gegeben haben. Den betroffenen Menschen, wie dem hier angesprochenen Sohn, sind diese Zusammenhänge, die sich eher als unspezifische Blockade in verschiedenen Lebensbereichen oder in Form anderer Symptome äußern, meist nicht bewusst.

Ich habe immer wieder gesehen, dass sogar juristisch verfahrene Situationen auf einmal zu Ende gebracht werden konnten (z. B. durch Mediation, Zahlung einer noch ausstehenden Rechnung, eines Vergleichs oder Verzichts), nachdem eine Stellvertretung erkannt und die »Ordnung« im Familiensystem wiederhergestellt worden ist – manchmal über mehrere Generationen zurückreichend. Dabei handelt es sich oft um die Einbeziehung von Ausgeschlossenen, die Vervollständigung der Kinder- bzw. Geschwisterreihen inklusive Fehlgeburten, Abtreibungen, Trauer um die Toten, Anerkennung von Leistungen etc. Weiteres über Geschwisterbeziehungen und -konstellationen findet sich z. B. bei Vogt (2014); McGoldrick (2019).

Fallbeispiel: Bevorzugung des Bruders durch die Mutter

Eine Patientin, Mitte 40, berichtet mir, dass ihr nächstälterer Bruder (der zweite Sohn) zeitlebens von der Mutter emotional und materiell begünstigt und von den Geschwistern als »ihr Liebling« wahrgenommen wurde. Bei der Genogrammarbeit stellt sich heraus, dass der ältere Bruder der Mutter als Kind früh verstorben war. In der nachfolgenden Aufstellung bestätigte sich die Vermutung, dass die Mutter der Patientin ihrem Sohn – als Stellvertreter ihres früh gestorbenen Bruders – unbewusst all das ermöglichte und versuchte zu geben, was dieser *zum Leben* brauchte und was ihrem früh verstorbenen Bruder vorenthalten blieb (s. Abb 29). Für die Patientin war das eine wichtige Erkenntnis, mit der sie sich rückwirkend einige Ungerechtigkeiten erklären konnte. Mit dieser neuen Sicht war sie in der Lage, mit ihrer Mutter und diesem Bruder anders umzugehen.

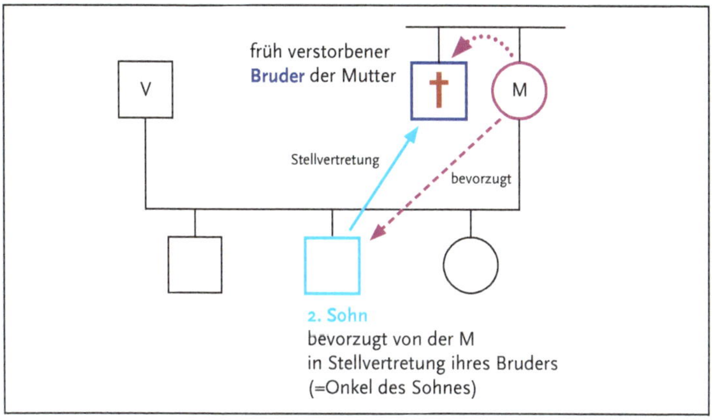

Abb. 29: Zweiter Sohn, bevorzugt von der Mutter in Stellvertretung ihres früh verstorbenen Bruders

5.5 »Verloren gegangene« Kinder

Bei meiner systemischen Arbeit insbesondere in Gruppen hat es sich im Sinne der Neutralität und vertrauensvollen Arbeit bewährt, Fehlgeburten, Abtreibungen und Totgeburten allgemein als »verloren gegangene Kinder« zu bezeichnen. Damit ist ein Minimum an Vorinformation und Voreingenommenheit und ein Maximum an Diskretion – vor allem im Zusammenhang mit Schwangerschaftsabbrüchen – gewährleistet.

Hier geht es nicht nur um die Stellvertretung durch lebende Geschwister, sondern auch um die Themen, die insbesondere die Eltern der verloren gegangenen Kinder betreffen, daher ist diesen ein eigener Abschnitt gewidmet.

Für alle diese Kinder (und natürlich generell für Verstorbene) gilt, dass sie *betrauert* werden und *einen Platz* in der Familie, der Geschwisterreihe (sofern vorhanden) und in den Herzen bekommen müssen. Dann kann der Abschied und Trauerprozess gelingen und etwas »in Ordnung kommen«. Der Weg wird geebnet dafür, dass die Eltern sich (wieder) den weiteren Kindern gegenüber emotional öffnen und Letztere unbelastet von dem Verlust eigenständig *ihr* Leben leben können.

Früher war es meist nicht vorgesehen, dass Frauen oder Eltern ihr totgeborenes Baby nach der Geburt wenigstens einmal anschauen oder in den Arm nehmen konnten oder Angebote für Abschiedsrituale bekamen. Heutzutage gibt es viele Möglichkeiten, auch äußerlich einen angemessenen Ort für verloren gegangene Kinder zu finden – von speziellen Bereichen auf Friedhöfen für »Sternenkinder« bis zu Eintragungen in entsprechende Register. In den Niederlanden gibt es beispielsweise die Möglichkeit, alle vor der Geburt gestorbenen Kinder, auch Fehlgeburten und Abtreibungen, auf der Personenliste neben den Eltern registrieren zu lassen, um den Trauerprozess zu fördern (van Maren 2019).

Die Folgen von *Fehlgeburten* sind andere als bei *Abtreibungen*, wie ich in zahlreichen Gesprächen mit betroffenen Müttern bestätigt bekam. Interessanterweise ist in vielen Veröffentlichungen, die sich mit der Erstellung von Genogrammen beschäftigen, jedoch kein eigenes Symbol für Schwangerschaftsabbrüche aufgeführt. Diese werden dort unter dem Zeichen für Fehlgeburten subsumiert.

Fehlgeburten können als »Schicksal« oder »Wille der Natur« von den Betroffenen akzeptiert werden. Abtreibungen sind währenddessen so gut wie immer auch mit dem Aspekt der Schuld verbunden, der über Generationen nachwirken kann. Dazu später mehr.

Im Kontext der Beschäftigung mit verloren gegangenen Kindern in der Genogramm- und Aufstellungsarbeit kommen auch Begriffe auf, die sich auf den Beginn des Lebens und einer Schwangerschaft beziehen. Sie erfordern ein Verständnis der Zusammenhänge von Embryo, Fötus, Geburt, Frühgeburt, Totgeburt, Fehlgeburt und Abtreibung. Seit einigen Jahren erfahren auch vermehrt künstliche Befruchtungen, verstorbene und überzählige Embryonen etc. Aufmerksamkeit bei der Genogramm- und Aufstellungsarbeit. Um eine gemeinsame Basis für die Besprechung der Auswirkungen zu schaffen, führe ich entsprechende Definitionen – soweit möglich und in aller Kürze – in Tabellenform an (s. Tab. 4).

Schwangerschaft (SS)	Zeitraum von der Konzeption (= Befruchtung durch Verschmelzung von Ei- und Samenzelle) bis zur Geburt (= 38 Wochen). Da der Geburtstermin meist ab dem ersten Tag der letzten Menstruation errechnet wird, kommt man auf eine Schwangerschaftsdauer von 40 Wochen.
Embryo	Frucht im Uterus (Gebärmutter) *zwischen dem 16. und 60.* Entwicklungstag (Bildung der inneren Organe)
Fetus (Foetus)	Frucht im Uterus *ab dem 61.* Entwicklungstag bis zur Geburt (allgemeines Wachstum, Ausdifferenzierung und funktionelle Aktivierung der Organe)
Geburt	Austritt des Kindes aus dem Mutterleib; Unterscheidung von Spontan-/Vaginal-/Operativ-/Kaiserschnittgeburten
Frühgeburt	*Lebend*geburt vor Ende der 37. SS-Woche
Totgeburt	Geburt eines im Mutterleib oder während der Geburt *verstorbenen* Kindes von 500 g oder mehr oder mit erreichter 24. Schwangerschaftswoche; standesamtliche Meldepflicht
Fehlgeburt = Abort (engl. *miscarriage*)	vorzeitige Beendigung der Schwangerschaft vor Eintritt der Lebensfähigkeit des Embryos/Fötus außerhalb der Gebärmutter und bei einem Gewicht < 500 g
Schwangerschaftsabbruch = Abruptio = Abtreibung (engl. *abortion*)	gezielte Beendigung einer Schwangerschaft (instrumentell u./o. pharmakologisch)

Tab. 4: Definitionen im Kontext von Schwangerschaft und Geburt[12]

12 Vgl. Pschyrembel Online, Berlin (de Gruyter). Verfügbar unter: https://www.pschyrembel.de/ [6.2.2022].

5.5.1 Wann beginnt das Leben?

Wenn man sich mit dem Thema Schwangerschaftsverhütung bzw. -abbruch beschäftigt, stellt sich natürlich auch die Frage nach dem Beginn des Lebens. Diskussionen und Antworten reichen zum Teil weit in den philosophischen und ethischen Bereich hinein und können an dieser Stelle nur gestreift werden. Die Frage nach dem Anfang des Lebens ist insbesondere für die Entscheidung relevant, ob und ab wann ein beginnendes Leben im Genogramm notiert bzw. bei Aufstellungen berücksichtigt werden sollte oder sogar muss. Hier denke ich auch an Verhütungsmethoden, bei denen theoretisch ein Embryo in einem sehr frühen Stadium abgegangen sein kann, ohne dass dies die betroffene Frau gemerkt hat, oder an überzählige Embryonen nach künstlichen Befruchtungen bzw. an die Pille danach. Meine Erfahrung ist, dass jegliches schon begonnene Leben, so kurz es möglicherweise auch nur gedauert hat, eine systemische Wirkung entfalten kann. Daher sollte zumindest überprüft werden, ob ein Platz im System, z. B. als Kind von Eltern in einer Geschwisterreihe, für die Lösung eines Problems wichtig ist.

Bei der Recherche zum Thema stößt man, je nach Herkunft, auf verschiedene mögliche Vorschläge in Bezug auf die Frage nach dem Beginn menschlichen Lebens, von denen hier nur eine kleine Auswahl vorgestellt wird.

Das Leben beginnt …

- mit der *Befruchtung,* der Verschmelzung von Ei- und Samenzelle (Spermium). Diese findet beim Menschen typischerweise auf dem Weg vom Eierstock über die Eileiter zur Gebärmutter statt.
- mit der *Nidation,* der Einnistung der befruchteten Eizelle als sogenannte Blastozyste in die Gebärmutterschleimhaut. Dies geschieht am 5. und 6. Entwicklungstag, also 5–6 Tage nach der Befruchtung.
- *nach* dem 3. Monat
- mit der *Geburt.*

Es gibt weitere, nur schwer einzugrenzende Kriterien für den Beginn des Lebens, die ebenfalls diskutiert werden. Bei der Klärung der Frage, wann das Leben beginnt, begegnet man auch *juristischen* Aspekten, z. B. verfassungs-, straf- und zivilrechtlichen Anteilen, die bei den »Wissenschaftlichen Diensten des Deutschen Bundestags« (Deutscher

Bundestag 2018) nachzulesen sind. Für uns hier relevant sind jedoch in erster Linie die systemischen Aspekte.

5.5.2 Schwangerschaftsabbrüche aus systemischer Sicht

Wirkungen von Schwangerschaftsabbrüchen aus der Perspektive der Mütter

In meiner über 30-jährigen ärztlichen Tätigkeit habe ich es nur äußerst selten gesehen, dass insbesondere eine Frau sich nicht in irgendeiner Weise an ihre Abtreibung erinnert. Das Datum oder Jahr mag nicht mehr genau bekannt sein, aber das auf diese Weise »verloren gegangene« Kind bleibt immer mehr oder weniger präsent. Manche Frauen zählen sogar die Jahre mit und können das aktuelle theoretische Alter dieses Kindes genau benennen. Andere haben das Bedürfnis, die Abtreibung(en) »wiedergutzumachen«, indem sie erneut – manchmal sogar entsprechend der Anzahl der Schwangerschaftsabbrüche – Kinder bekommen möchten. Auch sieht man gehäuft betroffene Frauen in Berufen, die sich mit Kindern, insbesondere mit denen, die krank oder benachteiligt sind, beschäftigen. Manchmal wird – zufällig oder nicht – nach einer Abtreibung ein Hund oder ein anderes Haustier angeschafft.[13]

> Ich habe einmal von einer Mutter erfahren, dass ihre Tochter sich schon im Kindergartenalter sehnlichst einen kleinen Hund wünschte, den sie auch bekam. Als er starb, kämpfte die Tochter vehement um einen neuen Hund. Bei der Genogrammarbeit stellte sich heraus, dass die Patientin genau in dem Alter, als dieser dringende Wunsch der Tochter nach einem Tier erstmalig aufkam, eine Abtreibung hatte (von der die Tochter jedoch nichts wusste).

Es gibt auch Frauen, die das Thema einfach hinter sich lassen und als abgeschlossen betrachten möchten. Spätestens bei therapieresistenten Problemen lohnt es sich jedoch zu überprüfen, ob vorhandene Schwangerschaftsabbrüche (unbewusst) auch einen systemischen Einfluss ausüben.

13 Auch Tiere können stellvertretende Funktionen in Familien übernehmen (Bublak 2018).

Zum Verständnis von Entscheidungen zur Abtreibung ist es wichtig, z. B. auch die Frauenbewegung der 70er-Jahre des letzten Jahrhunderts mit einzubeziehen. Diese war darauf ausgerichtet, über den eigenen Körper und das eigene Leben *selbst* bestimmen zu können. So auch über Abtreibungen unter dem Motto: »Mein Bauch gehört mir!«

In diesen Zeiten waren die systemischen Auswirkungen noch nicht bekannt. Aus meiner Erfahrung ist in vielen Fällen das Thema Abtreibung bewusst oder unbewusst mit Schuld besetzt, selbst wenn ein Schwangerschaftsabbruch in gewisser Weise legitimiert gewesen zu sein schien. Denn im Gegensatz zur Fehlgeburt ist ein Schwangerschaftsabbruch kein »Wille der Natur«, sondern hier wurde durch einen mehr oder weniger selbst entschiedenen bzw. medizinisch indizierten Eingriff dem beginnenden Leben aktiv ein Ende gesetzt. Die jeweilige, oft unterschiedlich empfundene Schuld – nicht zuletzt auch bedingt durch den Einfluss von Kirche, Gesellschaft und Familie – und eine möglicherweise *nicht gelebte* Trauer über den Verlust werden nicht unbedingt als solche offensichtlich, sondern sie können sich auch noch nach vielen Jahren oder Jahrzehnten indirekt in einer »unerklärlichen« bzw. therapieresistenten, persistierenden Symptomatik zeigen. So ist es an dieser Stelle ein Ziel der systemischen Arbeit, dafür zu sorgen, dass das »verloren gegangene« Kind betrauert und ihm ein Platz gegeben werden kann – im Herzen und in der Familie. Rituale zur Verabschiedung von abgetriebenen Kindern werden im weiteren Verlauf dieses Abschnitts noch vorgestellt.

Im Folgenden möchte ich einige Beispiele für das Nachwirken von Schwangerschaftsabbrüchen aus systemischer Sicht geben.

Es geht zunächst um Patientinnen, die selbst eine oder mehrere Abtreibungen haben vornehmen lassen und oft jahrelang unter offensichtlich damit im Zusammenhang stehenden Symptomen litten. Da ich mehrfach gesehen habe, dass insbesondere eine therapieresistente Migräne im Zusammenhang mit Abtreibungen stand, habe ich diese Symptomatik als erstes Beispiel gewählt.

Fallbeispiel: Therapieresistente Migräne nach Abtreibungen

Eine damals 51-jährige Patientin litt unter Migräne auf der rechten Seite, mehrmals im Monat, seit der Geburt ihres zweiten, zu dem Zeitpunkt 24-jährigen Sohnes. Diagnostisch und therapeutisch war bereits alles versucht worden – ohne Erfolg. Die Patientin erwähnt in dem Vorgespräch in meiner Praxis »zum ersten Mal in ihrem Leben«, dass sie noch zwei weitere Kinder gehabt hätte, jeweils vor ihren Söhnen, die sie aber hätte abtreiben lassen, weil es ihr »damals zu viel war«.

Schon in der zweiten Sitzung (Genogrammarbeit) berichtet die Patientin, dass die Migräne in der Zwischenzeit weniger häufig und auch schwächer aufgetreten sei.

Für die nachfolgende Aufstellung im Einzelsetting hat sie das Anliegen, zu schauen, ob die Migräne im Zusammenhang mit einem Thema aus ihrem Familiensystem steht.

Mit dem Gegenwartssystem beginnend wählt sie jeweils ein Symbol für ihren Mann, ihre zwei Söhne und die zwei Abtreibungen und zusätzlich auch ein Symbol für die Migräne. Die insgesamt vier Kinder stellt sie in der zeitlichen Reihenfolge vor sich auf. Hier wird ihr in aller Deutlichkeit bewusst, dass sie eigentlich vier Kinder gehabt hätte. Sie ist sehr traurig, dass sie zwei von diesen nicht zur Welt hat kommen lassen. Sie betrauert diese jeweils einzeln unter Tränen in etwas unterschiedlicher Weise – inhaltlich mit etwa folgenden Worten: »Es tut mir so leid, dass ich dich nicht habe weiterleben lassen, es war mir damals zu viel. Heute, rückblickend, würde ich es anders machen und ich hätte dich und euch gerne aufwachsen sehen. Aber auch wenn ihr nicht mehr hier seid – ihr seid trotzdem da und Teil unserer Familie.«

Dann wendet sie sich ihrem Ehemann, dem Vater der Kinder, zu und lässt ihm seinen Teil der Verantwortung für die beiden Schwangerschaftsabbrüche. Ihren eigenen Anteil daran behält sie bei sich. Nachdem sie sich auch in die Position des Ehemannes eingefühlt hat, wird ihr bewusst, dass sie jeweils sehr unterschiedlich mit dem Verlust dieser Kinder und der Trauer umgegangen waren und sie sich als Mutter im Nachklang und mit den Folgen und Auswirkungen der Abtreibungen damals alleine gelassen gefühlt hat (s. Abb. 30).

Das Symbol für die Migräne stellt sie anschließend hinter sich mit den Worten: »Du hast mich auf etwas Wichtiges aufmerksam gemacht und ich danke dir dafür! Ich lasse dich jetzt hinter mir.« Danach ist die Migräne bis heute – über 20 Jahre später – nie wieder aufgetreten. Auch die Paarbeziehung zu ihrem Mann, die bis dahin schon seit Jahren sehr angespannt war, hat sich positiv entwickelt.

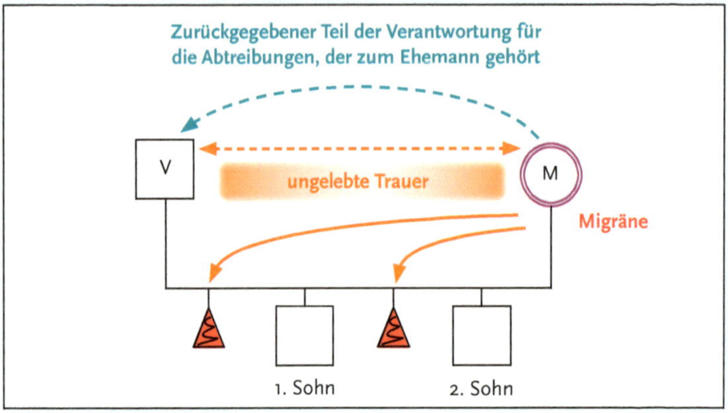

Abb. 30: Abtreibungen als Auslöser für jahrzehntelange Migräne

Wirkungen von Schwangerschaftsabbrüchen aus der Perspektive des Paares

Wenn man über viele Jahre (Ehe-)Paare sieht, die ein Kind abgetrieben haben, kommt man zu der Erkenntnis, dass die Beziehung offensichtlich unter dem Schwangerschaftsabbruch leidet bzw. anschließend nicht mehr dieselbe ist wie zuvor – oft scheint sie wie getrennt. Sehr selten habe ich von übereinstimmenden Vorstellungen des betroffenen Paares bezüglich der Durchführung einer Abtreibung gehört. Meist wurde der Abbruch mehr auf Wunsch eines Partners vorgenommen, während der andere Partner das Kind lieber behalten hätte. Bei medizinisch nicht indizierten Abbrüchen wird als Ursache von den Frauen oft genannt, dass sie sich damals zu jung fühlten oder es ihnen »zu viel« war, so knapp nach der vorigen Geburt oder nach schon vorhandenen Kindern oder während der beruflichen Karriere noch eine Schwangerschaft durchzustehen und ein weiteres Kind aufzuziehen.

Bei Männern ist häufig eine noch nicht vollendete Berufsausbildung als Argument für eine Abtreibung von Bedeutung oder das sich gerade im Bau befindliche Eigenheim. Manchmal wurde dem »Erzeuger« und Vater des werdenden Kindes die Schwangerschaft nicht einmal mitgeteilt, sodass er keine Chance auf Mitsprache hatte und von der Entscheidung für oder gegen das Kind ausgeschlossen war.

Wenn die Abtreibung nicht gleichwertig gewünscht war, kann auch Groll auf den (ehemaligen) Partner und Trennendes entstehen.

Schuldzuweisungen werden oft über Jahre oder sogar ein Leben lang direkt oder indirekt aufrechterhalten. In gewisser Weise wirkt eine Abtreibung gegen den Willen des Partners wie eine Absage an ihn bzw. seinen Anteil in dem werdenden Kind. Immerhin ist das Kind in den meisten Fällen in einem Akt der Liebe entstanden.

Hinzu kommt eine unterschiedliche Art der Trauer und Verarbeitungsweise dieses Einschnittes und Verlustes zwischen Mann und Frau, wie mir oft zugetragen wurde. Über die Abtreibung und die damit verbundenen Gefühle wird häufig gar nicht geredet – nicht miteinander und oft auch nicht mit anderen Personen wie Familienangehörigen, Freunden oder Therapeuten. Häufig bleibt die Frau, die den entscheidenden Schritt letztendlich selbst und an ihrem Körper vornehmen lassen muss, mit der meist angstbesetzten, traumatischen Erfahrung des Eingriffs, den damit verbundenen Schuldgefühlen und der (ungelebten) Trauer bezüglich des Verlustes alleine.

Insbesondere bei der älteren Generation ist zu berücksichtigen, dass kirchliche, gesellschaftliche und elterliche Normvorstellungen hinsichtlich einer vorehelichen Schwangerschaft häufig zu der Abtreibung geführt haben und diese von den betroffenen werdenden Eltern eigentlich gar nicht gewollt war, sondern nur unter diesem Druck vorgenommen wurde.

Einbettung in das Zeitgeschehen

Ich möchte insofern an dieser Stelle das Thema Abtreibung/uneheliche Kinder in das jeweilige Zeitgeschehen eingebettet sehen, als es für das Verständnis von diesbezüglichen Umgangsweisen wichtig ist zu wissen, dass die gesellschaftlichen und rechlichen Normen in vorigen Generationen, aber auch in den jeweiligen Gesellschaften, z. B. den früheren Teilen Deutschlands, unterschiedlich waren (Jaquet, Ziepert u. Ohler 2022).

Auch nach der letzten Reform des § 218 im Jahr 1995 ist eine Abtreibung in Deutschland grundsätzlich rechtswidrig und strafbar. Allerdings gibt es Ausnahmen, bei denen bei einem Schwangerschaftsabbruch von einer Strafverfolgung von Mutter und Abtreibungsarzt abgesehen wird (gesetzliche Beratungsregelung und Indikationsregelung, vgl. v. Behren 2019).

In der Gesellschaft der damaligen BRD galt es noch bis in die 1970er-Jahre als Makel und unehrenhaft, ein uneheliches Kind bzw. einen unehelichen Enkel zu haben. Dies hatte beispielsweise zur Folge, dass man »dankbar« sein durfte, wenn man als Frau später noch von einem Mann (zur Ehefrau) »genommen« wurde. Außerdem konnte diese Situation dazu führen, dass man als Betroffene keine Arbeit bekam bzw. seine Arbeitsstelle verlor. Auch die unehelichen, außerehelichen, »illegitimen« Kinder hatten meist einen schweren Stand in der Gesellschaft und wurden oft – wie auch ihre Mütter – abwertend bezeichnet.

Die Eltern einer unehelich Schwangeren hatten früher die Möglichkeit, länger Druck auf sie auszuüben, da bis Ende 1974 die Volljährigkeit erst mit dem vollendeten 21. Lebensjahr eintrat. Häufig sind Schwangere auch mit ihrem Kind als Strafe für die »Schande«, die sie über die Familie gebracht haben, aus der Familie ausgestoßen worden, sodass oft bis ans Lebensende kein Kontakt mehr bestand. Interessant ist dabei, dass die Beteiligung der entsprechenden Männer an der Schwangerschaft eher bagatellisiert (als »Hörner abstoßen«) und teilweise sogar legitimiert wurde.

Noch in den 1960er- oder 1970er-Jahren (und teilweise auch später) ließen werdende Mütter die Abtreibungen oft heimlich in benachbarten Ländern wie den Niederlanden und England durchführen, da dort freizügigere Bestimmungen herrschten. Auch heute ist es in Deutschland noch schwierig, einen Arzt zu finden, der Schwangerschaftsabbrüche vornimmt. Bisher drohten Ärzten, die über Schwangerschaftsabbrüche und Methoden sachlich informierten, strafrechtliche Ermittlungen (§ 219a StGB). Im März 2022 hat das Bundeskabinett die Aufhebung des § 219a Strafgesetzbuch – StGB beschlossen[14] und am 24. Juni 2022 das Werbeverbot für Abtreibungen gekippt[15].

Die Zeiten haben sich geändert, sodass eine Frau mit unehelichem Kind – in den 50er-Jahren des 20. Jahrhunderts noch als »gefallenes Mädchen« bezeichnet – heute als Alleinerziehende/Einelternfamilie ihren Platz in der Gesellschaft bekommen hat. Außerdem kann sie ihre Rechte geltend machen, von dem Vater des Kindes entsprechend unterstützt zu werden. Zusätzlich haben auch getrennt lebende bzw. nicht verheiratete Väter heutzutage mehr Rechte ihren leiblichen Kindern gegenüber, z. B. gemeinsames Sorge- und Umgangs-Recht etc. Dies bedeutet, dass sie beispielsweise auch gegen den Willen der Mutter ihr Kind sehen dürfen.

14 Die Meldung des Bundesministeriums für Justiz dazu ist verfügbar unter: https://www.bmj.de/SharedDocs/Pressemitteilungen/DE/2022/0309_Paragraf_219a_StGB.html [29.10.2023].
15 Die Meldung der Bundesregierung dazu ist verfügbar unter: https://www.bundesregierung.de/breg-de/suche/paragraph-219a-2010222 [7.7.2022].

An dieser Stelle möchte ich ein weiteres Patientenbeispiel zu den Nachwirkungen von Schwangerschaftsabbrüchen anführen.

Fallbeispiel: Therapieresistente Ängste und Depressionen nach einer Abtreibung

Eine 57-jährige Patientin litt unter therapieresistenten Ängsten und Depressionen seit über 40 Jahren. Im Gespräch stellte sich heraus, dass sie zu dem Zeitpunkt, vor 40 Jahren, eine Abtreibung hatte. Dieser Zusammenhang wurde ihr erst jetzt klar. Der Schwangerschaftsabbruch wurde damals unter dem Druck der Eltern und des durchführenden Frauenarztes noch am Tag der »Beratung« gegen den Willen der Patientin durchgeführt. Sie war damals mit 17 Jahren noch nicht volljährig und fühlte sich mit der Entscheidung der anderen über sie und den Eingriff förmlich »überrollt«.

Lösend war für die Patientin, im Genogramm und nachfolgend in einer Aufstellung (im Einzelsetting) diesem verloren gegangenen Kind erstmalig einen Platz zu geben, es zu betrauern und den jahrelang aufgestauten Schmerz zuzulassen. Wichtig war hier insbesondere, den »Zeitgeist« dazuzustellen (der verursachte, dass es als »Schande« für eine Frau und Familie galt, ein uneheliches Kind zu haben, und dies mit schlechteren Aussichten in der Gesellschaft für eine alleinstehende Mutter und ihr Kind verbunden war). Das Einbeziehen des Zeitgeistes trug dazu bei, dass die Patientin das damalige Geschehen – auch aus der Perspektive von Eltern und Frauenarzt – anders einordnen und ein gewisses Verständnis für das Verhalten der beteiligten Personen entwickeln konnte. Nachdem sie den Trauerprozess vollzogen und dem Kind einen angemessenen Platz in ihrem Leben gegeben hatte, ließen die Depressionen und Ängste deutlich nach.

Wirkungen von Schwangerschaftsabbrüchen aus der Perspektive von Geschwistern

Geschwisterkinder, die früh gestorben und nicht betrauert worden sind (Fehlgeburten, Abtreibungen, Totgeburten und auch nach der Geburt bzw. später verstorbene Kinder), werden – wie beschrieben – regelmäßig auch von deren älteren bzw. jüngeren lebenden Geschwistern systemisch vertreten. Besonders einschneidend scheinen Schwangerschaftsabbrüche nachzuwirken, wenn sie den Geschwisterkindern nicht bekannt sind oder waren. Abgesehen von den möglichen Symptomen bei den Lebenden, die beim Verlust von Geschwistern auftreten können, kommt auch hier in der Geschwisterreihe häufig zusätzlich das Thema Schuld zum Tragen: Ein Mensch, der vor oder nach einem früh verstorbenen, insbesondere (ihm nicht bekannten) abgetriebenen Kind geboren wurde, empfindet dann »unerklärliche« Schuld im Leben. Diese kann in vielfältiger Symptomatik zum Ausdruck kommen, beispielsweise dadurch, dass sich jemand immer wieder in Situationen wiederfindet, für die er sich schuldig fühlt bzw. für die er – möglicherweise auch grundlos – schuldig gemacht wird (z. B. beim Mobbing). Hier scheint auch der »innere Saboteur« häufiger zum Einsatz zu kommen, der den Betroffenen »rechtzeitig« am Erfolg und Lebensglück hindert.

Im Kontext von Abtreibungen zeigt sich bei den betroffenen Geschwistern (und bei den Eltern) auch die Dynamik, dem Toten (unbewusst) »nachfolgen« zu wollen. Typisch ist die Ambivalenz, einerseits unbelastet leben zu wollen und sich andererseits zu den Toten oder dem Tod hingezogen zu fühlen. Es kann sich sogar so anhören, als wenn sich jemand das Lebensrecht abspricht.

Interessanterweise werden Schwangerschaftsabbrüche häufiger auch über Generationen wiederholt. So kann es sein, dass eine Frau (oft sogar genau in demselben Alter wie ihre Mutter und/oder Großmutter) eine Abtreibung durchführen lässt oder auf andere Weise ein Kind verliert, ohne von dem Schwangerschaftsabbruch der Vorfahrin(nen) zu wissen. Solche nicht ausgelebten Mutter-Kind-Beziehungen können dann in der Folge in einer der nächsten Generationen zu Kontaktabbrüchen führen, z. B. zwischen Kindern und Eltern oder umgekehrt.

Wie ein Schwangerschaftsabbruch über mehrere Generationen hinweg alterskorrelierend weitergewirkt hat, soll das folgende Beispiel darstellen.

Fallbeispiel: Generationsübergreifendes Weiterwirken eines Schwangerschaftsabbruchs

Eine jetzt 81-jährige Patientin kam vor vielen Jahren mit diversen körperlichen und psychischen Symptomen inklusive Kontaktabbrüchen in ihrem Familiensystem in die Praxis. Sie machte sich Gedanken, welchen systemischen Zusammenhang und möglichen »Beitrag« ihrerseits es gegeben habe bzw. geben könnte, dass ihre Tochter und auch ihr Enkel jeweils beide mit 18 Jahren schwer erkrankten – mit lebenslangen Folgen: Ihre Tochter hatte mit 18 Jahren eine aggressive Form von Colitis ulcerosa, sodass ihr der gesamte Dickdarm entfernt und ein permanenter künstlicher Darmausgang (Anus präter) gelegt werden musste. Zeitlebens war sie übergewichtig – mit 12 bis 15 kg hatte sie genau so viel Gewicht mehr, wie eine schwangere Frau typischerweise bis zur Geburt zunimmt. Deren Sohn, der Enkel der Patientin, entwickelte mit 18 Jahren ebenfalls eine entzündliche Darmerkrankung, Morbus Crohn, die mit Medikamenten behandelt werden musste. Zeitlebens litt er unter einem ausgeprägtem »Blähbauch«.

Bei der Frage, was die Patientin selbst im Alter von 18 Jahren erlebt hatte, trat zutage, dass sie zu dem Zeitpunkt unehelich und ungewollt schwanger geworden war (s. Abb. 31). Auf Druck ihrer Mutter musste sie das Kind, ihre Tochter, heimlich austragen und nach der Geburt an ihre Mutter abgeben. So hatte die Patientin nur sehr eingeschränkte Rechte und Gelegenheiten, ihr eigenes Baby zu sehen und zu versorgen. Außerdem konnte sie – bedingt durch das frühzeitige Muttersein – die Schule nicht beenden.

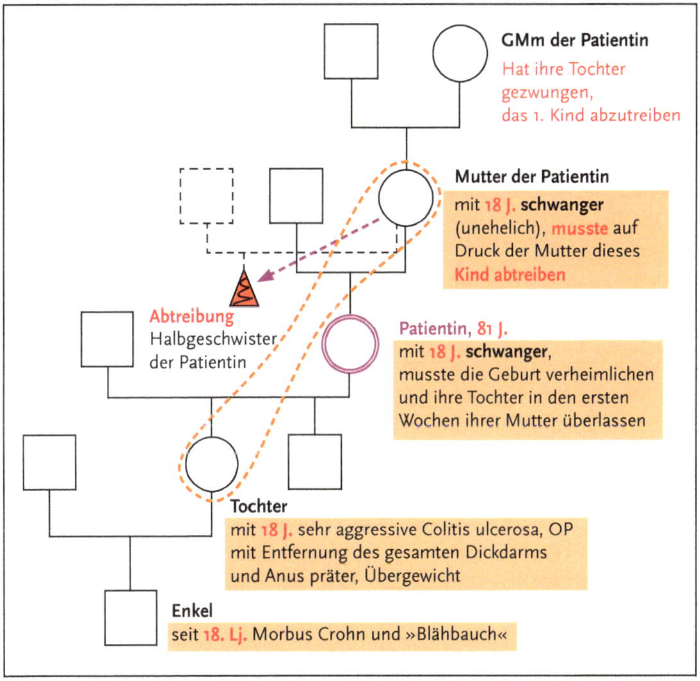

Abb. 31: Alterskorrelierendes Weiterwirken eines Schwangerschaftsabbruchs über mehrere Generationen

Bei der weiteren Recherche im Rahmen der Genogrammarbeit trat zutage, dass die Mutter der Patientin ebenfalls im Alter von 18 Jahren ein uneheliches Kind erwartet hatte. Dieses ließ sie auf Druck ihrer Mutter (also der Großmutter mütterlicherseits [GMm] der Patientin) abtreiben und heiratete später einen anderen Mann, den Vater der Patientin.

Nachdem der Patientin die sich wiederholenden Einschnitte im Alter von 18 Jahren über zwei weitere, insgesamt vier Generationen bewusst wurden, sah sie als »Auslöser für das wiederkehrende Unheil« in ihrer Familie die Abtreibung ihres älteren Halbgeschwisters.

Diese Erkenntnisse wirkten – so bestätigte mir die Patientin jüngst noch einmal – entlastend und erleichternd auf sie und trugen sehr dazu bei, dass sie ihr so schwieriges Leben und nachträglich auch das psychisch und physisch sehr verletzende Verhalten ihrer Mutter besser verstehen konnte. Sie war jetzt in der Lage, das übergriffige Verhalten ihrer Mutter anders einzuordnen, die sich damals wie eine Mutter (nicht wie eine Großmutter) um die neugeborene Enkelin kümmern wollte, die – als Tochter der Patientin – offensichtlich in die Stellvertretung des abgetriebenen Kindes der Mutter der Patientin kam. Auch konnte sie sich die Wutausbrüche der Mutter jetzt als ungelebte Trauer gegenüber deren Abtreibung erklären. Des Weiteren wurde der Patientin klar, dass sie ihr abgetriebenes älteres (Halb-)Geschwister nicht ersetzen und es daher ihrer Mutter nie rechtmachen konnte.

Die Patientin nahm im Laufe der Zeit weitere systemische Zugangsweisen in Anspruch, um z. B. dieses fehlende ältere (Halb-)Geschwisterkind zu betrauern und zu integrieren und die von der Mutter übernommene bzw. nicht gelebte Trauer und Schuld zu bearbeiten. Ihre lebenslangen »unerklärlichen« Schuldgefühle sah die Patientin jetzt außerdem auch im Zusammenhang mit dem ungelebten Leben dieses abgetriebenen Halbgeschwisters. Somit war sie deutlich besser in der Lage, ihren eigenen Platz im System einzunehmen und entsprechend ihre beiden Kinder und damit auch den Enkel zu entlasten. Dies zeigte sich u. a. darin, dass die Symptome bei der Tochter zurückgingen und sich das Verhältnis zu ihrer Tochter und zu ihrem Sohn nach längerer Zeit des Kontaktabbruchs deutlich besserte.

Verabschiedung von abgetriebenen Kindern

Wenn man sieht, wie Abtreibungen mitsamt der ungelebten Trauer über den Verlust eines Kindes oft über Jahre und auch Generationen systemisch weiterwirken können, ist es m. E. notwendig, die betroffenen Mädchen bzw. Frauen *und* Jungen bzw. Männer, die vor der

Entscheidung für oder gegen einen Schwangerschaftsabbruch stehen, auch über mögliche systemische Wirkungen, über ihr eigenes Leben hinaus, aufzuklären. Genauso wichtig ist es, ihnen Mittel und Rituale an die Hand zu geben, wie sie diesen Verlust ggf. schon im Vorfeld betrauern und in ihr Leben integrieren können.

Eine mögliche Art und Weise, Abschied zu nehmen, möchte ich im Folgenden vorstellen (modifiziert nach Langlotz 2015). Hier geht es um die Schritte *»begrüßen – verabschieden – betrauern«*. Dies kann zum Beispiel mit folgenden Sätzen geschehen, die die betroffene Frau – vorzugsweise in Begleitung eines (Systemischen) Therapeuten – innerlich visualisiert oder im Rahmen einer Aufstellung äußert:

- »Du bist (wärst) mein 1./2./3. Kind (gewesen).«
- »Ich achte, dass du damals zu mir kommen wolltest, aber ich konnte dich nicht nehmen.«
- »Ich habe mich damals gegen dich entschieden und stehe dazu.« (Schlüsselsatz!)
- Falls es stimmig ist: »(Mit dem Wissen von) heute würde ich es anders machen.«
- Zeit zum Betrauern nehmen/geben, eigene Worte/Gesten/Rituale der Patientin anregen
- »Ich muss dich (jetzt) nicht mehr mit meinen Schuldgefühlen festhalten.«
- Sehr entlastend und friedenstiftend wirkt auch folgender Satz: »Auch wenn du nicht mehr hier bist, du bist trotzdem da und du hast immer einen Platz in meinem Herzen/in unserer Familie.«

Natürlich kann dieses Ritual auch entsprechend mit dem betroffenen Vater oder dem Paar gemeinsam durchgeführt werden – sofern es für beide stimmig ist. In ähnlicher Weise kann man auch im *Vorfeld* eines Schwangerschaftsabbruchs Abschied nehmen (lassen). Selbstverständlich sind entsprechend abgewandelte Rituale auch für die Verarbeitung des Todes von auf andere Weise verstorbenen Kindern hilfreich. Auch im Kontext von Verlusten wie Organen (vor oder nach Operationen) oder Körperteilen haben sich solche Abschiedsrituale als sehr entlastend erwiesen.

Wichtig ist auf jeden Fall, dass *erst* die Mutter und wenn möglich auch der Vater die Trauer und die Schuldgefühle über den Verlust des verloren gegangenen Kindes bearbeiten. Sonst ist die Wahrscheinlichkeit groß, dass diese (später) von lebenden Kindern übernommen werden.

Manchen Frauen (oder Geschwistern, sofern sie davon wissen) ist es ein Bedürfnis, einem verloren gegangenen oder jung gestorbenen Kind einen Namen und nicht nur einen Platz im Herzen und System, sondern auch physisch und sichtbar ein Andenken zu geben. Dies kann auf einem Friedhof sein, wo die sogenannten »Sternenkinder« ihre letzte Ruhe finden. Alternativ wirkt entsprechend ein Symbol im Garten oder Haus. Dies wird manchmal nur für einen bestimmten Zeitabschnitt, übergangsweise, als stimmig empfunden.

Den Kindern von Abtreibungen erzählen?

Ich werde oft von Frauen bzw. Eltern gefragt, ob sie ihren Kindern von der Abtreibung/den Abtreibungen erzählen sollen. Meiner Erfahrung nach ist es wichtig, ein solches fehlendes Kind möglichst frühzeitig in die Familie und die Geschwisterreihe zu integrieren. Dies geschieht bereits, wenn man die Existenz des »verloren gegangenen Kindes« überhaupt innerlich zulässt und wenn möglich bei passender Gelegenheit erwähnt. Inwieweit auf Details eingegangen wird, hängt vom Alter der Kinder und einem adäquaten Kontext ab. Mir wurde häufiger von Frauen berichtet, die im Rahmen der systemischen Arbeit nicht wussten, wie sie das Thema zu Hause ansprechen sollten, dass ihre Kinder im Anschluss an eine Genogramm- oder Aufstellungsarbeit »zufällig« gefragt hätten, ob es noch weitere Geschwister gab. Spätestens wenn die Kinder (unerklärliche) Symptome aufweisen oder selbst Kinder bekommen, vor einer eigenen Abtreibung oder dem Verlust eines eigenen Kindes stehen bzw. ein entsprechender Verlust schon eingetreten ist, haben sie m. E. ein Recht darauf, von solchen (Halb-) Geschwistern zu erfahren.

Es ist mir an dieser Stelle ein Anliegen zu sagen, dass ich hier nicht für oder gegen die eine oder andere Entscheidung plädiere. Mir geht es darum, aus *systemischer* Sicht und aufgrund meiner langjährigen Erfahrung darauf hinzuweisen, wie verloren gegangene (Geschwister) kinder und insbesondere Abtreibungen (weiter)wirken können; wie wichtig es außerdem ist, sie mit in das Familiensystem einzubeziehen, zu betrauern und den Verlust soweit möglich zu bearbeiten, damit dies nicht von den lebenden Geschwisterkindern und/oder Nachfahren nachgeholt werden muss. Möglicherweise sehe ich in meiner Praxis auch keinen repräsentativen Querschnitt der Bevölkerung, sondern eine »Auswahl« an Patienten, die sich unter dem Schutz der ärztlichen Schweigepflicht zur Bearbeitung dieses Themas direkt oder wegen unerklärlicher, oft langjährig bestehender therapieresistenter Symptome vorstellen.

Über eine berührende und zum Nachdenken anregende Begebenheit möchte ich zum Schluss noch berichten.

Fallbeispiel: Abtreibung ja oder nein?

Eine damals 35-jährige Patientin sprach mich vor vielen Jahren nach einem Gruppenabend mit systemischen Aufstellungen in Tränen aufgelöst an. Sie sei in der 8. Schwangerschaftswoche und habe bereits zwei Termine für eine Abtreibung nicht wahrgenommen. Sie fühle sich im Konflikt, dass sie einerseits das Kind haben wolle, aber andererseits sich als alleinerziehende Mutter eines 13-jährigen Sohnes emotional und finanziell nicht in der Lage sehe, noch ein weiteres Kind großzuziehen.

Für einen Schwangerschaftsabbruch vor der 12. Woche dränge die Zeit und sie wisse nicht, was sie machen solle. Ich bat sie spontan, sich in die Zukunft zu versetzen, mehrere Monate später, in eine Zeit, in der das Kind in ihr nicht mehr da sei. Dann sollte sie sich zum Vergleich die Phase nach der Geburt vorstellen, wenn sie (wieder) ein lebendes Kind in den Armen halte. Da war ihr schon klar, dass sie das Baby behalten möchte. Dennoch bat ich sie zusätzlich, sich *in* den Embryo in ihrer Gebärmutter zu versetzen: Was würde er sagen, wenn er gefragt würde und sprechen könnte? Die Patientin vernahm eindeutig, dass er bleiben möchte, dass er sich freut zu kommen etc. Wenige Minuten vorher noch weinend und ratlos vor mir stehend, ging sie jetzt freudestrahlend nach Hause. Sieben Monate später berichtete sie mir über eine völlig problemlose Geburt einer Tochter. Heute ist diese erwachsen und die Patientin betont immer wieder, wenn ich sie ab und an sehe, wie froh sie über ihre damalige Entscheidung war und dass ihre Tochter ein »Glückskind« sei.

5.6 Vorteile der Genogrammarbeit

Ein Genogramm zu erstellen, geht weit über eine reine Datensammlung hinaus. So wird der Patient beispielsweise angeregt, sich während der detaillierten Recherche mit seiner Familie – über mehrere Generationen hinweg – zu beschäftigen. Die eigene Herkunft anzuschauen, intensive Gespräche mit noch lebenden Familienmitgliedern zu führen und Fakten und Geschichten auch aus dem Leben von verstorbenen Angehörigen und Vorfahren zusammenzutragen und auf sich wirken zu lassen, vermittelt das Gefühl des Dazugehörens und Eingebundenseins. Es kommt zu neuen Wahrnehmungen und Einsichten, zu einem besseren Verständnis für Ereignisse und Verhaltensweisen – sowohl im eigenen Leben als auch in dem der Altvorderen – und verstärkter Achtsamkeit und Toleranz zwischen Familienmitgliedern.

Nur selten habe ich es erlebt, dass ein Patient sich nicht auf eine Genogrammerstellung bzw. Recherche im Familiensystem einlassen konnte, obwohl er prinzipiell an der systemischen Arbeit interessiert war. Dies kann auf schwere Belastungen im Familiensystem hinweisen, die ihm möglicherweise (zunächst) gar nicht bekannt sind.

> So erlebte ich es bei einer Patientin, die schon lange ihr Genogramm erstellen wollte, aber mehrfach ihren Termin verschob – nicht nachvollziehbar für sie, bis sie Jahre später herausfand, dass fast ihre gesamte Großelterngeneration Opfer des Holocaust war. Ihre Erklärung für das zögerliche Vorgehen war, dass es offensichtlich ein unbewusster Teil in ihr nicht zugelassen hatte, sich dem unermesslichen Leid eher zu stellen.

Im Folgenden sind einige wesentliche Vorteile der Genogrammarbeit stichpunktartig zusammenfasst.

Was spricht für die Genogrammarbeit?

- Der Patient ergreift die Initiative selbst und setzt sich *eigenverantwortlich* mit seinem (Familien-)System auseinander.
- Dazu ist es oft nötig, *Kontakte* zu intensivieren oder abgebrochene wiederherzustellen.
- So können Gespräche mit noch lebenden Personen im Rahmen der Recherche bereits *im Vorfeld* der Genogrammarbeit bzw. der systemischen Therapie klärende und heilende Prozesse in Bewegung setzen.
- Schon *während* der Genogrammerstellung geben emotionale *Spontanreaktionen* und verbale Äußerungen des Patienten wichtige *Hinweise* auf mögliche Repräsentationen, Schicksalsbindungen, Blockaden etc.

- Die grafische Darstellung der Familiengeschichte ermöglicht dem Patienten *und dem* Therapeuten einen *schnellen* und vollständigen *Überblick* über das familiäre Netzwerk, auch bei komplizierteren Systemen wie Patchwork-/Adoptivfamilien bzw. in palliativmedizinischen oder anderen Kontexten.
- Die Erstellung des Genogramms verläuft *strukturiert* und ist anhand der Daten genau nachvollziehbar.
- Dies erleichtert auch emotional zurückhaltenden und sehr analytisch und strukturiert denkenden Menschen den *Zugang* zur systemischen Arbeit.

  Es zeigt sich immer wieder, dass v. a. männliche Patienten sich über den strukturierten Rahmen der Genogrammarbeit leichter der systemischen Arbeit gegenüber öffnen können. Hier sind die Daten »sachlich«, nachvollziehbar und objektiv zu belegen. Ich habe einige Männer/Väter gesehen, die zunächst nur auf Wunsch oder sogar Druck der Ehefrau mit in die Praxis kamen, um Probleme bezüglich ihrer Partnerschaft oder ihrer Kinder systemisch-familienbiografisch zu betrachten. Auch sie bekamen auf einmal Freude an der Zusammenstellung der Daten und Erlebnisse ihrer Vorfahren. Dies ging teilweise so weit, dass sie mit dem Computer erstellte Stammbäume inklusive eingescannter Bilder der jeweiligen Familienmitglieder und Ahnen entwarfen.

Weitere Vorteile:

- *Alle* Personen – auch (früh) *verstorbene* und *ausgeschlossene* – werden mit *einbezogen*. So wird gelebte, belastete oder unterbrochene Liebe auf folgenden Ebenen deutlich:
  - Eltern-Kind-Ebene
  - Geschwister-Ebene
  - Paar-Ebene
  - Kind-Eltern-Ebene.

  Dieses trägt dazu bei, die Beziehungen zu ordnen, sich zugehörig und verbunden zu fühlen, und schafft die Basis dafür, entlastet und frei seinen eigenen Platz ganz einnehmen zu können.
- Ereignisse und negative oder belastende Verhaltensweisen – die eigenen eingeschlossen – werden in einen *größeren Rahmen* in das *Gesamtsystem* und in das *Zeitgeschehen* eingeordnet und

dadurch aus einem anderen Blickwinkel betrachtet, relativiert und besser verstanden.

- Dies kann auch zur *Entgiftung* von Familienthemen führen (McGoldrick, Gerson u. Petri 2022), z. B. »gefallenes Mädchen/ledige Mutter« in den 1950iger-Jahren versus »alleinerziehende Mutter/Einelternfamilie« heutzutage.
- *Normen, Werte, Tabus, Familiengeheimnisse, Loyalitäten, familiäre Regeln und Traditionen* können erörtert werden. Solche Leitmotive sind oft machtvoll und haben eine hohe Wertepriorität in Familiensystemen.
- Das Genogramm gibt Auskunft über *nationale, kulturelle Zugehörigkeit und soziale Differenzen.*
- Über die Genogrammarbeit lassen sich *Auswirkungen* von *sozialen, ökonomischen, politischen Ereignissen* auf die Familienbeziehungen und -strukturen erkennen:
- Beispielsweise können *Aufstiege* und *Misserfolge* einzelner Familienmitglieder der verschiedenen Generationen auffallen und möglicherweise in Beziehung zu dem aktuellen Problem (z. B. ausgelöst durch Loyalitätskonflikte) des Patienten gesetzt werden.
- Ähnlichkeiten, Wiederholungen (von Schicksalen, Krankheiten etc.) und *sich wiederholende Muster* zeigen sich.
- Auch lassen sich generationsübergreifende spezifische Muster von *Bewältigungsmechanismen* von kritischen Situationen erkennen, z. B. Triangulierungen: Konflikthafte Zweierbeziehungen werden oft um eine dritte Person erweitert (Ehegattensubstitut), die den Konflikt verdeckt und das System stabilisiert. Oder zwei Personen schließen sich gegen eine dritte zusammen (Koalition).
- Des Weiteren wird deutlich, wie sich *Familienmuster* zu verschiedenen Zeiten, das heißt *vor, bei* oder *nach* dem Auftreten einer Krise, z. B. dem Tod eines Familienmitgliedes oder Zerstörungen im Krieg, *verändert* haben.
- Das Genogramm kann *anderen Familienmitgliedern* für deren eigene systemische Arbeit *zur Verfügung gestellt* werden (mit Einwilligung des »Genogramm-Eigentümers«).
- Das Genogramm kann *fachübergreifend* in verschiedenen therapeutischen Bereichen, in der Beratung, Supervision und beim Coaching eingesetzt werden.

- Last, but not least bietet das Genogramm einen schnellen Überblick und eine hilfreiche und solide *Informationsbasis* auch für *verdeckte Aufstellungen* in der Gruppe.

Die Vorteile von Genogrammerstellung und -analyse überschneiden sich an vielen Stellen. Die wesentlichen Vorzüge der familienbiografischen Genogramm*analyse* wurden bereits im Abschnitt »Das Potenzial der systemisch-familienbiografischen Methode« zu Beginn des Buches herausgestellt und können dort nachgelesen werden.

Intensive innere Bilder während eines Gesprächs über das Familiensystem oder Erkenntnisse generationsübergreifender Zusammenhänge bei der Genogrammarbeit können bereits wie eine »mentale« Aufstellung bzw. wie eine »Aufstellung auf dem Papier« wirken. Die in der Genogrammarbeit gefundenen Hypothesen zu möglichen systemischen Zusammenhängen lassen sich dann in einer Systemaufstellung mit Personen oder Gegenständen im Raum überprüfen. Wie dies vonstattengehen kann, erfahren Sie im Folgenden.

III Systemische Aufstellungen

6 Kurzer Auftakt

Da es Ärzte, Psychotherapeuten, Therapeuten im gesundheitlichen Bereich und andere Berufsgruppen gibt, die zwar die Genogrammerstellung (eher selten die noch nicht so bekannte Genogrammanalyse) in ihre Arbeit mit einbeziehen, z. B. in der Sozialarbeit, Palliativmedizin und im Kontext von Adoptionen, aber noch Informationsbedarf im Feld der Aufstellungsarbeit haben, möchte ich in diesem Teil des Buches einige wesentliche Grundlagen ansprechen.

Es gibt diverse Formen von Aufstellungen im Einzel- und Gruppensetting und auch viele verschiedene Vorgehens- und Umgangsweisen.[16] Ich beschreibe im Folgenden die Systemaufstellungen in Kurzfassung so, wie ich sie in meiner Praxis typischerweise durchführe.

Das Prinzip

Aufstellungen können in Bezug auf ein spezifisches Anliegen ein zuvor unbewusstes, problemauslösendes oder symptomunterhaltendes bzw. krank machendes »inneres (Familien-)Bild« ans Licht bringen und in ein (bewusstes) stärkendes und heilsames sogenanntes »Lösungsbild« verwandeln.

Mithilfe von Personen oder Gegenständen als Stellvertretern/ Repräsentanten werden innere Bilder in den Raum externalisiert. Auf diese Weise abgebildete Beziehungen und Zusammenhänge etc. werden dadurch bewusst und so können Veränderungs- und Lösungsprozesse eingeleitet werden. Letztendlich geht es vor allem darum, bei demjenigen, der mit einem Anliegen zu mir kommt, dem »Anliegengeber«, (meist unbewusste) problemauslösende Schicksalsbindungen und übernommene Stellvertretungsaufgaben zu lösen und ihm dadurch zu ermöglichen, nur seinen eigenen »richtigen« Platz unbelastet und frei einzunehmen.

16 Siehe z. B. Böhm (2016); Bourquin (2017a); Daimler (2008); de Philipp (2019); Drexler (2015); Gehlert (2020); Hartung u. Remy (2020); Hartung u. Spitta (2020); Horn (2019); Mahr (2003); Nazarkiewicz u. Kuschik (2015); Langlotz (2015); Lockert (2020); Ruppert (2013); Steiner (2019); Ulsamer (2010, 2020); Weber (2000); Weber (1993, 2012, 2017); Weber u. Rosselet (2016); Weber, Simon u. Schmidt (2016); Wiedemann (2015). Zum Denken und Handeln Bert Hellingers siehe z. B. Hellinger u. ten Hövel (2005); Hellinger u. Heilmann (2018).

Aufstellungen werden typischerweise in Gruppen mit Menschen oder im Einzelsetting mit Symbolen, also gegenständlichen Repräsentanten im Raum, durchgeführt. Mittlerweile gibt es auch zunehmend Online-Angebote für Aufstellungen.

Die Aufstellung als Anstoß

In der Beratung werden möglicherweise mehrere zur Bearbeitung anstehende Themen ersichtlich. In einer einzelnen Aufstellung können jedoch in der Regel nicht alle Lebensthemen vollständig bearbeitet und gelöst werden.

Auch liefern Aufstellungen keine »Beweise« für Vorgänge und Taten (wie z. B. für eine Vaterschaft und/oder einen stattgefundenen Missbrauch). Sie dienen vielmehr als Anstoß dafür, das ins Stocken geratene »Vehikel des Lebens« wieder in Fahrt zu bringen und möglicherweise in eine neue, günstigere Richtung zu lenken. Sie haben außerdem zum Ziel, zumindest für den aufstellenden Patienten einen besseren und stärkenderen Platz im System zu finden als zuvor.

Wichtigkeit eines Anliegens

Für eine Aufstellung ist ein klar und aktuell formuliertes Anliegen wichtig.

Meist kristallisiert sich in der Vorbesprechung zur Aufstellung (das kann in einer eigenen Sitzung oder direkt vor der Aufstellung sein) von mehreren genannten Problemen das heraus, was besonders dringlich zur Bearbeitung ansteht (und möglicherweise auch mit den anderen verbunden ist).

Dieses wird vom Patienten mit seinen Worten – ggf. mit Unterstützung des Therapeuten – präzisiert (z. B. »Ich möchte klären, ob meine Depressionen im Zusammenhang mit dem Familiensystem stehen« oder: »Ich möchte eine Lösung für das übermässig aggressive Verhalten meines 8-jährigen Sohnes finden und schauen, ob dies z. B. im Zusammenhang mit unseren Paarproblemen oder etwas anderem im System steht«).

Je konkreter das Anliegen benannt wird, desto eher kann sich eine Antwort auf die damit verbundene Frage zeigen.

Einbeziehung des Genogramms

Vom Anliegen hängt es ab, welcher Systemausschnitt (z. B. im Herkunftssystem oder Gegenwartssystem) gewählt und auf welche Informationen fokussiert wird. Auf der Basis der bei der Genogrammarbeit gebildeten Hypothesen in Bezug auf mögliche übernommene Stellvertretungsaufgaben wird geklärt, welche Personen und/oder Elemente zum Einsatz kommen und welche (vorerst) weggelassen werden können, um den Überblick zu bewahren. Die Informationen im Genogramm (das bei meiner Art des Vorgehens dem Aufstellungsleiter und Patienten bei der Aufstellung üblicherweise vorliegt) – insbesondere das Wissen um frühe Tode und andere einschneidende Ereignisse – dienen dann auch während der Aufstellung zur Orientierung, wenn Entscheidungen für das weitere Vorgehen anstehen, wie beispielsweise das Einbeziehen weiterer Personen/Elemente. Ich möchte an dieser Stelle nochmals betonen, dass vorab gebildete Hypothesen hier überprüft werden können, dass aber eine größtmögliche Offenheit für andere, sich möglicherweise zeigende, vielleicht bisher nicht gesehene Aspekte unabdingbar ist.

Ein bereits vorliegendes Genogramm hat bei Aufstellungen in der Gruppe auch den Vorzug, dass der Anliegengeber vor der Gruppe keine oder nur wenige Details über sein System (Lebenssituation, Familie, Scheidungen, Beruf, Krankheit, [früh] Verstorbene etc.) preisgeben muss. Es reicht dann aus, wenn er in Anwesenheit der anderen Teilnehmer und vor der Aufstellung nur sein Anliegen äußert und (sich) die Frage beantwortet, woran er merkt bzw. andere in seinem Umfeld merken, dass eine Veränderung –bzw. der erste Schritt in Richtung Veränderung – oder eine Lösung eingetreten ist.

Diese Herangehensweise schützt den Aufstellenden auch im Sinne höchstmöglicher Vertraulichkeit und wahrt das Einhalten der Schweigepflicht. Falls es doch notwendig sein sollte, gewisse Informationen in den Raum zu geben, hole ich mir dafür vorher die Erlaubnis vom Anliegengeber.

Ein vorhandenes Genogramm ermöglicht es den Repräsentanten auch, unbeeinflusst und unabgelenkt von den Darstellungen des Anliegengebers nur auf ihre eigenen Wahrnehmungen an den jeweiligen Positionen zu achten. Auch kann sich das, worum es eigentlich geht, unabhängig von Vorinformationen zeigen. Umso überzeugender und erstaunlicher ist es dann oft für alle Beteiligten, im Nachhinein zu erfahren (sofern die Offenlegung von dem Aufstellenden gewünscht ist), wie realitätsnah Empfindungen der Stellvertreter in den jeweiligen Positionen waren.

Die Rolle des Leiters einer Aufstellung

Auch wenn es sich bei der systemischen Arbeit oft um eine therapeutische Maßnahme handelt, nehme ich mich eher in der Rolle eines »Gastgebers« oder »Geburtshelfers« wahr, der daran beteiligt und interessiert ist, die meist schon im Patienten/Anliegengeber vorhandene Lösung hervorzubringen. In der Einzelarbeit oder in der Gruppe schaffen wir gemeinsam einen Raum, in dem sich etwas zeigen und ereignen darf, das für den Aufstellenden hilfreich ist. Der neutrale, beobachtende Aufstellungsleiter achtet darauf, dass weder seine Haltung noch die Rückmeldungen aus den Rollen der Stellvertreter deutend oder bewertend sind.

Gleichzeitig behält er den Aufstellenden im Auge und bezieht ihn ggf. auch während der Aufstellung mit ein (Rückmeldungen/Befinden/eigene Ideen für weitere Schritte usw.). Letztendlich bestimmt der Anliegengeber eigenverantwortlich, was er zulassen kann und wie weit er gehen möchte. Auf jeden Fall sollte er möglichst am Ende einer Aufstellung in einem besseren Zustand sein als vorher und auch nach der Aufstellung noch die Möglichkeit haben, für eventuelle Fragen oder Rückmeldungen mit dem Aufstellungsleiter in Kontakt zu treten. Dies gilt bei Bedarf auch für die Stellvertreter und teilnehmenden Beobachter.

7 Aufstellungen im *Einzel-* oder *Gruppen*setting

7.1 Vorgehen bei Aufstellungen im Einzelsetting

Aufstellungen in Einzelarbeit werden mit gegenständlichen Repräsentanten (z. B. Holzelementen, Steinen, Papierbögen, Stühlen, Schuhen etc.) durchgeführt (Franke 2017; de Philipp 2019). Auch andere Gegenstände wie Stofftiere oder PLAYMOBIL® Figuren[17] kommen zum Einsatz (s. Abb. 32). Die Elemente werden entweder auf dem Boden als Bodenanker platziert oder auf dem Tisch bzw. einem Aufstellungs- oder »Systembrett«. Der Patient wählt in Absprache mit dem Therapeuten bei dieser Form der Aufstellung Symbole für Familienmitglieder und andere Elemente, die für die in der Genogrammanalyse gefundene Struktur relevant sind, und positioniert diese nach eigenem Empfinden im Raum.

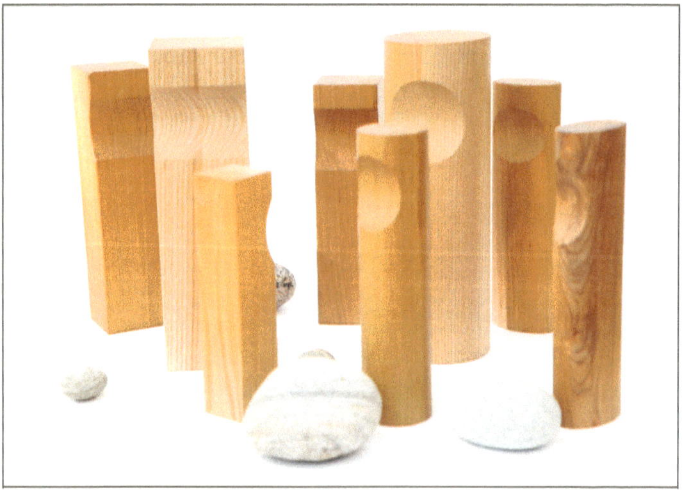

Abb. 32: Beispiele für gegenständliche Repräsentanten: Holzelemente (z. B. STRUKTIES®) und Steine

Dann fühlt sich der Patient an den Plätzen der von ihm aufgestellten Symbole für Familienmitglieder etc. ein und äußert die an den jeweili-

17 Z. B. https://www.carl-auer.de/playmobil-set [23.9.2022].

gen Positionen eintretenden Wahrnehmungen wie körperliche Veränderungen, Gefühle oder auch aufkommende Gedanken, Bilder und Worte. Auf diese Weise nimmt die aufstellende Person in der Einzelarbeit selbst die Plätze der anderen ein und blickt auch von diesen auf sich selbst. Allein dieser Perspektivenwechsel kann schon sehr erhellende Erkenntnisse und heilsame Entwicklungen bewirken. Entsprechend den jeweiligen Wahrnehmungen wird dann Schritt für Schritt eine Lösung – oder zumindest ein Zwischenschritt zur Lösung – erarbeitet. Dies geschieht z. B. durch Um- und Hinzustellen von Figuren für Personen bzw. Strukturen, durch das Aussprechen hilfreicher Sätze oder die Durchführung von Ritualen. Anschließend fühlt sich der Patient an seinem Platz häufig besser oder kann diesen erstmals richtig einnehmen.

Fallbeispiel für eine Aufstellung in Einzelarbeit

Eine 58-jährige Patientin leidet, solange sie sich erinnern kann, unter den Ängsten – insbesondere Verlustängsten – ihrer 83-jährigen Mutter und deren kontrollierendem und stark vorausplanendem Verhalten, das sie als zwanghaft empfindet. Jetzt, wo die Mutter zunehmend gebrechlicher wird, möchte sie als Tochter herausfinden, welche Ursachen dahinterstecken könnten, um die Basis für einen besseren Kontakt zu ihrer Mutter herstellen zu können.

Bei der familienbiografischen Genogrammarbeit stellt sich heraus, dass ihre Mutter während der Kriegsjahre mehrfach von ihren Eltern getrennt war, teilweise sogar monatelang, als sie durch die »Kinderlandverschickung« in einer fremden Familie, Hunderte von Kilometern entfernt, in Sicherheit gebracht wurde. Zu der Zeit war sie erst 5 Jahre alt.

Im nächsten Schritt möchte die Patientin sich die Situation in Form einer Aufstellung im Einzelsetting anschauen.

Die Patientin stellt zunächst ein Symbol für sich und gegenüber für ihre Mutter auf und spürt sich hintereinander an den beiden Positionen ein. Als die Patientin den Platz ihrer Mutter einnimmt, fühlt sie sich auf einmal klein, in das Vorschulalter zurückversetzt und hat Angst und das Gefühl, fremden Menschen ausgeliefert zu sein und nicht zu wissen, was (ihr) geschieht.

Allein diesen jüngeren Persönlichkeitsanteil der Mutter wahrgenommen zu haben, hat der Patientin dazu verholfen, die Ängste und das zwanghafte, kontrollierende und nicht mehr adäquate Verhalten der Mutter im Erwachsenenalter anders einzuordnen und besser zu verstehen. Dadurch konnte sie als Tochter ihre Mutter eher so lassen, wie sie ist, sodass sich in der Folge auch das Verhältnis zwischen beiden besserte.

7.2 Vorgehen bei Aufstellungen im Gruppensetting

Im Fall einer Gruppenaufstellung übernehmen Teilnehmer vorübergehend die Rolle als »Stellvertreter« bzw. »Repräsentanten« von Angehörigen oder Strukturen aus dem (Familien-)System des Anliegengebers. Wie viele Informationen die Teilnehmer und Repräsentanten bekommen, ob eine Aufstellung sogar »verdeckt«[18] durchgeführt wird, entscheidet sich jeweils vor der Aufstellung auch entsprechend den Vorstellungen des Anliegengebers. Wie die Aufstellungen dann im Einzelnen begleitet werden und verlaufen, hängt von verschiedenen Faktoren ab – insbesondere auch von der Ausrichtung und Arbeitsweise des Aufstellungsleiters.

Eine Aufstellung in der Gruppe verläuft i. d. R. – und auch bei mir – folgendermaßen: Der Aufstellende (der Anliegengeber) wählt aus der Gruppe für sich selbst sowie für jedes Mitglied seines (Familien-)Systems, das im Rahmen des Anliegens als bedeutsam erachtet wird, bzw. auch für ein Organ, Symptom oder eine andere relevante Struktur einen Stellvertreter aus. Nachdem dieser sein Einverständnis gegeben hat (was selbstverständlich von dem Ausgewählten auch abgelehnt werden kann), positioniert der Aufstellende diesen nach eigenem Empfinden und möglichst ohne nachzudenken spontan im Raum.

Er selbst beobachtet das weitere Geschehen in der Regel aus der Außenperspektive.

Nachdem sich die Repräsentanten in ihre Rollen eingefühlt haben, können sie z. B. Wahrnehmungen und Impulse äußern, bei Veränderungen der Position auch im Vergleich zu vorher an den jeweiligen Plätzen. Erstaunlicherweise entsprechen die Empfindungen der Stellvertreter meist mit großer Präzision der Realität – obwohl diese bei meinen Aufstellungen (bei denen meist ein Genogramm vorliegt) so gut wie keine Vorinformationen zum System des Patienten bekommen.

---

18 Bei verdeckten Aufstellungen haben die Anwesenden und Stellvertreter in den jeweiligen Rollen kaum bzw. keinerlei Informationen über das Familiensystem und welcher Person bzw. welchem Ereignis etc. sie zugeordnet sind. Dies kommt dem Bedürfnis größtmöglicher Diskretion entgegen und ist besonders überzeugend, da die Rückmeldungen aus den übernommenen Rollen dennoch meist sehr realitätsnah sind.

Über die Rückmeldungen der Repräsentanten können so Zusammenhänge zwischen individuellen Problemen des Klienten und unbewussten schicksalhaften Verbindungen mit Angehörigen des (Familien-)Systems erfahrbar werden. Indem diese ins Bewusstsein gelangen, lassen sie sich dann auch oft lösen.

Der Therapeut begleitet eine solche Aufstellung durch gezielte Fragen an die Stellvertreter, wenn er es für sinnvoll erachtet, und ggf. auch an die aufstellende Person. Darüber hinaus kann er aktiv Umpositionierungen oder sogenannte »Lösungssätze« sowie auch bestimmte »problemlösende« Rituale und Gesten anregen (s. u.), die sich in entsprechenden Situationen bewährt haben. Oft finden die Stellvertreter selbst passende Sätze und Bewegungen.

Dadurch verändert sich das (Familien-)Bild Schritt für Schritt, bis ein guter und sicherer Platz insbesondere für die *aufstellende* Person (bzw. zunächst ihren Stellvertreter) oder ein Ansatz für ein »Lösungsbild« bzw. den nächsten Schritt gefunden ist. Dies kann beispielsweise ein Impuls zur Verhaltensänderung oder auch ein Thema für eine weitere Aufstellung sein. Wenn es für den Anliegengeber stimmig ist, stellt er sich üblicherweise zum Schluss in seine eigene Position (d. h. an den Platz, wo bisher sein Stellvertreter gestanden hat).

Aufstellungen verlaufen, wenn sie von entsprechend erfahrenen, kompetenten und achtsamen Therapeuten angeleitet werden, in gegenseitigem Respekt und rücksichtsvoller Offenheit. Häufig kommt es zu emotionalen Rückmeldungen und Erkenntnisschritten, die alle Beteiligten – nicht nur den Aufstellenden – zutiefst bewegen. Auch die beobachtenden Teilnehmer und die Stellvertreter in ihren Positionen können für sich selbst wertvolle und lösende Erfahrungen mitnehmen. Oft finden sie sich in einer Rolle wieder, die der eigenen im realen Leben sehr ähnlich ist.

Studien belegen die Wirksamkeit der systemischen Aufstellungsarbeit (z. B. Weinhold et al. 2014, Gehlert 2020). Unerwünschte Wirkungen oder Nebenwirkungen der Aufstellungen selbst sind meines Wissens wissenschaftlich nicht nachgewiesen, werden jedoch ab und zu berichtet. Es ist denkbar, dass Faktoren, die der Patient mit einbringt und die durch den Therapeuten und seine (Art der) Begleitung der Aufstellung oder durch andere Umstände zum Tragen kommen, sich anders als erwartet auswirken können. Umso wichtiger ist es, dass der Patient sich bei der Wahl eines aufstellenden Therapeuten im Hinblick auf dessen Kompetenz und Erfahrung gut informiert und auch das Angebot von Vorgesprächen und Nachbetreuung bekommt.

Hier geht es um tiefgehende emotionale und körperliche Prozesse, die auch viel Respekt, Einfühlungsvermögen und Zurückhaltung erfordern.

Nachdem der prinzipielle Unterschied zwischen Aufstellungen im Einzelsetting und in der Gruppe dargestellt wurde, bezieht sich das Folgende auf einige weitere wichtige Gesichtspunkte bei einer Aufstellung in der *Gruppe*. Danach folgen häufig gestellte Fragen (FAQs) und mögliche Antworten darauf.

Wichtige Aspekte bei Gruppenaufstellungen

Eingangsrunde

Vor dem Beginn der eigentlichen Aufstellungen empfiehlt sich eine (kurze) Eingangsrunde (in der, wenn gewünscht, auch nur die Vornamen der Teilnehmer genannt werden). So können sich die Gruppenmitglieder kennenlernen, mental ankommen, ihr derzeitiges Befinden kundtun bzw. Rückmeldungen zu Erfahrungen von vorigen systemischen Gesprächen oder Veranstaltungen geben, wenn sie dies möchten, bzw. noch offene Fragen stellen.

Um einen relativen »Gleichstand« für alle Teilnehmer – die üblicherweise unterschiedliche Vorkenntnisse haben – herzustellen, bietet es sich an, in aller Kürze das Prinzip von Aufstellungen zu erläutern und folgende Punkte anzusprechen, die im Zusammenhang mit der Gruppenarbeit relevant sind:

Das Gelten der Schweigepflicht

Alles, was sich im Rahmen der Gruppenaufstellungen ergibt und zeigt, insbesondere Details und persönliche Dinge aus dem System des Aufstellenden, müssen in diesem geschützten Raum bleiben und diskret behandelt werden. Über *prinzipielle,* generell zutage tretende Zusammenhänge, wie z. B. die Wichtigkeit der Integration eines früh verstorbenen Geschwisters für die Lösung, darf m. E. von den Teilnehmern auch außenstehenden Interessierten berichtet werden.

Funktion und Aufgabe von Stellvertretern

Bei der Stellvertretung geht es um Wahrnehmungen an dem jeweiligen Platz und nicht um gesichertes »Wissen« oder Bewertungen. Jeder, der sich einlassen möchte, ist in der Lage, dies auch ohne Vorerfahrung zu tun. Es kommt durchaus regelmäßig vor, dass ein Stellvertreter in der Rolle ähnliche Wahrnehmungen/Symptome bekommt, die er aus seinem eigenen Leben kennt. Die Aufstellung kann sich manchmal sogar wie eine eigene »Aufstellung in der Aufstellung« anfühlen. Jemand, der nicht mehr zwischen seinen eigenen, persönlichen und Fremd-Wahrnehmungen unterscheiden kann bzw. sich überfordert fühlt, darf (und sollte) zu jedem Zeitpunkt aus der Rolle aussteigen und sich durch eine andere Person austauschen lassen. Es ist auch möglich, dass die im Stuhlkreis sitzenden teilnehmenden Beobachter in Resonanz mit dem Geschehen treten, was sogar in körperlichen Symptomen (z. B. Herzklopfen, Beklemmungen, Traurigkeit etc.) zum Ausdruck kommen kann.

Ich empfehle, dass diejenigen, die eine eigene Aufstellung bekommen möchten, im Vorfeld mindestens ein- bis zweimal Erfahrungen als Stellvertreter in Aufstellungsgruppen sammeln, um das, was sich dann in ihrer eigenen Aufstellung zeigt, annehmen zu können.

Auswahl der Repräsentanten

Meistens wählt der Anliegengeber die Stellvertreter selbst aus und positioniert sie im Raum. Erfahrungsgemäß ist es günstiger, zunächst mit einer kleinen Anzahl von Repräsentanten zu beginnen und dann entsprechend den Rückmeldungen weitere dazuzustellen, weil dann Unterschiede und Veränderungen deutlicher zutage treten können.

Der Ablauf einer Aufstellung

Selbstverständlich gibt es viele Varianten, wie Aufstellungen geleitet werden und ablaufen können. Zum Beispiel kann es sich anbieten, die aufstellende Person selbst nicht erst am Ende in die Aufstellung miteinzubeziehen, sondern zwischenzeitlich auszutauschen. Dies ist z. B. erkennbar daran, dass der Anliegengeber starke emotionale Mitreaktionen zeigt und/oder sich selbst an die Position seines Stellvertreters stellen bzw. mit einem bestimmten Repräsentanten in Kontakt treten möchte. Dies kann beispielsweise die Wirkung von Sätzen und Ritualen verstärken. Es kommt auch vor, dass die Stellvertreter nicht durch den Aufstellungsleiter »umgestellt« werden, sondern ihre Position selbst spontan verändern, entsprechend ihren Wahrnehmungen und Impulsen. Es kann ebenfalls stimmig sein, die Repräsentanten sich zu Beginn frei im Raum bewegen zu lassen, bevor sie zu Rückmeldungen aus den jeweiligen Positionen angeregt werden. In anderen Fällen finden Aufstellungen wort- und kommentarlos als reine Bewegungen im Raum statt. Dies ist nur ein kleiner Ausschnitt aus zahlreichen möglichen Varianten, die auch in meiner Praxis zum Tragen kommen und jeweils so gewählt werden, dass sie möglichst hilfreich und weiterführend für den Anliegengeber sind.

Begleitung in die Rolle, Arbeits-»Du«

Um den Stellvertretern den Einstieg in die jeweilige Rolle zu erleichtern, begleitet der Aufstellungsleiter sie zu Beginn mit tranceinduzierenden Sätzen, während diese sich an ihren jeweiligen Positionen einspüren. Solche Sätze können sich auf die Wahrnehmungen im Hier und Jetzt beziehen und auf die verschiedenen Sinnesebenen (VAKOG), Körperpositionen/-haltungen (Seitenunterschiede), Impulse, Gefühle (Wärme, Kälte, Druck) oder inneren Bilder fokussieren lassen – um nur einige von vielen Beispielen zu nennen. Sie regen auch an, im weiteren Verlauf der Aufstellung, z. B. bei Umpositionierungen, auf *Unterschiede und Veränderungen* zu vorher zu achten. Bei der Abfrage der Befindlichkeiten wird üblicherweise das Arbeits-Du verwendet, um die Repräsentanten bestmöglich in ihren Rollen abzuholen, z. B.: »Was hat sich bei *dir* als Mutter verändert?«.

Lösungssätze und Rituale

Im Verlauf einer Aufstellung ist es oft hilfreich, den Repräsentanten situationsentsprechend testweise Sätze anzubieten und sie spüren zu lassen, ob diese für sie stimmig sind (z. B.: »Ich habe dich sehr vermisst«, »Schade, dass du nicht mehr da bist« oder »Du bist meine Mutter«).

Hier kann es sein, dass ein biologisch »richtiger« Satz (»Ich bin deine Tochter«) zwar korrekt ist, aber nicht angenommen bzw. ausgesprochen werden kann. Dann sind weitere Schritte nötig, um z. B. die Mutter-Tochter-Beziehung zu beleuchten. M. E. dürfen Stellvertreter nicht gezwungen werden, eine Formulierung oder Körperbewegung wie z. B. eine Verbeugung auszuüben, wenn diese für sie nicht stimmig ist. Es gibt dann Gründe dafür und meist sind andere Angebote oder weitere Interventionen notwendig.

Während einer Aufstellung ist es häufig auch angezeigt, kleine, aber wirkungsvolle »Rituale« mit einzubringen. So kann z. B. ein übernommenes, nicht zu einem selbst gehörendes Schicksal etwa in Form eines Steines »dorthin in das System/zu der Person/den Personen« zurückgegeben werden, »wohin es gehört/von wo es übernommen wurde«. Dies bewirkt häufig eine spontane und große Entlastung.

Um den eigenen Platz einnehmen zu können, ist es oft wichtig, vorab eine Trennung/Ablösung/Abgrenzung zu vollziehen. Dies kann durch Lösungssätze geschehen, aber auch symbolisch durch das Durchschneiden eines Bandes oder das Kennzeichnen des eigenen Bereiches anhand einer sichtbaren Abgrenzung (z. B. kreisförmig gelegtes Seil, ein Reifen oder eine runde Matte, auf der die entsprechende Person steht).

Folgende Rituale haben sich in Aufstellungen bewährt (nach Drexler 2015, S. 82):

- *Rückgaberituale:* symbolische Rückgabe von übernommenen Gefühlen, Aufgaben und Schicksalen
- Rituale zur *Mobilisierung von Ressourcen:* z. B. durch das Aufstellen von hilfreichen Personen im Rücken (Ahnen, Gruppenmitglieder, Schutzengel u. a.) oder der Ressourcen selbst
- Rituale der *Würdigung:* z. B. Verneigung und Aufrichtung, dazu Sätze wie: »Ich sehe und würdige dein Schicksal« oder »Ich achte deine Entscheidung«
- Rituale der *Zuwendung und Kontaktaufnahme* (z. B. mit ausgeschlossenen, vergessenen Familienmitgliedern): verbale Ansprache, ihnen einen Platz geben und dies mit entsprechenden Worten unterstützen
- *Abschieds- und Trauerrituale:* z. B. durch verbalen Kontakt und/oder Berührung der Toten durch die Stellvertreter.

Hilfreich sind auch am Ende der Aufstellung Rituale zur *Entlassung der Stellvertreter aus den Rollen:* z. B. drehen/sich drehen lassen, aus der Position »aussteigen«, wieder mit dem eigenen Namen ansprechen/angesprochen werden etc.

Der Schutz des Aufstellenden

Es ist wichtig, nach der Aufstellung das äußerlich und innerlich Erlebte (»Lösungsbild«) bei der aufstellenden Person zunächst einmal wirken zu lassen und nicht durch Diskussionen und das Einbringen von Erfahrungen und Gedanken anderer (Teilnehmer, Familienangehörige/Freunde oder Kollegen) zu verwirren oder sogar zu entkräften. Das nachträgliche Erzählen und Wiederholen der Vorgänge im Aufstellungsgeschehen birgt die Gefahr vor allem für den Aufstellenden in sich, dass Körper, Geist und Seele, die sich bereits im »Lösungsmodus« befinden, wieder genötigt werden, in das ursprüngliche, problembehaftete Bild zurückzugehen. Darüber hinaus kann der durch die Aufstellung gerade angestoßene innere und äußere Neuorientierungs- und Integrationsprozess dadurch überlagert oder sogar gestört werden.

Das Ende einer Aufstellung

Im Verlauf einer Aufstellung gibt es typischerweise einen »energetischen« Höhepunkt, bei dem sich diese »rund« anfühlt und der als Hinweis gedeutet werden kann, die Aufstellung zu beenden. Meist ist das die Stelle, an der sich etwas (Entscheidendes) gezeigt oder gelöst hat und/oder sich etwas Neues offenbart. Dies kann das Ende eines Themas oder der Überprüfung einer Hypothese sein, aber auch der Anstoß zu einer Veränderung. Wenn man diesen Punkt überschreitet, besteht die Gefahr, dass sich das Feld energetisch abschwächt bzw. unbeabsichtigt eine weitere Aufstellung eröffnet wird, die dem ursprünglichen Anliegen nicht mehr gerecht wird.

Es kann auch sein, dass sich bestimmte Dinge zum jetzigen Zeitpunkt (in der Aufstellung) noch nicht zeigen »dürfen«, weil der Aufstellende mit den dann bewusst werdenden Erkenntnissen emotional (noch) nicht umgehen könnte oder diese sogar das Potenzial einer Retraumatisierung in sich tragen. Die hier zutage tretenden Schutzfunktionen des Patienten gilt es zu erkennen, zu respektieren und ggf. zu erklären. Im Zweifelsfalle hilft es, der eigenen Intuition (des Therapeuten) zu trauen und die Aufstellung an dieser Stelle stehen zu lassen. Wenn der Patient sich schwertut mit dem Ende der Aufstellung an diesem Punkt, kann der Aufstellungsleiter ggf. zusammenfassend darstellen, in welchen Schritten welche Informationen bereits ermittelt wurden, und diese von den wichtigsten Repräsentanten noch einmal bestätigen lassen.

Wenn irgend möglich, vermeide ich es, Aufstellungen vorzeitig zu beenden oder gar »abzubrechen«. Lieber versuche ich, zu einem ressourcenvollen Zwischenschritt zu gelangen mit den gerade angesprochenen Optionen, sodass der Patient mit einem guten Gefühl und dem Vertrauen auf die (Weiter)arbeit seines Unterbewussten und ggf. mit der Aussicht auf einen weiteren Schritt nach Hause entlassen werden kann. Manchmal lösen sich die Dinge im Nachklang auch von selbst. Auf jeden Fall kündigt sich typischerweise ein notwendiger nächster Schritt deutlich und wiederholt an.

Entlassen der Stellvertreter aus den Rollen

In der Regel sind nicht nur die Anliegengeber, sondern auch die Stellvertreter und die beobachtenden Teilnehmer mehr oder weniger emotional in das Geschehen involviert.

Deshalb ist es wichtig, dass zumindest die aufgestellten Personen aus ihren Rollen entlassen werden. Dafür gibt es viele Rituale. Oft werden die Repräsentanten nach Beendigung einer Aufstellung von der aufstellenden Patientin berührt und (z. B. gegen den Uhrzeigersinn) gedreht, ggf. mit den Worten: »Ich entlasse dich aus der Rolle von ... und du bist jetzt wieder ›*Name*‹«. Stellvertreter können auch mit einem symbolischen Schritt aus der Rolle heraustreten. Unterstützend wirkt, die Hände und Arme unter kaltes Wasser zu halten und/oder später unter der Dusche oder in einem Bad noch Anhaftendes »abzuwaschen«. Selbstverständlich gilt dies auch für die Aufstellungsleitung, gut für sich selbst zu sorgen.

Es kann durchaus der Fall sein, dass ein Stellvertreter Schwierigkeiten hat, seine Rolle abzulegen, weil er sich auch persönlich in ihr wiedergefunden hat. Insbesondere dann sollte die Aufstellungsleitung ansprechbar bleiben (ggf. auch noch einige Zeit später) und zusammen mit dem Betroffenen ergründen, ob vielleicht eine eigene Bearbeitung des Themas ansteht.

Verabschiedung

Wenn es gewünscht wird und als passend erscheint, erfolgt eine kurze Abschlussrunde. Typischerweise sind besonders die Stellvertreter emotional beteiligt und brauchen einen Moment, um z. B. einen neu entdeckten Eigenanteil zu verarbeiten sowie wieder im Hier und Jetzt anzukommen. Kommentare nach einer Aufstellung aus den jeweiligen Rollen werden zugelassen, wenn sie den Aufstellenden stärken oder etwas Ressourcenvolles bestärken. Vermieden werden bei eventuellen Rückmeldungen – wie auch während der Aufstellung – interpretierende und bewertende Anmerkungen. Betont wird an dieser Stelle auch nochmals die Schweigepflicht und dass alles Erlebte »im Raum« bleibt. Sowohl den Personen, die aufgestellt haben, als auch den Repräsentanten und beobachtenden Teilnehmern wird mit auf den Weg gegeben, dass sie sich bei eventuellen Fragen auch noch nach der Aufstellung bei dem Aufstellungsleiter melden können.

Einige Schritte einer Aufstellung in Kurzform

An dieser Stelle möchte ich einige wesentliche und typische Schritte in Kurzform zusammenfassen, die bei Aufstellungen oft stattfinden und nach meiner Erfahrung maßgeblich und im doppelten Sinne zur Lösung beitragen.

Hilfreiche Schritte und Haltungen, die lösungsfördernd wirken:

- das mentale oder physische Einbeziehen/Aufstellen der mit einem leidvollen Schicksal behafteten Person, mit der der Patient in Bezug auf sein aktuelles Anliegen in Stellvertretung verbunden ist und für die er »etwas trägt«
- die *Anerkennung* und *Würdigung* des Schicksals der Personen, die mit dem Schicksal des Patienten verbunden sind
- die *Rückgabe* des übernommenen bzw. »mitgetragenen« Schicksals oder einer Schuld an diese Person (und ggf. noch an weitere Beteiligte) durch den Patienten
- die »Erlaubnis« des betreffenden Vorfahren einholen, *leben zu »dürfen«* – frei von dessen Schicksal
- das bewusste *Annehmen* dieser Erlaubnis durch den Patienten
- das bewusste *Spüren* der mit den erlebten Schritten verbundenen *Veränderungen*
- sich umdrehen und das Thema im wörtlichen Sinne *hinter sich lassen* sowie den *Blick in die eigene Zukunft* richten.

Auswirkungen von Aufstellungen

Aufstellungen lassen sich gut begleitend zu verschiedenen medizinischen Behandlungen und (psycho)therapeutischen Verfahren bzw. Beratungen einsetzen und können wie ein Türöffner für weitere Heilprozesse wirken.

Manchmal führen Aufstellungen nur bedingt oder gar nicht weiter, da es für das aktuell anstehende Thema keinen (familien)systemischen Hintergrund gibt. Dann war es gut, diese Möglichkeit getestet bzw. ausgeschlossen zu haben.

Es kann aber auch sein, dass die Zeit noch nicht »reif« dafür ist, weiter in die Tiefe zu dringen. Hier sind Achtsamkeit und Vorsicht geboten und es ist im Zweifelsfall zunächst einmal von einer Aufstellung abzusehen, weil möglicherweise etwas geschützt werden muss oder (noch) nicht ans Licht kommen soll oder »darf«. Hinweise darauf, wie etwa Ambivalenzen des Patienten und mögliche Kontraindikationen, lassen sich insbesondere *vor* einer Aufstellung im Gespräch eruieren und ansprechen.

Möglicherweise sind für lösende Schritte auch noch weitere Details zu berücksichtigen. Dazu gehören beispielsweise Persönlichkeitsanteile (»das jüngere Ich«, das »Erwachsenen-Ich«) und/oder Anteile der psychischen Struktur wie ein »traumatisierter Anteil«, ein »Überlebensanteil«, ein »gesunder Anteil« (z. B. Ruppert 2013), die ggf. integriert werden müssen.

Auch das Einbeziehen von »Zeitgeist«, »Krieg«, kollektiven Traumata, »Kirche« oder »Heimat« ermöglicht oft überraschende Wendungen in Aufstellungen. Sie wirken manchmal wie »Katalysatoren«, die die Prozessarbeit beschleunigen.

Es kommt durchaus häufiger vor, dass eine »Erstverschlimmerung« (wie sie in der Homöopathie bekannt ist) eintritt bzw. dass sich eine Veränderung oder Verbesserung erst zeitverzögert, nach Wochen oder Monaten einstellt und sogar in anderer Form als erwartet. Wichtig ist zu verinnerlichen und an den Patienten zu kommunizieren, dass sich ein (Lebens-)Thema auch mit der lösungsfokussierten, kurzzeitorientierten systemischen Arbeit nicht – wie manchmal erhofft oder erwartet – in einer Aufstellung oder ausschließlich mit Aufstellungen bearbeiten lässt. Die anstehenden Themen präsentieren sich eher in Schichten, wie bei einer Zwiebel, die dann zu den passenden Zeitpunkten bearbeitet werden können. So sehe ich Patienten häufig auch in großen Abständen, manchmal nach Jahren wieder, mit einem neuen Thema, für dessen Bearbeitung dann das schon vorhandene (ggf. aktualisierte) Genogramm zugrunde gelegt wird.

Ich möchte noch einmal betonen, dass es wichtig ist, zumindest bei einschneidenden gesundheitlichen Problemen im Vorfeld oder auch in Begleitung der systemischen Arbeit eine schulmedizinische Abklärung bzw. Kontrolle vorausgehen bzw. durchführen zu lassen. In jedem Fall ist es hilfreich, nach Aufstellungen auf Veränderungen zu achten, diese zu notieren und sie ggf. anhand einer Skala einzustufen oder die Entwicklung(en) anhand eines Tagebuchs zu verfolgen.

Generell vertrete ich die Haltung, dass es sinnvoll ist – insbesondere bei Problemen und Fragestellungen, die die Gesundheit betreffen –, sich im Zweifelsfall mehrere Meinungen und Sichtweisen zum Thema einzuholen und auch durchaus verschiedene Therapeuten und Ansatzweisen der systemischen Arbeit zu vergleichen.

8 Häufig gestellte Fragen

Welche Aufstellungsform ist besser: Gruppen- oder Einzelaufstellung?

Ich werde oft gefragt, welche der beiden Aufstellungsformen, einzeln oder in der Gruppe, »besser« sei. Diese Frage lässt sich so nicht beantworten und die Entscheidung überlasse ich gerne dem Patienten, nachdem ich ihm bei Bedarf die Unterschiede aufgezeigt habe. Beide Formen haben ihre Vor- und Nachteile. In der Einzelarbeit versetzt der Patient sich in einem ihm meist schon bekannten Raum selbst und unabgelenkt von anderen, nur unter vier Augen, in die verschiedenen Positionen. Er muss dabei seinen eigenen Wahrnehmungen trauen. Bei der Gruppenaufstellung kann er das Geschehen und die Rückmeldungen anderer (zunächst) aus der Beobachterposition, mit Abstand, auf sich wirken lassen. Des Weiteren steht ihm bei Bedarf der Austausch mit anderen Teilnehmern zur Verfügung, die allerdings auch mehr oder weniger Einblick in seine Thematik bekommen. Es gibt Patienten, die generell lieber in der Gruppe aufstellen möchten, andere bevorzugen Aufstellungen im Einzelsetting. Dann gibt es Menschen, die beispielsweise für ein gesundheitliches Thema die Gruppe wählen und für die Bearbeitung ihres Paarproblems die Einzelarbeit unter vier Augen vorziehen. Manche vermeiden die Gruppe wegen der potenziellen »Gefahr«, ihnen bekannte Menschen anzutreffen. Auch die Dauer bis zum nächsten Einzel- bzw. Gruppentermin spielt für die Entscheidung eine Rolle. Ich plädiere dafür, beide Aufstellungsformen (auch bei anderen systemisch arbeitenden Kollegen) kennenzulernen, damit Vergleiche angestellt und individuell für die jeweilige Situation passende Entscheidungen getroffen werden können.

Wichtig ist, wie schon erwähnt, dass der Anliegengeber – zumindest vor seiner ersten eigenen Gruppenaufstellung – ein- oder mehrmals die Erfahrung einer repräsentierenden Wahrnehmung als Stellvertreter in einer Rolle sammeln konnte. Ansonsten ist es für ihn oft schwierig, das anzunehmen, was die Stellvertreter in den jeweiligen Positionen dann in seinem System meist sehr realitätsnah widerspiegeln.

Kann jeder an einer Aufstellung teilnehmen?/Muss ein Stellvertreter etwas können bzw. Vorwissen haben?

Prinzipiell kann jeder, der offen für eine Aufstellungserfahrung ist, sich physisch und emotional einlassen möchte und psychisch stabil ist, an einer Aufstellung teilnehmen. Es ist kein »Können« dazu nötig, sondern eher die Bereitschaft, das, was z. B. als Repräsentant in der Rolle »hochkommt« (ggf. auch etwas Unerwartetes/nicht Erwünschtes/Peinliches etc.), möglichst ohne Bewertung wahrzunehmen und mitzuteilen. Allerdings sollten sich Personen, die zum Zeitpunkt einer Aufstellung emotional labil sind, überlegen, ob sie sich nicht mit der repräsentierenden Wahrnehmung im System einer anderen Person überfordern. Letztendlich trägt jeder Teilnehmende – wie bei anderen entsprechenden Veranstaltungen auch – die Verantwortung für sich selbst.

An einer Gruppenaufstellung kann insofern prinzipiell jeder als teilnehmender Beobachter und auch als Stellvertreter teilnehmen, der ausreichend psychisch stabil ist.

Aufstellungen im Einzelsetting können zeitnah nach einem oder mehreren Gesprächen und – wie in meiner Praxis üblich – nach Erstellung bzw. Besprechung des Genogramms durchgeführt werden.

In beiden Fällen gilt, dass der Therapeut sowohl im Vorfeld als auch im Nachklang ansprechbar sein muss.

Wie lange dauert eine Aufstellung?

Aufstellungen im Einzel- oder Gruppensetting können von wenigen Minuten (Kurzaufstellungen, »Vignetten«, »Miniaturen«; siehe z. B. Bodirsky 2021) bis zu zwei Stunden dauern. Üblicherweise bewegen sie sich in einem zeitlichen Rahmen von ca. 30 bis 90 Minuten. Wie bereits beschrieben, zeichnet sich das (vorläufige) Ende einer Aufstellung meist durch eine eintretende (Teil-)Lösung oder einen sich eröffnenden neuen Weg und auch »energetisch« ab.

Wann tritt die Wirkung einer Aufstellung ein?

Diese Frage ist schwierig zu beantworten. Ich habe in meiner langjährigen Erfahrung viele Varianten gesehen, von sofortiger und bleibender Wirkung schon in der Aufstellung selbst bzw. direkt danach bis zu zunächst nicht wahrnehmbaren Veränderungen, die sich erst im Rückblick in Form von kleinen Mosaiksteinen zu einem neuen Bild zusammensetzten. Manchmal verändern sich ganz andere Dinge, auch im Umfeld, sodass ich rate, generell im Anschluss an die systemische Arbeit auf kleine Dinge im Alltag zu achten und z. B. Träume aufzuschreiben. Natürlich können darüber hinaus nahestehende Personen manchmal Auskunft über eventuelle Veränderungen/Entwicklungen geben, die sie von außen wahrgenommen haben.

Es ist hilfreich, bereits bei der Erfragung des Anliegens vor einer Aufstellung zu ermitteln, woran der Aufstellende selbst oder andere Personen aus dem Umfeld wahrnehmen werden, dass sich eine Veränderung/ein Schritt in die gewünschte Richtung oder die Lösung zeigt und wie sie sich anfühlt (bewusste Formulierung im Indikativ).

Gelegentlich kann wie schon erwähnt eine »Erstverschlimmerung« auftreten in dem Sinne, dass sich das Symptom oder Problem im Anschluss an eine Aufstellung noch einmal verstärkt zeigt. Meiner Erfahrung nach zeigt sich eine Erstverschlimmerung – wenn überhaupt – innerhalb der folgenden drei Wochen und klingt dann meist von selbst wieder ab.

Wie viele Aufstellungen bzw. systemische Sitzungen sind notwendig?

Zu dieser Frage gibt es unterschiedliche Ansichten. Der systemische Ansatz ist kurzzeitorientiert und lösungsfokussiert. Bei den anderen in unserem Land kassenzugelassenen psychotherapeutischen Verfahren wie der Verhaltenstherapie, tiefenpsychologisch fundierten Verfahren, der Psychoanalyse und inzwischen auch bei der seit 1. Juli 2020 zugelassenen Systemischen Therapie für Erwachsene gilt, dass nach wenigen probatorischen Sitzungen eine festgelegte Anzahl von weiteren Stunden genehmigt, geplant und in regelmäßigen Abständen durchgeführt wird.

In meiner Praxis folgt nach dem Vorgespräch (und ggf. weiteren Sitzungen) die Genogrammarbeit und meistens auch eine oder mehrere Aufstellungen zu konkreten Anliegen. Diese wirken dann zunächst einmal weiter. Es gibt Patienten, die einen Termin für eine Nachbesprechung in Aussicht haben möchten, andere wollen das Erlebte erst einmal integrieren und sich dann wieder melden, wenn Bedarf nach einer weiteren Aufstellung bzw. anderen systemischen Intervention zu diesem oder einem nächsten Thema besteht. Es kann aber auch sein, dass eine Aufstellung bis zu einem Zwischenschritt gelangt ist und eine Fortsetzung zeitnah folgt. Wichtig ist, darauf zu achten, dass Aufstellungen sich nicht überlagern und damit die Entfaltung der Wirkung beeinträchtigt wird.

Eine Genogramm- und Aufstellungsarbeit kann auch (ergänzend) in einen laufenden anderweitigen (psycho)therapeutischen Prozess eingebettet werden. Dies sollte mit Wissen des entsprechenden Therapeuten und wenn möglich auch in Absprache mit ihm stattfinden. Die Kombination der systemisch-familienbiografischen Arbeit mit anderen Methoden kann gute synergistische Effekte beim Patienten freisetzen.

Müssen oder dürfen bei einer systemischen Aufstellung auch andere (betroffene) Personen anwesend sein?

Meist reicht es, wenn nur der Patient zum Gespräch, zur Genogrammarbeit und Aufstellung kommt. Erfahrungsgemäß wirkt die systemische Arbeit auch auf nicht anwesende Personen, die Teil des Themas und des Kontextes sind.

Allerdings kann es hilfreich sein, wenn z. B. der (Ehe-)Partner/der andere Elternteil anwesend ist, vor allem, wenn es um gemeinsame Probleme bzw. Kinder geht. Hier ist es dann sinnvoll und sehr hilfreich, das Genogramm mit den jeweiligen Herkunftssystemen im Beisein *beider* Partner/Elternteile im Vorfeld zu besprechen. Oft werden dabei transgenerationale Zusammenhänge und problemauslösende Beiträge zum jetzigen Geschehen aus dem eigenen Herkunftssystem bewusst, aber auch (negative) Einflüsse, die durch eine Übernahme von Stellvertretungsaufgaben im jeweiligen Partner-/Schwiegersystem zustande kommen. Dies weitet den Blick und erhöht regelmäßig das Verständnis für das Verhalten der eigenen Person, das des Partners wie auch anderer (Schwieger-)Familienmitglieder und Kinder. Es ist oft ein guter Schritt dahingehend, dass sich *beide* vertrauensvoll auf die *gleichzeitige* Teilnahme an der ihr Thema betreffenden Aufstellung einlassen können.

Betroffene oder begleitende Geschwister, Eltern, Partner, Freunde, Kollegen usw. können bei einer Aufstellung anwesend sein, sofern dies vom Anliegengeber gewünscht und bei ihm das notwendige Vertrauen zu ihnen vorhanden ist – auch dann, wenn sich möglicherweise unerwartete Dinge zeigen.

Können Eltern auch für ihre Kinder aufstellen?

Häufig ergibt sich die Frage, ob Eltern auch für ihre Kinder aufstellen können. Da Kinder oft unbewusst »Symptomträger« für ungelöste Themen im Familiensystem sind (s. Abschnitt 13.3), insbesondere für die ihrer Eltern, können sie von der systemischen Arbeit von Mutter, Vater und ggf. Großeltern profitieren.

Allerdings unterscheidet sich die Vorgehensweise, je nachdem ob die Kinder minderjährig oder volljährig sind:

Wenn *Kinder* noch klein bzw. *minderjährig* sind, können sie noch nicht in der Form wie ein Erwachsener die Verantwortung für sich selbst und eine Aufstellung übernehmen. Insofern ist es dann angemessen und legitim, dass bei Bedarf eine Mutter oder ein Vater *anstelle* und *für* das Kind (ohne dessen Beisein) eine Aufstellung vornimmt (s. Fallbeispiele in Abschnitt 13.3).

Erwachsene Kinder dagegen tragen die Verantwortung für ihr Leben selbst und damit auch für die Entscheidung, ob für sie eine systemische Arbeit infrage kommt. Anders stellt sich die Situation dar, wenn ein erwachsenes Kind nicht im Vollbesitz seiner geistigen oder körperlichen Kräfte ist und nicht selbst Verantwortung übernehmen und entscheiden kann, ob und wann es eine (systemische) Therapie in Anspruch nehmen soll. Das ist z. B. der Fall, wenn ein erwachsenes Kind bedingt durch einen Unfall oder aus anderen medizinischen Gründen über längere Zeit nicht ansprechbar oder physisch so eingeschränkt ist, dass es nicht in die Praxis kommen kann. Dann ist es m. E. durchaus zulässig, dass Eltern auch für erwachsene Kinder – wenn möglich nach Absprache und mit deren Erlaubnis – aufstellen.

Häufig aber werde ich von Eltern angesprochen, die ein Thema bezüglich eines gesunden erwachsenen Kindes bearbeiten wollen. In diesem Fall haben *sie* (zu dem jeweiligen Zeitpunkt) ein Problem mit ihrem Kind – nicht notwendigerweise umgekehrt. Aus *deren* Perspektive stellt sich dann beispielsweise die Frage: Was ist *mein/unserer* systemischer Anteil *in Bezug auf* das Kind, der das Problem unterhält? Mit dem Fokus auf die Eltern bzw. auf ein Elternteil ist es dann durchaus zulässig, dass eine Mutter oder ein Vater eine Aufstellung »für« – das heißt *in Bezug auf* – ihr erwachsenes Kind vornimmt.

Im Folgenden möchte ich anhand eines Beispiels darstellen, wie Eltern in Bezug auf ein erwachsenes Kind aufgestellt haben.

Fallbeispiel: Aufstellung »für« ein erwachsenes Kind

Ein Ehepaar, beide Anfang 60, kommt in meine Praxis mit dem Problem, dass ihr 37-jähriger Sohn (Einzelkind) immer noch bei ihnen wohnt und keine Anstalten macht, auszuziehen. Er sei zwar ausgebildeter Programmierer, habe aber keinen Job, sondern sitze den ganzen Tag zu Hause am Computer. Hin und wieder träfe er

Freunde, habe jedoch keine Paarbeziehung. Insgesamt scheine er sich nicht unwohl zu fühlen.

Die Eltern haben bisher alles für ihn bezahlt, wollen und können dies aber in Anbetracht ihres nahenden Rentenalters nicht mehr so weiterführen. Freundliche Ansprache des Sohnes, Fristsetzungen, aber auch Drohungen, z. B. das Geld zu kürzen, haben bei dem von ihnen bezeichneten »faulen Stück« nichts bewegt. Selbst von den Eltern ausgesuchte Mietwohnungen seien nicht angenommen worden.

Die Eltern möchten jetzt herausfinden, ob über sie noch etwas auf ihren Sohn weiterwirkt, das ihnen nicht bewusst ist.

Die Mutter möchte zuerst arbeiten. Bei ihr fällt schon im Gespräch und dann auch bei der Genogrammarbeit als besonderes Schicksal auf, dass ihr Vater im 2. Weltkrieg gefallen ist, als dieser 37 Jahre und sie zehn Jahre alt war. Über diesen Vater wurde allerdings nie gesprochen. Die Alterskorrelation zwischen ihrem mit 37 Jahren verstorbenen Vater und dem nun 37-jährigen Sohn fällt der Mutter jetzt zum ersten Mal auf.

Bei der anschließenden Aufstellung im Einzelsetting in Abwesenheit des Ehemanns (gewählt wurde je ein Symbol für die Patientin, ihren Sohn und ihren Vater), die die Mutter *in Bezug auf* ihren Sohn durchführt, tritt in aller Deutlichkeit zutage, wie sehr sie noch an ihrem Vater hängt. Unter Tränen spürt die Patientin, die sich jetzt wie ein 10-jähriges Mädchen fühlt, die Trauer über den Verlust ihres Papas. An dieser Stelle wird ein Symbol für diesen jüngeren Persönlichkeitsanteil dazugestellt. Auch an der Position des danebenstehenden erwachsenen Anteils nimmt die Patientin die noch bis heute nachwirkende Trauer über den Verlust wahr. Nachdem der Schmerz in beiden Altersstufen ausgedrückt ist, kann der jüngere Anteil integriert werden. Die Patientin gibt das von ihrem Vater übernommene Schicksal in Form eines Symbols an ihn zurück. Sie kann ihm einen Platz im System und in ihrem Herzen geben und sich nun in neuer, kraft- und freudvoller Weise mit ihm verbinden.

Als sie sich im nächsten Schritt zu ihrem Sohn umdreht, wird ihr klar, dass sie in ihm unbewusst immer ihren Vater gesucht hat und dass er ihr den Vater sozusagen repräsentieren »musste«. So habe sie unwissend dazu beigetragen, dass er – gebunden an das Familienschicksal – die Mutter und damit das Zuhause nicht verlassen und so auch sein eigenes Leben nicht leben *konnte*. Die Mutter drückt dies entsprechend ihrem Sohn gegenüber aus, stellt ihm ihren Vater, also seinen Großvater mütterlicherseits (GVm), vor und gibt ihm am Ende der Aufstellung die Freiheit, die Erlaubnis und den Segen, in sein eigenes Leben, in seine eigene Zukunft gehen zu dürfen.

Wenige Wochen später bekam ich eine freudige Rückmeldung der Eltern, dass der Sohn (dem sie nicht von der Aufstellung berichtet hatten) jetzt ausgezogen sei und außerdem eine Arbeitsstelle gefunden habe.

Was kann aufgestellt werden?

Elemente einer Aufstellung sind typischerweise Menschen wie Familienmitglieder, Partner, Chefs/Kollegen oder andere Personen, die insbesondere zum Überleben (oder auch zum Schaden) der Familie/des Systems beigetragen haben oder in irgendeiner anderen Weise wichtig für das Anliegen sind. Auch können Heimat(-Länder), Immobilien, Firmen und Berufe etc. aufgestellt werden. Des Weiteren werden Körpersysteme, Organe, spezifische Symptome und Krankheiten oder auch übernommene Gefühle in Aufstellungen mit einbezogen. Persönlichkeitsanteile sind ebenfalls häufig Teil von Aufstellungen. Auch abstrakte Elemente wie ein Anliegen (Ruppert 2013, S. 189), Verluste, Probleme, Hindernisse/Blockaden, der Krieg, der Zeitgeist, die Kirche, Ziele, ein Wunder, Ressourcen, die Liebe oder der Tod können aufgestellt werden.

Der Tod kommt – entsprechend den Rückmeldungen von Stellvertretern – in Aufstellungen sehr unterschiedlich daher, durchaus auch wohlwollend und wichtige, lebensverändernde Botschaften bringend. Oft sind es die inneren *Bilder und Vorstellungen* über ihn und das Sterben, die Angst auslösen. Empfehlenswert ist es daher, den Tod nicht zu verdrängen, sondern Unsicherheiten zu klären und sich (recht) zeitig mit ihm zu beschäftigen. Themen, die sich auf den nahenden Tod, die Sterbe- und Trauerphase beziehen, werden detailliert sowohl aus der Sicht der Betroffenen als auch der Angehörigen in Bausewein (2020) besprochen.

Sogar Dinge mit einem (zunächst) unbekannten Inhalt wie »das, wohin der Blick von … geht« oder »das, was fehlt« bzw. »das, was derjenige früher gebraucht hätte« führen in Aufstellungen oft weiter. Alle zuvor genannten Personen und Strukturen können als »Wegweiser« zu den zugrunde liegenden schicksalhaften Bindungen oder problemauslösenden (Ab-)Brüchen im Familiensystem dienen.

Zusammenfassend kann man sagen, dass sich grundsätzlich »alles« aufstellen lässt. Wichtig ist ein klares Anliegen oder eine präzise Fragestellung, damit sich auch eine entsprechende Antwort zeigen kann.

IV Familienbiografische Betrachtung einzelner Themenbereiche

9 Paarprobleme

Vorausschicken möchte ich an dieser Stelle, dass im Folgenden mit »Partner« – wenn nicht weiter spezifiziert – eine (frühere/gleichzeitige/spätere) »große Liebe« bzw. ein Freund/Lebenspartner/Verlobter/Ehemann jeden Geschlechts gemeint sein kann.

Paarprobleme sind relativ häufig und es gibt viele Strategien und Taktiken, mit denen Paare sich das Leben schwer machen und ihre Beziehung ernsthaft gefährden (Gulotta 2009). Betrachtet man Paarprobleme unter dem Aspekt systemischer familienbiografischer Zusammenhänge, fällt auf, dass Menschen nicht nur in ihrem eigenen Gegenwarts- und Herkunftssystem Stellvertretungsaufgaben übernehmen, die sich auf die Partnerschaft auswirken können, sondern ebenfalls in der Gegenwarts- und Herkunftsfamilie des *Partners*. Auch hier geht es häufig darum, unbewusst Lücken zu füllen, die z. B. durch frühe Tode oder ungelebtes und unerfülltes (Liebes-)Leben entstanden sind. Oft folgt daraus die (durch Stellvertretung übernommene) Suche nach einer (fehlenden) Person oder der Wunsch, die Sehnsucht, mit dieser Person etwas (nachträglich) zu vollenden, was an anderer Stelle im System schicksalsbedingt nicht möglich war. Dies kann der Partner natürlich nicht erfüllen. Infolgedessen entsteht häufig das Gefühl, man selbst oder der andere »ist nicht gut genug, kann es nicht recht/richtig machen, egal was er/man tut – es reicht nicht«. Dieser Eindruck steht oft im Gegensatz zu dem Gefühl, das zu Beginn der Paarbeziehung herrschte, dass dieser Mann/diese Frau genau der/die Richtige ist, bis hin zu dem Empfinden, seelenverwandt zu sein. Diese beschriebenen (Entwicklungen der) Gefühle und Eindrücke sind nach meiner langjährigen Erfahrung *Leitsymptome* dafür, dass in die Problematik einer Paarbeziehung übernommene Stellvertretungsaufgaben hineinwirken.

Bei der Betrachtung von Paarproblemen scheint es so zu sein, dass die Themen aus den jeweiligen *eigenen Herkunftssystemen* der Partner Vorrang haben gegenüber dem gemeinsamen Gegenwartssystem. Das bedeutet, erst wenn die ungelösten Themen aus den jeweils eigenen Familiensystemen bearbeitet sind, »darf« bzw. kann anscheinend das (Paar-/Familien-)Glück in der Gegenwart eintreten.

So liegen offensichtlich die eigentlichen Auslöser für Konflikte und Reibungspunkte in einer Paarbeziehung nicht nur im aktuellen Leben, sondern die Probleme können – als Folge von eigenen unerledigten (Familien-)Themen – am Partner (und natürlich auch in anderen Kontexten) reinszeniert werden: Einerseits handelt der Partner als Stellvertreter von Personen bzw. Ereignissen in seinem eigenen System. Andererseits wird man selbst auch zum Stellvertreter von Personen bzw. Ereignissen im System des Partners. Interessanterweise finden sich häufig Paare mit vergleichbaren (Lebens-)Themen bzw. Verlusten im System, was sich in entsprechend ähnlichen, manchmal sogar fast deckungsgleichen Genogrammen widerspiegelt.

Damit lässt sich verstehen, warum manche Paare, die häufig und wiederholt unter den gleichen Konflikten bzw. Mustern leiden, sich weder trennen noch richtig zusammenbleiben können und dann eher freudlos nebeneinander herleben. Da das »Nachleben« transgenerationaler, überlieferter Themen ja meist unbewusst geschieht, erklärt, warum manch gesprächs- und verhaltenstherapeutischer Ansatz oder eine Mediation »zwar entlastet hat, aber das Eigentliche dahinter noch nicht lösen konnte« – so wie es auch bei mir von Patienten häufig beschrieben wird. Im anderen Fall ist den Betroffenen das Verhalten und die Wiederholung (z. B. ähnlicher Eheprobleme oder Partnerverluste wie bei den Eltern oder Großeltern) durchaus bewusst, aber es gelingt ihnen trotz bester Bemühungen nicht, die leidvollen Muster und immer wiederkehrenden Schleifen zu durchbrechen.

Deckt man jedoch die übernommenen Stellvertretungsaufgaben sowohl im eigenen Herkunftssystem als auch in den entsprechenden Systemen des Partners bzw. der Partner sowie im Gegenwartssystem auf, kann das unbewusst übernommene Muster verändert werden. Damit wird der Grundstein für eine erfülltere Beziehung entweder in der bestehenden Partnerschaft/Ehe oder in einer neuen Verbindung gelegt oder aber dafür, überhaupt einen Partner zu finden bzw. sich diesem gegenüber zu öffnen. Das Vorgehen in der Praxis ist unterschiedlich, je nach Bedarf der Partner: Manche möchten ihr Herkunfts- und Gegenwartssystem zunächst einmal alleine besprechen, andere bevorzugen die gesamte Genogrammarbeit im Beisein des Partners.

Schaut man sich mögliche Stellvertretungsaufgaben in Paarbeziehungen an, so kann man sehen, dass diese – sowohl in Bezug auf das eigene System als auch auf das des Partners – häufig auf zwei Ebenen übernommen werden:

- auf der *horizontalen* (intragenerationalen) Ebene, also auf der Ebene der Geschwister und (früheren) Partner
- auf der *vertikalen* (inter- oder transgenerationalen) Ebene, also in der Generation der Eltern/Großeltern inklusive deren Geschwistern und (früheren) Partnern.

Im Folgenden möchte ich zunächst auf einige typische Stellvertretungen im *eigenen* System eingehen, die sich meiner Erfahrung nach als relevant für (das Nichtgelingen von) Paarbeziehungen erwiesen haben. Anschließend bespreche ich übernommene Stellvertretungsaufgaben im System des Partners.

9.1 Stellvertretungen im *eigenen* System auf der *horizontalen* Ebene

9.1.1 Stellvertretung eines fehlenden Geschwisters

Typische Stellvertretungen, die für Paarbeziehungen relevant sein können, beziehen sich z. B. auf Geschwisterkinder, die nicht geboren werden konnten oder durften, früh gestorben sind, nicht betrauert oder verschwiegen wurden und keinen Platz in der Familie bekamen, z. B. weil der Kontakt abgebrochen wurde. Dazu zählen auch (verschwiegene) Halbgeschwister aus anderen Partnerschaften der Eltern. Wenn sich infolge dessen deren Leben nicht bzw. nicht richtig entfalten konnte, dann scheint es so zu sein, dass man sein eigenes Leben oft ebenfalls nicht in aller Fülle glücklich leben »darf«. Dies kann sich in diversen Symptomen widerspiegeln und auch in der Form, dass gerade dann ein »Saboteur« zu Werke geht, wenn Glück und Erfolg eintreten könnten (s. Abschnitt 5.4).

Anhand von zwei in Kurzfassung dargestellten typischen Patientenbeispielen möchte ich zu Beginn diese Zusammenhänge verdeutlichen.

1. Fallbeispiel: »Suche« des Bruders im Partner

Eine Patientin, Mitte 30, stellte sich mit der Frage vor, warum ihr bisher noch nie eine dauerhafte Paarbeziehung vergönnt war. »Obwohl sich viele Männer für mich interessieren, ist kein Mann gut genug. Wenn die Beziehung ›droht‹ verbindlich zu werden, dann verlassen mich die Gefühle und ich trenne mich«, beschreibt sie ihre Situation.

Im Gespräch und während der Genogrammarbeit stellt sich heraus, dass es einen besonderen Einschnitt im Leben der Familie gegeben hat: Der ältere Bruder der Patientin starb wenige Monate nach der Geburt.

Vor allem in der nachfolgenden Aufstellung (in Einzelarbeit) wird deutlich, dass der Bruder weder von ihr noch von ihrer Mutter betrauert worden ist und die Patientin in den Männern unbewusst ihren Bruder suchte. Diesen konnten ihr die Partner nicht ersetzen, sodass bei der Patientin das Gefühl entstand, dass es »keiner richtig machen konnte«. Nachdem in der Aufstellung der Bruder seinen Platz bekommen hatte und betrauert wurde, fühlte sich die Patientin in der Lage, neben sich einen potenziellen/zukünftigen Partner zuzulassen. Dadurch konnte sie die beiden Personen auch innerlich getrennt voneinander wahrnehmen.

Kurze Zeit nach der Aufstellungsarbeit lernte sie ihren »Traummann« kennen und heiratete.

Dieses Beispiel stellt eine ähnliche Situation dar:

2. Fallbeispiel: »Suche« des Zwillings in der Ehefrau

Ein Mann, Mitte 50, beschreibt eine schwierige Beziehung mit seiner Ehefrau: Es gibt häufig Streit und er hat das Gefühl, sie bewegen sich ständig aufeinander zu und entfernen und entfremden sich dann wieder. Das geht schon seit Jahren so, aber keiner von beiden kann richtig gehen oder bleiben.

Im Rahmen der Genogrammrecherche fand der Patient heraus, dass er einen im Mutterleib verstorbenen Zwilling hatte. Dieser wurde in einer Aufstellung in Einzelarbeit einbezogen und betrauert und bekam an der Seite des Patienten einen Platz. So konnte auch hier die (unbewusste) Suche nach dem Zwilling in der Ehefrau und die damit verbundene Verwechslung aufgelöst werden.

Interessant war, dass auch seine Ehefrau ein verloren gegangenes Geschwister hatte. Dies führte bei ihr – nach Aufdeckung der systemischen Zusammenhänge bei ihrem Mann – zu der Vermutung, dass auch sie ihr fehlendes Geschwister in ihrem Mann suchte und damit einen entsprechenden Anteil zur Belastung der Paarbeziehung beitrug.

Sie bearbeitete ihren Part ebenfalls in einer Aufstellung (in der Gruppe, an der auch ihr Ehemann teilnahm). Die Beziehung profitierte deutlich und anhaltend von der Erkenntnis, dass beide in dem anderen Partner in Form einer unbewussten *Verwechslung* ihr jeweils fehlendes Geschwisterkind gesucht hatten.

9.1.2 Stellvertretung eines früheren Partners

Wenn der Verlust eines früheren Freundes/Ehemannes nicht betrauert wurde, kann es sein, dass der nächste Partner zum Stellvertreter des vorigen Partners wird. Dies kann bedeuten, dass er eigentlich nicht »gemeint« ist und sich daraus entsprechende Paarprobleme ergeben. Dies wird ausführlich besprochen (s. Abschnitt 9.3.2) und wird auch bei der Betrachtung von Patchworkfamilien (in Kapitel 11) noch einmal beleuchtet.

9.2 Stellvertretungen im *eigenen* System auf der *vertikalen* Ebene

Auch früh beendete oder unglücklich gelebte Paarbeziehungen auf der Ebene der Eltern und/oder Großeltern können sich in Form von Paarproblemen bei den Nachkommen widerspiegeln. Hier gelten ebenfalls die bereits beschriebenen Stellvertretungsordnungen (s. Abschnitt 5.3) in dem Sinne, dass die Themen der Großeltern eher bei den *ersten* Kindern zur Auswirkung kommen und die ungelösten Probleme der Eltern sich vorzugsweise auf der Ebene der *zweiten* Kinder zeigen. Typischerweise wird z. B. eine Paar*trennung* dann für eine Person in Stellvertretung relevant, wenn sie das Alter des Vorfahren erreicht hat, als dieser eine Trennung, z. B. durch Tod oder Scheidung, erfahren hat (s. Patientenbeispiel in Abschnitt 5.3.1).

Die übernommenen alters- und themenkorrelierenden Stellvertretungen können – wie ich es bei vielen Patienten gesehen habe – beispielsweise folgendermaßen in Erscheinung treten:

- Ein Mann (erster Sohn) trennt sich »zufällig« in *demselben* Alter von seiner Frau, in dem sein Großvater im Krieg gefallen ist.
- Eine Frau (erste Tochter) hält es »unerklärlicherweise« genau in *demselben* Alter mit ihrem Ehemann nicht mehr aus und beabsichtigt sich zu trennen, in dem ihre Großmutter ihren Mann früh verloren oder sich von ihm getrennt hat.
- Ein Ehemann (zweiter Sohn) lernt genau in *demselben* Alter eine neue Frau kennen, in dem sein Vater nach der Trennung von der Mutter eine neue Paarbeziehung eingegangen ist.
- Eine Ehefrau (zweite Tochter) gerät genau in *demselben* Alter in eine Außenbeziehung, das die heimliche Freundin des Vaters damals zu Beginn der Liaison hatte.

Oft eröffnen sich den Betroffenen Alterskorrelationen und Wiederholungen von gleichen oder ähnlichen Schicksalen auf der Paarebene erst bei der Genogrammanalyse.

9.2.1 Stellvertretung eines früh verstorbenen Geschwisters der Eltern

Wenn ein (früh) verstorbenes Geschwister der Eltern nicht betrauert worden ist, keinen Platz bekommen hat oder sogar verschwiegen wurde, dann wird es regelmäßig vertreten – typischerweise von *zweiten* Kindern. Dies kann sich auch in Paarbeziehungen widerspiegeln, wie im Folgenden deutlich wird.

Stellvertretung eines früh verstorbenen Bruders der Mutter

Wenn die Mutter einen Bruder früh verloren hat, dann geschieht es regelmäßig, dass vorzugsweise der *zweite* Sohn diesen vertritt – sowohl in Bezug auf dessen Schicksal als auch der Mutter gegenüber (s. Abb. 33 und Abschnitt 5.3.2).

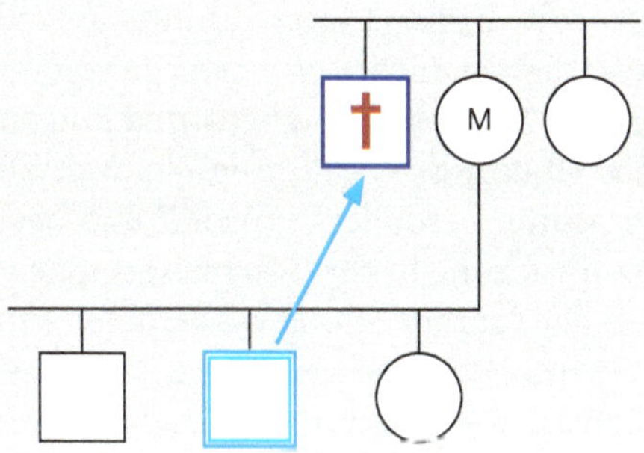

Abb. 33: Stellvertretung des verstorbenen Bruders der Mutter durch einen zweiten Sohn

Das kann zur Folge haben, dass dieser Sohn besonders eng an die Mutter gebunden oder ihr gegenüber ambivalent ist, was Nähe und Distanz angeht. In Aufstellungen wird das daran sichtbar, dass er oft *neben* der Mutter steht.

Folgende *weitere Auswirkungen* insbesondere auch auf Paarbeziehungen sind häufig damit verbunden:

- Dieser *zweite* Sohn bekommt dann einen besonderen Platz bei der Mutter, wird sozusagen »ihr Liebling«.
- Dies merkt der Vater, der dann seinen Sohn als Konkurrenten wahrnimmt.
- Dadurch wird das Vater-Sohn-Verhältnis belastet, sodass der Sohn seinen Vater nicht richtig annehmen oder achten kann, sich manchmal sogar über ihn stellt (gefühlt als der »*bessere* Partner« der Mutter) und von außen möglicherweise als anmaßend oder überheblich erlebt wird.
- Die emotionale und auch physische Nähe zur Mutter wird vom Sohn einerseits als angenehm und aufwertend empfunden, aber andererseits fühlt er sich – auf die Ebene der Mutter gehoben – ihr gegenüber nicht so richtig als Sohn (wahrgenommen), sodass er ambivalente Gefühle der Mutter gegenüber hegt.
- Man kann beobachten, dass Männer in dieser Position manchmal sogar zeitlebens mit der Mutter in einem Haus, unter einem Dach wohnen und/oder auf eine eigene (erfüllende/offizielle) Paarbeziehung/Familie verzichten oder diese nur auf Entfernung leben.
- Es kann sein – bedingt durch die direkte Stellvertretung dieses früh gestorbenen, nicht erwachsen gewordenen Kindes –, dass der Sohn als Mann selbst »klein« und jungenhaft (auch gegenüber der Mutter) bzw. bedürftig bleibt. Infolgedessen wird er von der Mutter besonders umsorgt und bevorzugt, was (Konkurrenz-)Probleme in der Geschwisterreihe erzeugen und sich später in der Paarbeziehung wiederholen kann.
- In der *eigenen Paarbeziehung*/Ehe des Sohnes kommen die Folgen möglicherweise so zum Ausdruck, dass er als Mann – noch eng an seine Mutter gebunden – nicht vollständig/uneingeschränkt frei für (s)eine Partnerin ist und sich die Ambivalenzgefühle wiederholen: Einerseits wird die Nähe gesucht, andererseits kann sie nicht voll gelebt werden. So findet sich dann z. B. ein entsprechend passender Platz in einer Dreiecksbeziehung.
- Des Weiteren tut sich »der ewige Junge« im Leben oft schwer, Verantwortung zu übernehmen, sowohl für sich als auch für andere, was sich auch in seiner Paarbeziehung zeigen kann: Die Verantwortung wird auf die (manchmal ältere, mütterliche) Partnerin verlagert und auch nur halbherzig gegenüber den eigenen Kindern gelebt, sodass diese infolgedessen wieder früh in die Situation kommen, Verantwortung übernehmen zu müssen.

- Passenderweise finden Männer in diesen Positionen Partnerinnen, die spiegelbildlich entsprechende systemische Themen mitbringen.

Sehr ähnliche Dynamiken und Folgen für Paarbeziehungen zeigen sich bei einem (zweiten) Sohn, der nicht, wie hier beschrieben, einen früh verstorbenen Bruder der Mutter, sondern einen oder mehrere frühere *Partner* der Mutter vertritt (s. Abschnitt 5.3.2).

Fallbeispiel: Paarprobleme und Stellvertretung des gefallenen Bruders der Mutter

Ein Patient, Mitte 50, stellt sich vor, um seinen Beitrag zu den Eheproblemen mit seiner Frau aufzudecken und sein ambivalentes Verhältnis zu seiner Mutter zu klären.

Im Genogramm fällt auf, dass seine Geschwisterreihe mit einer Fehlgeburt beginnt und in der Herkunftsfamilie beider Eltern kriegs- und krankheitsbedingt viele Kinder und junge Erwachsene früh gestorben sind (s. Abb. 34).

Der Patient möchte – nach abgeschlossener Genogrammarbeit – in einer Aufstellung im Einzelsetting zunächst mit seiner Geschwisterreihe beginnen. Hier wird in mehreren systemischen Schritten dem fehlgeborenen ältesten Geschwisterkind ein Platz gegeben. Der Patient betrauert den Verlust und kann jetzt seine »richtige Position« an dritter Stelle, als zweiter lebender Sohn, in der Kinderreihe einnehmen. Auffällig ist – auch nach der Integration der Fehlgeburt – das *mangelnde Gefühl* des Patienten – sowohl seinen Geschwistern als auch seiner Mutter gegenüber.

Daher wird die Mutter im nächsten Schritt dazugestellt. Der Patient möchte von ihr wissen, ob sie ihn geliebt hat. An der Position der Mutter wird zwar eine Verbindung zu diesem Sohn gespürt, aber keine Möglichkeit, ein Gefühl auszudrücken bzw. dieses in Worte zu fassen. Es fühlt sich dort »wie abgeschnitten« an.

Mit dem Wissen aus der Genogrammarbeit, dass die Mutter im Alter von 12 Jahren ihren älteren Bruder im Krieg verloren hat, wird dieser testweise dazugestellt. Doch nach wie vor kann die Mutter nichts spüren. Erst das Hinzunehmen eines *jüngeren,* 12-jährigen *Persönlichkeitsanteils der Mutter* lässt an diesem Platz erstmalig Emotionen aufkommen: eine große Trauer über den Verlust ihres Bruders.

Der Patient nimmt aus seiner Position jetzt sehr berührt wahr, dass die Mutter – unter dem Schock des Todes – einen (jüngeren, inneren Persönlichkeits-)Teil abgespalten hat und dies dazu führte, dass sie später im Leben (auch anderen gegenüber) keine Gefühle mehr entwickeln und ausdrücken *konnte*. Ihm wird bewusst, dass dies nicht persönlich gemeint war, was ihn sehr entlastet. Auch kann er sich jetzt sein ambivalentes Verhältnis zu seiner Mutter erklären, die ihn immer in der Nähe haben wollte und ihn zum »Lieblingssohn« erklärt hatte, andererseits aber emotional für ihn nicht erreichbar war.

Gleichzeitig ging ihm auf, dass er – immer auf der Suche *nach* der Verbindung zu seiner Mutter und in Form einer Verwechslung auf der Suche nach der Mutter *in* der Ehefrau – möglicherweise auch für seine Frau nicht frei und erreichbar war und somit mitverantwortlich für die Eheprobleme.

Außerdem stellte der Patient fest, dass seine Frau als zweite Tochter und eng verbunden mit ihrem Vater (der eine jüngere Schwester früh verloren hatte) entsprechend spiegelbildliche Auslöser für die Eheproblematik mit einbrachte. Diese Thematik wurde dann in weiteren systemischen Sitzungen in Anwesenheit der Ehefrau bearbeitet und gelöst, sodass sich die Paarbeziehung nachhaltig verbessern konnte.

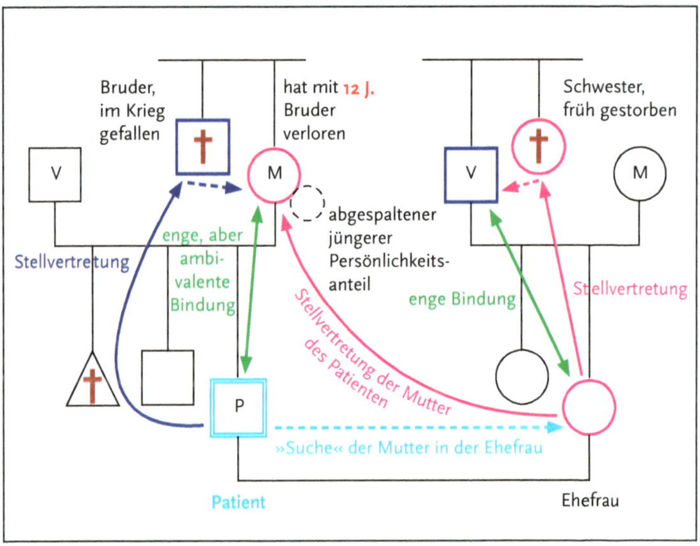

Abb. 34: Paarprobleme durch Stellvertrung des Bruders der Mutter und Suche nach der Mutter in der Ehefrau

Stellvertretung einer früh verstorbenen Schwester des Vaters

Die Folgen, die der frühe Tod einer Schwester des Vaters für (typischerweise) seine *zweite Tochter* in Stellvertretung dieser Schwester (also ihrer Tante) hat, entsprechen denen der Stellvertretung eines früh verstorbenen Bruders der Mutter durch ihren zweiten Sohn (s. voriger Abschnitt, inkl. Fallbeispiel).

Die zweite Tochter vertritt ihre früh verstorbene Tante sowohl in Bezug auf deren Schicksal als auch dem Vater gegenüber. Dies hat zur Folge, dass die Tochter besonders eng an den Vater gebunden ist, und wird in Aufstellungen sichtbar daran, dass sie oft *neben* dem Vater steht.

Folgende *weiteren Auswirkungen,* insbesondere auf Paarbeziehungen, sind häufig damit verbunden:

- Diese *zweite* Tochter bekommt einen besonderen Platz bei dem Vater, wird sozusagen zu seinem »Augenstern«.
- Dies merkt die Mutter, die dann ihre Tochter als Konkurrentin wahrnimmt.
- Dadurch wird das Mutter-Tochter-Verhältnis belastet, sodass die Tochter ihre Mutter nicht richtig annehmen oder achten kann, sich manchmal sogar über sie stellt (gefühlt als die »*bessere* Partnerin« des Vaters) und möglicherweise von außen als anmaßend oder überheblich wahrgenommen wird.
- Die emotionale und physische Nähe zum Vater wird von der Tochter einerseits als angenehm und aufwertend empfunden, aber andererseits fühlt sie sich – auf die Ebene des Vaters gehoben – ihm gegenüber nicht so richtig als Tochter (wahrgenommen), sodass sie ambivalente Gefühle dem Vater gegenüber hegt.
- Man kann beobachten, dass Frauen in dieser Position manchmal sogar zeitlebens mit dem Vater in einem Haus, unter einem Dach wohnen, für ihn sorgen und/oder auf eine eigene (erfüllende/offizielle) Paarbeziehung/Familie verzichten bzw. diese nur auf Entfernung leben.
- Es kann auch sein – bedingt durch die direkte Stellvertretung dieses früh gestorbenen, nicht erwachsen gewordenen Geschwisterkindes des Vaters –, dass die Frau als Tochter selbst »klein« und mädchenhaft (auch gegenüber dem Vater) bzw.

bedürftig bleibt. Infolgedessen wird sie vom Vater besonders umsorgt und bevorzugt, was (Konkurrenz-)Probleme in der Geschwisterreihe erzeugen und sich später in der Paarbeziehung wiederholen kann.

- In der *eigenen Paarbeziehung*/Ehe kommen die Folgen möglicherweise so zum Ausdruck, dass sie als Frau – noch eng an ihren Vater gebunden – nicht richtig frei für einen/ihren Partner ist und sich die Ambivalenzgefühle wiederholen: Einerseits wird die Nähe gesucht, andererseits kann sie nicht voll gelebt werden. So findet sich dann z. B. ein entsprechend passender Platz in einer Dreiecksbeziehung.
- Des Weiteren tut sich »das ewige Mädchen« im Leben oft schwer, Verantwortung zu übernehmen, sowohl für sich als auch für andere, was sich ebenfalls in der Paarbeziehung zeigt: Die Verantwortung wird auf den (manchmal deutlich älteren, väterlichen) Partner verlagert und auch nur halbherzig gegenüber den eigenen Kindern gelebt, sodass diese wieder früh in die Situation kommen, Verantwortung übernehmen zu müssen.
- Passenderweise finden Frauen in diesen Positionen Partner, die spiegelbildlich entsprechende systemische Themen mitbringen.

Sehr ähnliche Dynamiken und Folgen für Paarbeziehungen zeigen sich auch bei einer (zweiten) Tochter, die (nicht wie hier beschrieben, eine früh gestorbene Schwester des Vaters, sondern) eine oder mehrere (frühere) *Partnerinnen* des Vaters vertritt (s. Abschnitt 5.3.2).

Fallbeispiel: Paarprobleme und Stellvertretung der früh verstorbenen Schwester des Vaters

Eine Patientin, Mitte 50, stellt sich mit verschiedenen, immer wiederkehrenden Tumoren vor, die teilweise operiert werden mussten. Zudem hatte sie eine schwierige Ehe, die vor einigen Jahren geschieden wurde. Auffällig sind ihre hohe kindliche Stimme und ein sehr mädchenhaftes Aussehen und Verhalten.

Nach beendeter Genogrammarbeit möchte sie jetzt über eine Gruppenaufstellung herausfinden, ob es irgendetwas gibt, das aus ihrem Familiensystem belastend auf sie einwirkt.

Sie stellt (zunächst verdeckt für die Teilnehmer) Repräsentanten für ihren Vater, ihre Mutter und sich selbst auf.

Es fällt ins Auge, dass die Stellvertreterin der Patientin, wo auch immer sie sich hinbewegt, von ihrem Vater verfolgt wird, der ihr nahe sein will. Sie fühlt sich unfrei und unbeweglich, kann an der Situation aber nichts ändern.

Seit der Genogrammarbeit wusste die Patientin, dass der Vater eine Schwester im Kleinkindalter infolge einer nicht weiter bekannten Krankheit verloren hat, die den gleichen Namen trug. Daher wird diese testweise (und ebenfalls zunächst verdeckt für die anderen Stellvertreter und Teilnehmer) dazugestellt. Dieses verändert die Situation schlagartig so, dass der Vater sich erstmalig von der Patientin, seiner Tochter, abwendet und sich der Person, die (noch verdeckt) seine Schwester repräsentiert und sich für ihn wie eine Schwester anfühlt, zuwendet. Daraufhin teilt die Patientin auf eigenen Impuls der Gruppe mit, welche Personen sich hinter den Stellvertretern verbergen. Der Vater sagt: »Wenn ich meine früh verstorbene Schwester sehe, kann ich dich, meine Tochter, loslassen.«

Der Vater als Bruder und seine Schwester nehmen innigen Kontakt auf, er betrauert den Verlust sehr emotional. Die Patientin fühlt sich sehr mit dieser Schwester des Vaters, die ihre Tante gewesen wäre, verbunden – fast »eins mit ihr«. In mehreren Schritten kann sich die Patientin von ihr trennen. Wichtig ist die Erlaubnis dieser früh gestorbenen Tante an die Patientin, dass diese ihr Leben leben darf, mit den Worten: »Mach du etwas aus deinem Leben – auch wenn ich es nicht konnte, du bist frei!« Dies berührt die Stellertreterin der Patientin und die Patientin selbst zutiefst.

Sofort erklären sich der Patientin viele Probleme in ihrem Leben, die ihrer Wahrnehmung nach auf dieser Schicksalsbindung beruhten: die ständigen Gesundheitsprobleme (»nicht leben und nicht sterben«), das ambivalente Verhältnis zu ihrem Vater, ihr Beitrag zu ihren Eheproblemen als Partnerin, die nicht wirklich frei war für ihren Mann, die belastenden beruflichen Situationen, in denen sie nicht ernst genommen und »wie ein Kind« behandelt wurde.

Die Patientin hatte schon einige Therapien hinter sich, aber die Verbindung zu der früh verstorbenen Tante – von der sie auch ihren Vornamen bekommen hatte – war ihr (und den Therapeuten) bis dahin noch »nicht in den Sinn gekommen«. Sie fühlte sich erstmalig unbelastet und frei, jetzt endlich ihren eigenen Weg zu gehen und sich gesundheitlich zu stabilisieren. Weitere Tumoroperationen war danach nicht mehr nötig.

9.2.2 Stellvertretung eines früheren Partners eines Elternteils

Frühere Partner der Eltern (und auch der Großeltern) werden, wie bereits erwähnt, unter bestimmten Voraussetzungen regelmäßig vertreten. Dies geschieht vor allem dann, wenn deren Paarbeziehung ungut, z. B. im Unfrieden oder nur auf Wunsch einer Seite zu Ende gegangen ist und die andere Seite noch Groll spürt(e) und/oder die Trauer darüber nicht (zu Ende) gelebt hat. So obliegt typischerweise zweiten Kindern die Aufgabe, auf einen – oft nicht erwähnten/verschwiegenen/totgeschwiegenen – früheren Partner/Verlobten/Ehepartner eines Elternteils oder beider Eltern (unbewusst) aufmerksam zu machen (s. Abb. 35).

Dies kann sich darin äußern, dass sie alterskorrelierend (z. B. mit dem Eintritt der Paarprobleme bzw. einer Trennung durch Scheidung oder Tod) oder auf anderen (z. B. gesundheitlichen bzw. beruflichen) Ebenen Probleme in der Paarbeziehung haben, die mit Ereignissen im derzeitigen Leben bzw. der eigenen Biografie nicht alleine zu erklären sind.

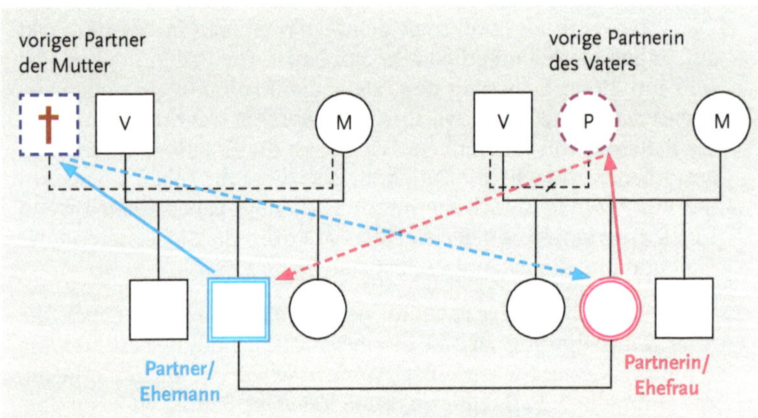

Abb. 35: Stellvertretung jeweils eines früheren Partners eines Elternteils

Die Stellvertretung eines früheren Partners der Eltern (bzw. der Großeltern) führt häufig dazu, dass die eigene Partnerschaft in einer (oder mehreren aufeinanderfolgenden) Dreiecksbeziehungen gelebt wird. Beispiele für diesbezügliche typische Dynamiken werden später noch beschrieben.

Übernommene Stellvertretungen von früheren Partnern eines Elternteils können anhaltend und folgenschwer wirken. Dies wird im nächsten Fallbeispiel dargestellt, in dem eine Patientin die frühere Verlobte des Vaters vertrat. Entsprechende Stellvertretungen gelten auch für (typischerweise) zweite Söhne bzgl. früherer Partner ihrer Mütter.

Fallbeispiel: Zweite Tochter in Stellvertretung einer früheren Verlobten des Vaters

Eine Patientin, Anfang 40, kam in meine Praxis mit folgendem Problem: Sie habe immer wieder Paarbeziehungen, die vielversprechend beginnen. Nach mehreren Monaten jedoch oder manchmal auch ein bis zwei Jahren bekäme sie einen unerklärlichen Groll bis Hass auf die jeweiligen Männer und trete ihnen gegenüber zunehmend inadäquat aggressiv und verletzend auf. Dies führe dann zur Trennung, die meistens von den Männern ausgehe, sodass sie bisher noch nie eine anhaltende, freudvolle Partnerschaft hatte. Außerdem hasse sie ihren Vornamen, könne dies aber nicht begründen. Zeitlebens lasse sie sich daher nur mit einer abgekürzten Form des Vornamens anreden. In einer Verhaltenstherapie herausgearbeitete Strategien im Umgang mit ihren diesbezüglichen Aggressionen etc. habe sie nur teilweise zufriedenstellend umsetzen können.

In der Herkunftsfamilie der Patientin, einer zweiten Tochter, gab es keine besonderen Auffälligkeiten. Dennoch wollte sie in einer Aufstellung im Einzelsetting herausfinden, ob es nicht doch Hinweise für ihr nicht nachvollziehbares Verhalten gäbe. Nachdem die Patientin zunächst ihre Eltern und sich aufstellte, merkte sie spontan, dass »neben dem Vater jemand fehlt«, und platzierte dort ein weiteres Symbol. Dieser Platz fühlte sich für die Patientin wie eine frühere Partnerin des Vaters an und sie spürte dort Groll und Aggressionen ihm gegenüber – genau dieselben Gefühle, die sie gegenüber ihren eigenen Partnern kannte. Ihr war allerdings nichts von einer früheren Partnerschaft des Vaters bekannt.

Für die Patientin fühlte es sich sehr stimmig an, dieser hypothetischen ehemaligen Freundin des Vaters in der Aufstellung einen Platz zu geben und »das, was möglicherweise zwischen ihnen als Paar ungelöst geblieben ist«, bei diesen beiden zu lassen. Zu merken, dass ihre nicht erklärbaren negativen Gefühle Männern gegenüber möglicherweise »nur« übernommene und nicht ihre eigenen waren, entlastete die Patientin sehr.

Als sie zu Hause ihren Vater nach einer möglichen früheren (Paar-) Beziehung fragte, eröffnete er ihr, dass er schon einmal verlobt gewesen war, bevor er die Mutter der Patientin kennenlernte. Er hatte diese Verlobung aber gelöst, worüber die damalige Freundin sehr böse war. Danach gab es keinen Kontakt mehr zwischen den beiden und es wurde nie über diese Verbindung gesprochen. Der Vater wählte aber für seine Tochter den Vornamen der früheren Verlobten. Die Patientin, die manchmal schon an sich selbst zweifelte, konnte sich endlich die Ablehnung ihres Vornamens und viele ihrer Verhaltensweisen erklären und danach eine erfüllende Partnerschaft eingehen.

9.2.3 Stellvertretung auf der Ebene der Großeltern

Hier geht es oft um die Stellvertretung von Großeltern, die ihre Partner früh verloren haben, bzw. um die Stellvertretung dieser früh verstorbenen Partner selbst.

Bedingt durch zwei Weltkriege sind in vielen Familien vor allem Männer (Söhne, Brüder, Partner, Ehemänner, Familienväter etc.) ums Leben gekommen und haben große Lücken in den Familien hinterlassen. Wenn ein erstes Kind wegen eines Problems, insbesondere eines Paarproblems, in die Beratung kommt, lohnt es sich daher immer auch zu fragen, ob, wann und wie der (gleichgeschlechtliche) Großelternteil früh gestorben, gefallen oder vermisst oder auf andere Weise zu Tode gekommen ist. Immer wieder zeigt sich, dass »zufällig« in *dem* Alter, als die Großmutter ihren Mann verlor, eine erste (einzige) Enkelin in eine Trennungsphase gerät. Oder aber dass der erste (einzige) Enkel einen Einschnitt in *dem* Alter erfährt, in dem sein Großvater früh gestorben ist. Die Alterskorrelation ist häufig erstaunlich genau, wenn man anhand der Daten die Möglichkeit hat, diese nachzuvollziehen.

Die Frage einer Kursteilnehmerin, ob man die vielen vorzugsweise alleinerziehenden Mütter und Einelternfamilien heutzutage auch in Stellvertretung zu Frauen sehen könne, die in und nach den Kriegen ebenfalls alleine mit Kindern dastanden, hat mich sehr zum Nachdenken angeregt. In diesem Zusammenhang wäre es interessant, die familienbiografischen Hintergründe von z. B. Einelternfamilien zu erforschen.

9.3 Stellvertretungen auf der *horizontalen* Ebene des *Partners*

Welche Auswirkungen übernommene Stellvertretungsaufgaben auf der horizontalen, der Geschwisterebene im *eigenen* System haben können, wurde ausführlich beschrieben.

Auch Geschwister und frühere Partner *im System des Partners* können (gegenseitig) vertreten werden und einen Einfluss auf die jetzige Paarbeziehung ausüben.

Im Folgenden werden zunächst einige typische Stellvertretungen auf der horizontalen/*intra*generationalen Ebene des Partners aufgezeigt und dann genauer ausgeführt. Häufig handelt es sich dabei um die Stellvertretung eines Geschwisterkindes und/oder früheren Partners des Partners.

9.3.1 Stellvertretung eines Geschwisters des Partners

Fehlende Geschwisterkinder werden – sofern sie nicht betrauert wurden oder einen Platz bekommen haben – regelmäßig (vorzugsweise durch das gleiche Geschlecht) vertreten. Das »Fehlen« kann bedingt sein durch frühen Tod, aber auch durch Krankheit, Kontaktabbruch, Verschweigen oder den unerfüllten Wunsch der (Schwieger-)Eltern nach einem bestimmten Geschlecht, einer bestimmten Eigenschaft oder Fähigkeit der eigenen Kinder.

(Über-)Lebende »suchen« später häufig *in ihrem Partner* ein fehlendes Geschwisterkind und leben die eigentlich einem (jüngeren) Geschwisterkind geltende Fürsorglichkeit »in Verwechslung« an dem Partner aus. Das wird von diesem möglicherweise zunächst als angenehm empfunden, aber wenn es in Überfürsorglichkeit bzw. Kontrolle ausartet, ist die Wahrscheinlichkeit gegeben, dass dies den Partner auf lange Sicht eher vertreibt. Außerdem kann sich – wie bereits mehrfach gezeigt – in ihm das Gefühl entwickeln, es nicht richtig zu machen, nicht genügen zu *können* oder sogar nicht richtig zu *sein:* Das fehlende Geschwisterkind *kann* er nicht ersetzen, das in ihm gesucht bzw. gesehen wird.

Menschen mit ähnlichen – fast spiegelbildlichen – Themen im System finden sich, wie bereits erwähnt, passenderweise oft auch als Partner, wie beispielsweise:

- eine Frau, die ihren Bruder früh verloren oder keinen Kontakt (mehr) hat: Sie läuft Gefahr, diesen Bruder (unbewusst) nicht nur in ihrem (zweiten) Sohn zu suchen, wie bereits erwähnt, sondern auch in einem Partner. Somit wird der Partner gegenüber dieser Frau zum Stellvertreter ihres fehlenden Bruders.
- ein Mann, der seine Schwester früh verloren oder keinen Kontakt (mehr) hat: Er läuft Gefahr, diese (unbewusst) nicht nur in seiner (zweiten) Tochter zu suchen, sondern auch in einer

Partnerin. Somit wird die Partnerin gegenüber diesem Mann zur Stellvertreterin seiner fehlenden Schwester.

Dieses wird in der folgenden, vereinfachten Skizze veranschaulicht (s. Abb. 36):

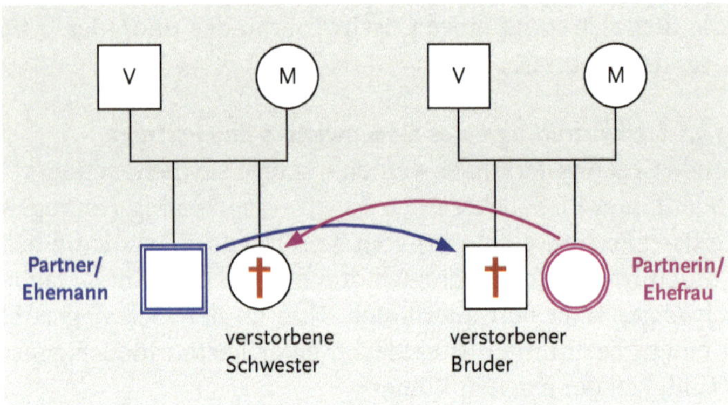

Abb. 36: Gegenseitige Stellvertretung eines Geschwisters

Das folgende Beispiel veranschaulicht, welche Folgen es für eine Ehe haben kann, wenn ein Paar *gegenseitig* die Stellvertretung jeweils eines früh gestorbenen Geschwisterkindes übernimmt.

Fallbeispiel: Gegenseitige Stellvertretung eines Geschwisters

Eine 42-jährige Patientin kommt in meine Praxis mit dem Gefühl, dass ihre Ehe in eine Sackgasse geraten sei und sie vor der Entscheidung stehe, sich von ihrem Mann zu trennen. »Eigentlich mag ich ihn immer noch gerne«, sagt sie, »aber in den letzten Jahren habe vor allem ich das Gefühl, dass wir uns nicht mehr als Paar begegnen, sondern eher als Bruder und Schwester. Außerdem beschuldigen wir uns zunehmend gegenseitig, dass wir es uns nicht recht machen können – egal was wir tun.« Ihr Mann beklage sich außerdem, dass sie ihn »zu sehr bemuttere und sich übertrieben um ihn kümmere und sorge«. Vor allem die Patientin hat das Bedürfnis, jetzt etwas zu unternehmen, zumal sie die Situation »immer depressiver« mache. Ihr ist die systemische Arbeit bekannt und sie will vor allem ihren Anteil an den Problemen erkennen.

Im erstellten Genogramm des Gegenwartssystems des Paares fällt auf, dass die Patientin einen jüngeren Bruder hatte, der als Kleinkind gestorben war. Sie wusste zwar von ihm, aber es wurde nie weiter darüber gesprochen. Der Patientin wird klar, dass sie (als zweite Tochter) jetzt mit 42 Jahren dasselbe Alter hat wie ihre Mutter, als diese ihren Sohn, den Bruder der Patientin, verlor. Die Ehe ihrer Eltern war nach diesem Ereignis schwer belastet und es stand damals sogar eine Trennung zur Diskussion.

In der Geschwisterreihe ihres Mannes ist ebenfalls ein Kind früh gestorben: ein älteres Mädchen, kurz nach der Geburt. Bemerkenswerterweise hat auch der Ehemann jetzt das Alter seines Vaters (45 Jahre) erreicht, in dem dieser seine Tochter, die Schwester des Ehemannes, verlor (s. Abb. 37).

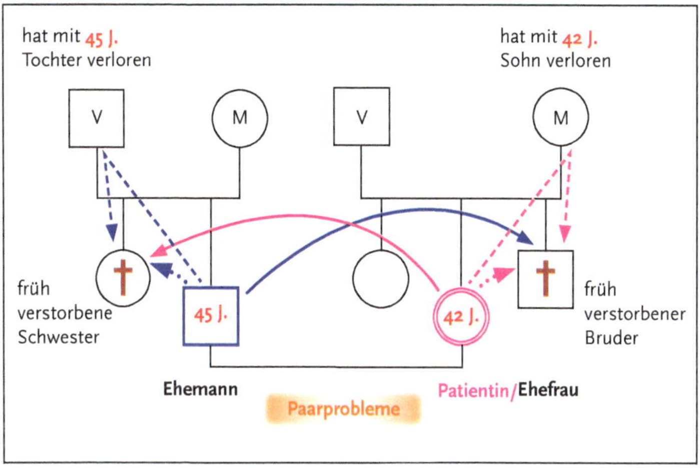

Abb. 37: Gegenseitige Stellvertretung eines Geschwisters durch den Partner

Bezugnehmend auf die drei familienbiografischen Fragen lässt sich Folgendes feststellen:

Die Patientin kommt *gerade jetzt*, mit 42 Jahren, zur Therapie, genau in dem Alter, als ihre Mutter ein Kind verlor. Sie erfährt *gerade hier*, als zweite Tochter und Stellvertreterin der Mutter, *gerade so* einerseits jene Gefühle ihrer Mutter, die diese nicht ausleben konnte: die Trauer und fürsorgliche Bemutterung des Kindes. Andererseits konnte die Patientin selbst, als ältere Schwester eines verstorbenen Bruders, ihre Fürsorge und Geschwisterlichkeit ihm gegenüber nicht mehr ausleben und spürt den Verlust. So übertrug sie diese Bedürfnisse und Gefühle stellvertretend auf ihren Mann, der diese als nicht adäquat und übertrieben wahrnahm. Entsprechend wurde die Patientin auch zur Stellvertreterin der älteren (früh verstorbenen) Schwester ihres Mannes. Daraus resultierend lässt sich das von beiden beschriebene Gefühl, »es dem anderen nicht recht machen zu können«, erklären. Denn die Aufgabe, ein Geschwisterkind zu ersetzen, ist unmöglich zu erfüllen.

Der Verlust eines Kindes ist regelmäßig schwer belastend für Eltern, unter anderem auch, da die Trauer häufig in unterschiedlicher Form erlebt wird. Dies kann zur Entfremdung bis hin zu Trennungsgedanken führen. So ist offensichtlich das Thema »Trennung« für die Patientin – als Stellvertreterin ihrer Mutter – *gerade jetzt* relevant.

Allein die Genogrammerstellung und -analyse war für die Patientin sehr hilfreich für die Erkenntnis, wie sie zur Entstehung und Unterhaltung der Paarproblematik beigetragen haben könnte.

In der anschließenden systemischen Aufstellung wurden dann noch einmal auf andere Weise die relevanten Schicksalsbindungen aufgedeckt und gelöst. Die Patientin konnte so einen entlasteten Platz als Tochter und in der Folge davon auch eine befreite Position als Ehefrau einnehmen. Das kam der weiteren Entwicklung der Paarbeziehung sehr zugute und war überdies ein Anstoß für den Ehemann, seinen eigenen Anteil zu bearbeiten.

9.3.2 Stellvertretung eines früheren Partners des Partners

Geht man eine Beziehung mit einem Partner ein, der vorher schon einmal oder mehrfach liiert war, ist die Wahrscheinlichkeit gegeben, dass man zum Stellvertreter des früheren Partners oder der früheren Partnerin wird. Dies ist besonders dann der Fall, wenn der Verlust nicht betrauert wurde bzw. werden konnte oder die Paarbeziehung im Unguten auseinandergegangen und noch Groll auf einer oder beiden Seiten vorhanden ist (oft noch nach Jahren oder Jahrzehnten). Aus der Stellvertretung heraus werden so alte, unerledigte Themen aus einer früheren Beziehung (auch ohne Vorwissen über diese) in der jetzigen »reinszeniert«.

Zu unterscheiden – da unterschiedlich in der (Aus-)Wirkung – sind die Art und der Grund der Trennung der vorigen Paarbeziehung (Tod, Trennung/Scheidung, Verbot der eigenen Eltern/Eltern des Partners, andere Konfession/Nationalität, unterschiedlicher sozialer Stand/([Aus-]Bildungsgrad etc.). Wichtig ist auch die Frage, ob das

Herz noch an den vorigen Partner gebunden ist oder ein alter Groll weiterwirkt (s. Abb. 38).

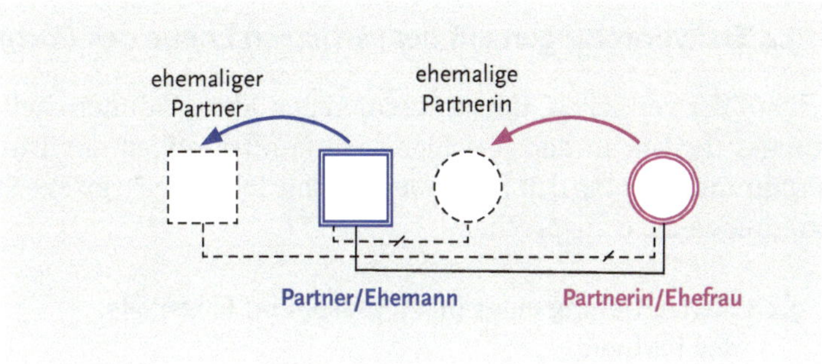

Abb. 38: Gegenseitige Stellvertretung eines früheren Partners

Wenn die Rangfolge nicht beachtet wird ...

Hatte ein Partner vorher schon eine oder mehrere Beziehungen/Ehen, dann ist dessen aktueller Partner nicht mehr der oder die Erste für ihn, sondern der oder die Zweite oder Dritte etc. Er oder sie hat also die Position in der zeitlichen Rang- und Reihenfolge *nach* den Vorgängern, die wiederum (mehr oder weniger freiwillig) Platz gemacht haben.

Versuche, den früheren Partner abzuwerten, ihn zu negieren, den Kontakt zu verbieten oder ihm seine Existenz abzusprechen, führen auf längere Sicht zur Belastung oder sogar zum Scheitern der jetzigen Paarbeziehung. Insbesondere wenn Kinder aus der vorigen Beziehung hervorgegangen sind, mag zwar die *Partnerschaft* der Eltern zu Ende sein – die *Elternschaft* gegenüber den Kindern bleibt jedoch lebenslang bestehen und ist nicht trennbar oder aufkündbar!

Eine gute Voraussetzung für das Gelingen einer nachfolgenden Partnerschaft und die Entlastung von (weiteren) Kindern ist daher der akzeptierende und respektvolle Umgang mit dem »Vorgänger« bzw. dessen voriger Familie.

Wenn noch alte, ungelöste/ungeklärte Angelegenheiten aus der früheren Paarbeziehung offen sind, Groll über die Trennung empfunden wird oder ein Tod nicht betrauert wurde, ist wie gesagt die Wahrscheinlichkeit groß, dass dies in die nachfolgende Paarbeziehung direkt oder indirekt hineinwirkt und der Nachfolger zum Stellvertreter des Vorgängers wird. Wenn unerledigte alte Themen der betroffenen Partner nicht geklärt werden, haben typischerweise die zweiten Kinder bzw. sogar noch Enkel an den ungelösten Themen ihrer Eltern bzw. Großeltern systemisch zu tragen.

9.4 Stellvertretungen auf der *vertikalen* Ebene des *Partners*

Auch auf der vertikalen, transgenerationalen Ebene können Stellvertretungsaufgaben in den jeweiligen Herkunftsfamilien der Partner übernommen werden. Im Folgenden möchte ich einige typische Stellvertretungen dazu ansprechen.

9.4.1 Stellvertretung eines (nicht präsenten) Elternteils des Partners

Ein Elternteil, der früh gestorben, gegangen, geschieden ist oder als Vater bzw. Mutter zwar physisch anwesend, aber emotional nicht zur Verfügung stand, ist für seine Kinder oft nicht präsent bzw. wird von ihnen (trotz Anwesenheit) nicht als präsent erlebt.

Es folgt das Muster, das sich immer wieder zeigt: Der Partner, der beispielsweise ein Elternteil als Kind verloren hat, mag diesen unbewusst in seinem Partner suchen. So wird Letzterer zum Stellvertreter eines Elternteil des Partners. Der jeweilige Partner *kann* aber diesen Elternteil nicht ersetzen, fühlt sich in der Partnerschaft »nicht gut genug«, »kann es nie richtig machen« oder bekommt entsprechende Vorhaltungen.

Typische Beispiele:

- Eine *Frau* hat *ihren Vater* im Krieg *verloren,* als sie noch ein Kind war. Zeitlebens sucht sie (unbewusst) in ihrem (oft älteren) Mann diesen Vater. Das heißt, die Frau erwartet, dass ihr Mann ihr das gibt, was eigentlich vom Vater hätte kommen müssen, was aber durch dessen Tod offengeblieben ist. Dieser nicht zu erfüllende Anspruch kann die Paarbeziehung belasten und bis zur Trennung oder Scheidung führen. Bleibt der dahinter liegende Zusammenhang unentdeckt, kann sich das Muster in weiteren Partnerschaften wiederholen.
- Entsprechendes tritt ein, wenn ein *Mann seine Mutter,* z. B. bedingt durch eine Krankheit, früh *verloren* hat. Dann ist die Wahrscheinlichkeit hoch, dass er in seiner Frau (unbewusst) das sucht, was von seiner Mutter hätte kommen sollen, aber nicht erfüllt werden konnte. Möglicherweise versucht dann die

> Frau, dem Mann Mütterliches zu geben, was nur bedingt gelingen kann und sich oft negativ auf die Paarbeziehung auswirkt. Es kann dazu führen, dass die Mann-Frau-Beziehung und die Sexualität in einer Außenbeziehung ausgelebt werden, während parallel dazu die mütterliche Beziehung (ggf. ohne oder mit eingeschränkter Sexualität) in der Ehe weiterhin stattfindet. Dies erklärt auch, warum Konstellationen dieser Art oft so beständig sein können – manchmal sogar jahrzehntelang.

Eine weitere Folge des frühen Verlustes der Mutter eines Mannes kann sein, dass die (frustrane) Suche nach der Mutter in Partnerinnen dazu führt, dass Frauen (generell) von ihm abgewertet werden. Oder die Suche geht immer weiter, sodass von außen der Eindruck eines Schürzenjägers entsteht. Diese Zusammenhänge gelten in umgekehrter Weise auch für Frauen in entsprechender Stellvertretung.

Paare in einer solchen Konstellation fühlen sich typischerweise voneinander angezogen. Als mögliche Folge tritt dann ein, dass sich das Paar gegenseitig »zu Eltern macht«, das heißt, die Frau wird gegenüber dem Mann zur Mutter und der Mann wird gegenüber der Frau zum Vater (s. Abb. 39).

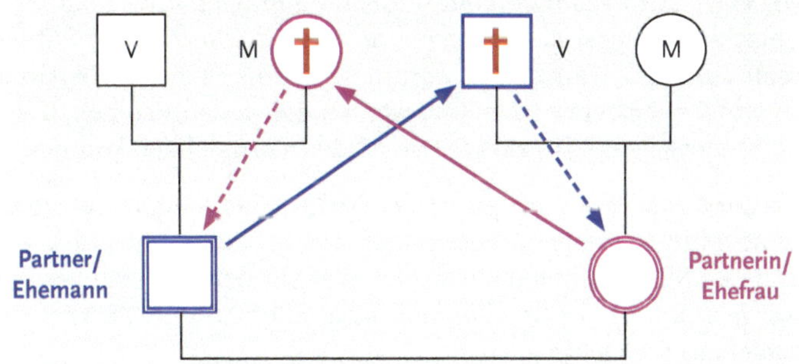

Abb. 39: Gegenseitige Stellvertretung von fehlenden/früh verstorbenen Elternteilen

Oft stammen beide aus Herkunftssystemen, in denen sie schon früh Verantwortung übernehmen mussten (z. B. als Ersatz für den früh verlorenen Elternteil). Sie wollen aber diese Rolle in der Paarbeziehung (unbewusst) nicht wieder einnehmen, sondern endlich selbst Kind (mit wenig Verantwortung) sein (dürfen), und verzichten dann oft (wiederum unbewusst) auf eigene Kinder bzw. suchen/finden einen Partner, der keine Kinder möchte oder bekommen kann oder dem Thema ambivalent gegenüber steht (s. Kapitel 10).

9.4.2 Stellvertretung des früheren Partners eines Elternteils des Partners

Paarprobleme können, wie schon vorher beschrieben, dadurch entstehen, dass die Partner – jeweils auf ihre Art – einen früheren Partner eines Elternteils, das heißt einen »Vorgänger« von Vater oder Mutter, in seinem Verlust vertreten. Dies ist insbesondere dann wahrscheinlich, wenn der vorige Partner früh verstorben ist oder durch (ungewollte) Trennung bzw. Scheidung nicht zur Verfügung stand.

Das folgende Beispiel zeigt, wie *beide* Partner durch Schicksalsbindungen bezüglich unerfüllter Liebesbeziehungen ihrer Eltern jeweils auf unterschiedliche Weise zur Aufrechterhaltung der Probleme in der Ehe beigetragen haben.

Fallbeispiel: Eheprobleme durch Stellvertretungen ungelebter Lieben der jeweiligen Eltern

Eine Patientin, Anfang 50, stellte sich mit jahrelangen Eheproblemen vor und hatte nach mehreren Außenbeziehungen ihres Mannes den Entschluss gefasst, sich zu trennen. Vorher wollte sie noch mit systemischem Blick »verstehen«, warum sie sich als Paar das Leben immer so schwer gemacht hatten, und wenn möglich dafür sorgen, dass sie zumindest als Elternpaar eine gute Verbindung halten könnten.

Bei der Genogrammanalyse trat *im System des Ehemannes* zutage, dass seine Mutter, die Schwiegermutter der Patientin, eigentlich einen anderen Mann heiraten wollte, der aber vor der Hochzeit gestorben war (s. Abb 40). Ihr (zweiter) Sohn, der Ehemann der Patientin, war zeitlebens ihr Liebling.

Folgende Erkenntnisse aus dem System ihres Mannes erklärten der Patientin retrospektiv viele die Ehe belastende Dinge, die bisher für sie keinen Sinn gemacht hatten und unauflösbar zu sein schienen:

Als Stellvertreter der großen Liebe seiner Mutter wurde ihr Mann auf die Ebene seiner Mutter heraufbefördert und von ihr eher wie ein Partner als ein Sohn wahrgenommen und behandelt. Dies hatte zur Folge, dass er seine Mutter nicht in aller Fülle als Mutter wahr- und annehmen konnte. Diese mütterliche Rolle suchte er zunehmend in seiner Frau, der Patientin, die diese ihm gegenüber unbewusst immer mehr übernahm, sodass er dann die eigentliche Mann-Frau-Beziehung in wechselnden Verhältnissen lebte.

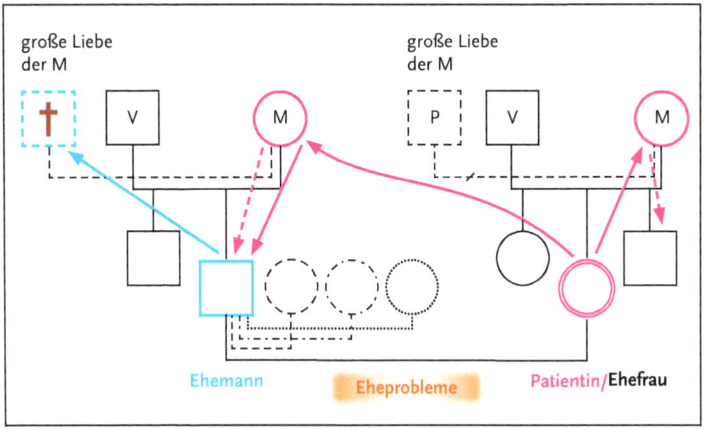

Abb. 40: Gegenseitige Stellvertretung von ungelebten Lieben der Eltern

Im *System der Patientin* gab es ein ähnliches Schicksal: Die Patientin beschrieb, dass auch ihre Mutter eine erste große Liebe nicht leben konnte, aber emotional immer noch an diese gebunden war. Daher war sie nicht frei, ihre Mütterlichkeit an den Kindern des nachfolgenden Mannes (Vater der Patientin) auszuleben. So oblag es vor allem der Patientin, sich »wie eine Mutter« um ihren jüngeren Bruder zu kümmern. Diese Funktion prädestinierte sie für die Übernahme einer mütterlichen Rolle auch gegenüber ihrem Mann. Gleichzeitig reinszenierte sie die Situation ihrer Mutter, die Liebe in Bezug auf ihren Mann nicht (richtig) leben zu können.

So hat sich folgendes Muster jahrelang in leidvoller Weise für die Patientin und ihren Ehemann aufrechterhalten: Ihr Ehemann war emotional nicht erreichbar und ging immer wieder mit anderen Frauen fremd. Die Patientin als Ehefrau duldete dies zähneknirschend, umsorgte ihn dennoch mütterlich, bot ihm ein gemütliches Zuhause und konnte trotz mehrerer Anläufe ihren Mann »nicht im Stich lassen«. Nachdem sie diese Zusammenhänge durchschaut und die systemische Arbeit beendet hatte, war sie in der Lage, sich von ihrem Mann als *Partner* zu trennen und einen guten Kontakt zu ihm als *Vater der* gemeinsamen *Kinder* zu etablieren.

Diese hier beschriebenen Stellvertretungsaufgaben können entsprechend auch für ungelebtes bzw. unerfülltes (Paar-)Leben auf der Ebene der *Großeltern* der Partner übernommen werden.

9.4.3 Schwiegermütter – Schwiegertöchter

Schwiegermütter und Schwiegertöchter haben oft ein spezielles Verhältnis, das konflikthaft sein kann. Wenn man sich dieses unter dem Aspekt möglicher *gegenseitig* übernommener (vertikaler) Stellvertretungsaufgaben anschaut, lassen sich manche – sogar jahrzehntelang bestehende – Schwierigkeiten erklären und lösen.

Das folgende Beispiel spiegelt dies in typischer Weise wider.

Fallbeispiel: Gegenseitige Stellvertretung von Schwiegermutter und Schwiegertochter als Auslöser von Konflikten

Eine 60-jährige Patientin litt seit über 30 Jahren, zeit ihres Ehelebens, unter Konflikten mit ihrer Schwiegermutter und infolgedessen auch einem angespannten Verhältnis zu ihrem Ehemann sowie diversen Symptomen. In mehreren Therapien – auch zusammen mit ihrem Mann – hatte sie sich professionellen Rat gesucht, dennoch änderte sich trotz aller Bemühungen an der Situation nichts.

Die Patientin beschrieb ihr Problem mit der Schwiegermutter so, dass diese sie von Anfang an vereinnahmen wollte, sowohl räumlich (sie sollte direkt nach der Hochzeit mit ihrem Mann in das Haus der Schwiegereltern einziehen) als auch emotional (mit dem Satz »*Ich* bin jetzt deine Mutter«). An diese Feststellung waren diverse Erwartungen geknüpft, zum Beispiel, dass die Patientin ab jetzt für sie sorge, einkaufe, das Haus in Ordnung halte und auch sonst auf Wunsch für sie »wie eine Tochter« da zu sein habe. Diese Vereinnahmung regte die Patientin immer wieder erneut auf, sodass sie regelmäßig mit ihrem Mann aneckte, der ihr dauerndes Problem mit seiner Mutter nicht verstand. Er nahm das Verhalten seiner Eltern, insbesondere das seiner Mutter, als »Komfort« für beide Seiten wahr und fühlte sich in keiner Weise beengt.

Im Verlaufe der Genogrammanalyse, die im Beisein ihres Ehemannes stattfand, wurde der Patientin klar, dass sie unbewusst das, was sie eigentlich von ihrer Mutter, die an einer Krankheit früh gestorben war, gebraucht hätte, in ihrer Schwiegermutter suchte (s. Abb. 41). Sie erwartete und forderte immer wieder von ihr »Aufmerksamkeit und die Erlaubnis, ihr *eigenes* Leben gesund leben zu dürfen«, bekam diese aber nicht und unterhielt dadurch das Problem mit aufrecht.

Gleichzeitig wurde der Patientin bewusst, dass sie in gewisser Weise als Tochterersatz für ihre Schwiegermutter (die kein Mädchen bekommen hatte) fungieren musste. So konnte sie sich jetzt auch ihre Abneigung gegen die Erwartungen der Schwiegermutter erklären.

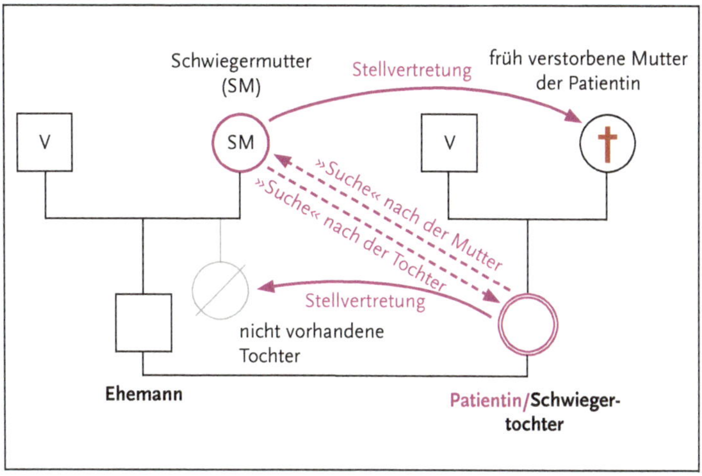

Abb. 41: Gegenseitige Stellvertretung von Schwiegermutter und Schwiegertochter als Auslöser von Konflikten

Die Erkenntnisse, dass weder die Patientin die fehlende Schwester des Ehemannes und Tochter der Schwiegermutter ersetzen konnte noch die Schwiegermutter die Lücke zu füllen vermochte, die ihre früh verstorbene Mutter hinterlassen hatte, berührten die Patientin und auch ihren Ehemann tief und führten zur Neubewertung und deutlichen Verbesserung des Schwiegermutter-Schwiegertochter-Verhältnisses sowie zu einer klareren Abgrenzung. Auch ihre Ehe profitierte von dieser Entspannung merklich.

An dieser Stelle könnten noch viele andere, durch übernommene Stellvertretungsaufgaben belastete Schwiegermutter-Schwiegertochter-Verhältnisse angeführt werden. Meist handelt es sich um offengebliebene, systemisch bedingte Bedürfnisse, die in frustraner und leidvoller Weise von beiden Seiten gegenseitig zu stillen versucht werden.

Es gibt natürlich ebenso schwierige Schwiegerväter-Schwiegersöhne-Beziehungen, die vielleicht vordergründig nicht so auffallen oder eventuell auch nicht so oft auftreten. Möglicherweise werden sie jedoch lediglich nicht so häufig zum Gesprächsgegenstand, da Männer meiner Erfahrung nach eher dazu tendieren, Probleme mit sich auszumachen, und (zunächst) keine professionelle Hilfe in Anspruch nehmen möchten. Ein typisches Beispiel aus systemisch-familienbiografischer Sicht wäre zu nennen, wo ein Schwiegersohn den nicht geborenen oder früh verlorenen Sohn der Schwiegereltern nicht ersetzen kann und dadurch seine ihm zustehende Anerkennung nicht bekommt oder sogar abgelehnt wird. Des Weiteren kann ein Schwiegersohn in die missliche Lage geraten, anstelle eines Sohnes der Schwiegereltern eine Funktion bedienen zu müssen, die Letzterer nicht erfüllen konnte oder wollte (einen bestimmten Beruf, eine Position im Familienunternehmen oder Repräsentation nach außen). So entwickelt sich in ihm das Gefühl, es nicht richtig zu machen oder nicht recht zu sein. Auch dies geschieht meist auf unbewusster Ebene und lässt sich mit sachlichen Argumenten oft nicht befriedigend erklären oder lösen.

9.5 Dreiecksbeziehungen

Bestimmte übernommene Stellvertretungsaufgaben scheinen dazu zu prädestinieren, in Dreiecksbeziehungen zu geraten. Das betrifft vor allem Frauen und Männer, die in Schicksalsbindung zu Vorfahren stehen, die ihre Partnerschaft nicht in aller Fülle (zu Ende) leben konnten. Dies kann bedingt sein z. B. durch frühen Tod, Scheidung, Verbot (von Eltern, Institutionen), die Paarbeziehung weiterzuführen, oder durch Trennung aus gesellschaftlichen Gründen. Diese Menschen sind oft ambivalent gegenüber eigenen Partnerschaften: Einerseits wünschen sie sich einen Partner, andererseits sind sie nicht ganz frei dafür und geraten dann – oft auch mehrfach – in Dreiecksbeziehungen. Sie treffen typischerweise auf Männer oder Frauen, die sich ebenfalls nicht ganz auf eine Partnerschaft einlassen können oder wollen. Genogrammanalysen können dann aufdecken, dass die entsprechenden Partner in ähnlicher Weise mit ihren Vorfahren verbunden sind, z. B. mit einer (Groß-)Mutter/einem (Groß-)Vater, die bzw. der – bedingt durch Tod und nachfolgende Neuheirat(en) oder auch Außenbeziehungen – mehrere Beziehungspartner hatte.

Eine häufige Konstellation, die zu Dreiecksbeziehungen führen kann, möchte ich hier ausführlicher beschreiben.

»Mutters Sohn« trifft auf »Vaters Tochter«

Die typische Paar-Konstellation sieht folgendermaßen aus:

Ein zweiter Sohn – als Stellvertreter eines früheren Freundes/Verlobten/Ehemannes seiner Mutter – trifft auf eine zweite Tochter – als Stellvertreterin einer früheren Freundin/Verlobten/Ehefrau ihres Vaters. In der Stellvertretung eines früheren Partners des jeweils gegengeschlechtlichen Elternteils ist der Sohn seiner Mutter besonders nah und die Tochter ihrem Vater. Dies ist bedingt dadurch, dass die Mutter in ihrem Sohn (unbewusst) einen Teil des früheren Partners sucht und der Vater in seiner Tochter seine frühere Partnerin sieht. Dadurch bekommen beide Kinder einen besonderen Platz (»Lieblingssohn/-tochter«, »Prinz/Prinzessin«, »Augenstern«) bei dem jeweiligen Elternteil und geraten leicht in Konkurrenz zu ihrem gleichgeschlechtlichen Elternteil: der Sohn zum Vater, die Tochter zur Mutter, was das Verhältnis zu dem entsprechenden Elternteil (und auch zu den Geschwistern) belasten kann.

Als Folge kann eintreten, dass

- die Paarbeziehung (auf lange Sicht) eher geschwisterliche Tendenzen hat und
- die Neigung zu Dreiecksbeziehungen steigt. Dies kann als Wiederholung der damaligen Triangulierung zwischen den Eltern interpretiert werden (vgl. Fivaz-Depeursinge u. Corboz-Warney 2001, S. 73–79 u. S. 265–268) und zur Folge haben, mit dem gleichgeschlechtlichen Elternteil (also der Junge mit dem Vater und das Mädchen mit der Mutter) in Konkurrenz zu treten und diesen ggf. sogar abzulehnen/abzuwerten – mit dem Preis, später die eigene Rolle als Vater oder Mutter nicht richtig einnehmen zu können bzw. zu wollen.

Dreiecksbeziehungen können nicht nur durch Stellvertretung früherer Partner der *Eltern* zustande kommen, sondern in analoger Weise auch durch Schicksalsbindungen zu früheren Partnern bzw. »ungelebten« Lieben der *Großeltern*. Diese Aufgaben obliegen typischerweise ersten Kindern.

Folgendes Beispiel zeigt dies in komplexer und eindrücklicher Weise: Eine Patientin hatte auf der Ebene ihrer beiden Großmütter – unbewusst – Stellvertretungsaufgaben übernommen. Sie geriet dadurch immer wieder in ähnliche Dreiecksbeziehungen und erfuhr

»leidvolle Liebschaften« mit Männern. Sie war trotz mehrfacher Psychotherapien nicht in der Lage, die ihr schon selbst aufgefallenen Muster zu unterbrechen, bis sie anhand der familienbiografischen Genogrammanalyse die dahinterliegenden transgenerationalen Zusammenhänge aufdecken und ihre Schicksalsbindungen dann in einer Aufstellung lösen konnte.

Fallbeispiel: Leidvolle Liebschaften in Dreiecksbeziehungen

»Ich gerate immer wieder an denselben Typ Mann, der nicht frei ist«, beklagt eine 50 Jahre alte Patientin ihre missliche Situation in der ersten Sitzung in meiner Praxis. »Entweder er ist verheiratet oder er ist in einer anderen Form von Partnerschaft gebunden und kann sich nicht ganz für mich entscheiden. Obwohl mir das bewusst ist und mir nicht guttut, kann ich mich nicht trennen und setze viel ein, um diese Dreiecksbeziehungen aufrechtzuerhalten.«

Seit ihrem 20. Lebensjahr hatte sie immer wieder Paarbeziehungen mit verheirateten bzw. gebundenen Männern und war auch nach der Geburt ihrer zwei Kinder nie verheiratet. Insgesamt ist sie der Überzeugung, dass innerhalb einer Beziehung »keine Entwicklung möglich« sei. Dieser von ihr geäußerte Satz ist insofern interessant, als er hinweisend auf die von ihr übernommenen Stellvertretungsaufgaben ist, wie wir gleich sehen werden.

Aktuell befindet sie sich wieder in einer Trennungsphase zu einem Mann, der verheiratet ist und der zwar an der Partnerschaft zu ihr festhalten, aber sich nicht von seiner Frau trennen und sich nicht ganz auf sie einlassen möchte.

Sie habe Angst, krank zu werden, wenn sie weiter in dieser Dreiecksbeziehung bleibe, deshalb möchte sie das Thema jetzt – nach mehreren psychotherapeutischen Versuchen – mit dem systemischen Ansatz klären.

Ziel ist eine erfüllende Beziehung zu einem Mann, der wirklich frei ist.

Die Patientin ist die Älteste von insgesamt drei Kindern, nach ihr folgen eine Schwester und ein Bruder.

Bei der Erstellung und familienbiografischen Analyse ihres Genogramms in Bezug auf ihre aktuelle Thematik fällt auf, dass es mehrere Paarbeziehungen in ihrem Herkunftssystem auf der Ebene ihrer Großeltern gab, die nach Meinung der Patientin »sich nicht weiterentwickeln konnten« (s. Abb. 42).

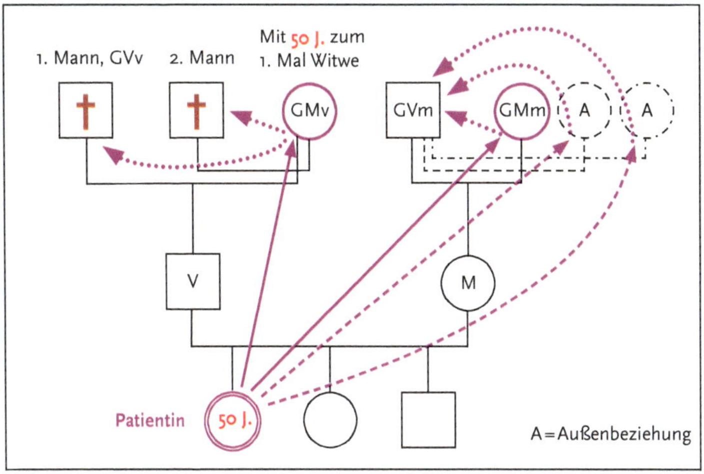

Abb. 42: Leidvolle Paarbeziehungen durch Stellvertretungen auf der Ebene der Großmütter

Stellvertretungen der …

- GMm, die bis an ihr Lebensende zwei aufeinanderfolgende Außenbeziehungen ihres Ehemannes erdulden musste
- Frauen in den Außenbeziehungen des GVm
- GMv, die ihre beiden Ehemänner durch frühen Tod verlor

Auffällig ist, dass die Abbrüche der Paarbeziehungen bzw. der Start einer Außenbeziehung bei den Vorfahren mit entsprechenden Einschnitten im Leben der Patientin altersmäßig korrelieren: Das heißt, jeweils in demselben Alter wie ihre Ahninnen erlebte sie das Ende bzw. den Beginn einer neuen, frustrierenden Partnerschaft.

Die Patientin, der diese Zusammenhänge während der Genogrammanalyse erstmals bewusst werden, fragt erstaunt, ob sie möglicherweise in ihren Dreiecksbeziehungen z. B. die Schicksale der außerehelichen Partnerinnen des Großvaters mütterlicherseits (GVm) wiederhole. Diese Erkenntnis wirkt sich unmittelbar sichtlich entlastend auf die Patientin aus: Sie nimmt wahr, dass ihr bisher für sie nicht nachvollziehbares und auch schuldhaft erlebtes Verhalten auf einmal – in einem größeren Kontext – einen »Sinn« ergibt und sie mit ihren Vorfahren verbindet. Außerdem eröffnet sich ihr jetzt die Perspektive, sich aus der Wiederholung der Situation selbst befreien zu können, statt ihr wie bisher hilflos und ohnmächtig ausgeliefert zu sein.

Im Einzelnen lassen sich anhand der drei familienbiografischen Fragen

1. Warum hat die Patientin *gerade jetzt*, in diesem Alter, das Problem?
2. Warum *gerade so*, mit dieser Problematik?
3. Warum *gerade hier*, an diesem Platz im Familiensystem?

folgende auf die Patientin bezogenen übernommenen Stellvertretungsaufgaben herauskristallisieren:

Sie kommt

1. *gerade jetzt*, mit 50 Jahren, in dem Alter, als ihre GMv zum ersten Mal Witwe wurde, unter besonderem Leidensdruck erneut zur Therapie,
2. *gerade so*, mit der Problematik »leidvolle Paarbeziehungen«, und
3. *gerade hier*: als *erste Tochter*, in der Stellvertretung ihrer *Großmütter bzw. von deren Nachfolgerinnen*, den *Partnerinnen des GVm*.

Es handelt sich bei ihren Ahninnen zusammenfassend um Frauen:

- die Außenbeziehungen neben der Ehe erduldeten (GMm),
- die in der Rolle der Außenbeziehung waren (die zwei Partnerinnen des GVm) und sich so mit dem »nur zweiten Platz« zu begnügen hatten – in der Hoffnung, dass sich der Mann doch noch (für sie) entscheidet,
- des Weiteren geht es um eine Frau, die durch den frühen Tod ihrer Männer zweimal Witwe geworden ist (GMv).

In der nachfolgenden Aufstellungsarbeit im Einzelsetting bestätigt sich die Vermutung der Patientin: Vor allem in den Positionen der Frauen in den Außenbeziehungen des GVm erlebt sie genau dieselben Gefühle wie ihren eigenen, unfreien Partnern gegenüber: *Gefühl der Ohnmacht, Minderwertigkeit, nur die Zweite zu sein, einem gebundenen Mann gegenüber, der sich nicht entscheidet.* Aber auch in der Rolle ihrer GMm nimmt sie die ihr bekannten Gefühle wahr, *andere Frauen neben sich erdulden zu müssen.*

Am Platz ihrer GMv kommen eher Ängste hoch und das Gefühl, sich nicht ganz einlassen zu können, *»weil ich den Mann ja doch wieder verliere«.*

Nach dieser Erkenntnis, entsprechenden Rückgabe- und Würdigungs-Ritualen und der Einnahme ihres eigenen Platzes im Lösungsbild der Aufstellung war sie dann im weiteren Verlauf in der Lage, sich endgültig von ihrem aktuellen Partner zu trennen. Sie hatte die Basis geschaffen, in anderer Form auf eine Paarbeziehung zuzugehen und einem wirklich »freien« Mann zu begegnen, mit dem auch »Entwicklung möglich ist«.

Besonders hilfreich sei für sie gewesen, teilte mir die Patientin später mit, dass sie nach der Genogramm- und Aufstellungsarbeit jetzt klar zwischen übernommenen und ihren *eigenen* Gefühlen unterscheiden könne. Als unterstützend habe sie dabei empfunden, sich selbst, die Großmütter und die Frauen in den Außenbeziehungen mit ihren jeweiligen Schicksalen als eigenständige Personen zu visualisieren und sich damit auch klar mit dem zu ihrem Platz und ihrer Person gehörigen, stimmigen Gefühl wahrnehmen zu können. Im Gegensatz zu früher sei sie jetzt in der Lage, ihre *eigenen* Bedürfnisse – v. a. gegenüber Partnern – ohne Schuldgefühle auszudrücken und zu leben. Und sie sei einfach nicht mehr interessiert an unfreien, gebundenen Männern.

Am nächsten Beispiel wird deutlich, wie sich ein Ehepaar durch unbewusste Übernahme von Stellvertretungsaufgaben im Herkunftssystem des jeweils anderen Partners gegenseitig das Leben schwer gemacht hat und insbesondere der Ehemann in Außenbeziehungen geriet.

Fallbeispiel: Außenbeziehungen des Ehemannes und Paarprobleme

Ein Patient, Mitte 50, beschreibt seine Situation folgendermaßen: Er sei seit über 25 Jahren verheiratet, liebe seine Frau auch, aber er habe in dieser Zeit zweimal Außenbeziehungen gehabt, die dann aufgeflogen seien: die erste mit 35 Jahren, die letzte erst vor einigen Monaten. Er verachte sich dafür, da er eigentlich ein ehrlicher Mensch sei. Allerdings sei das Leben mit seiner Frau auch schwierig, da sie unter Verlustängsten leide und klammere. Beide hätten schon lange das Gefühl, es dem anderen nicht recht machen zu können. Zugegebenermaßen habe auch er Ängste, seine Frau zu verlieren, was mit ein Grund sei, dass er sich immer noch nicht von ihr getrennt habe. Sein Anliegen für die systemische Arbeit ist, die Situation sowie sein Verhalten zu verstehen und Entscheidungen treffen zu können.

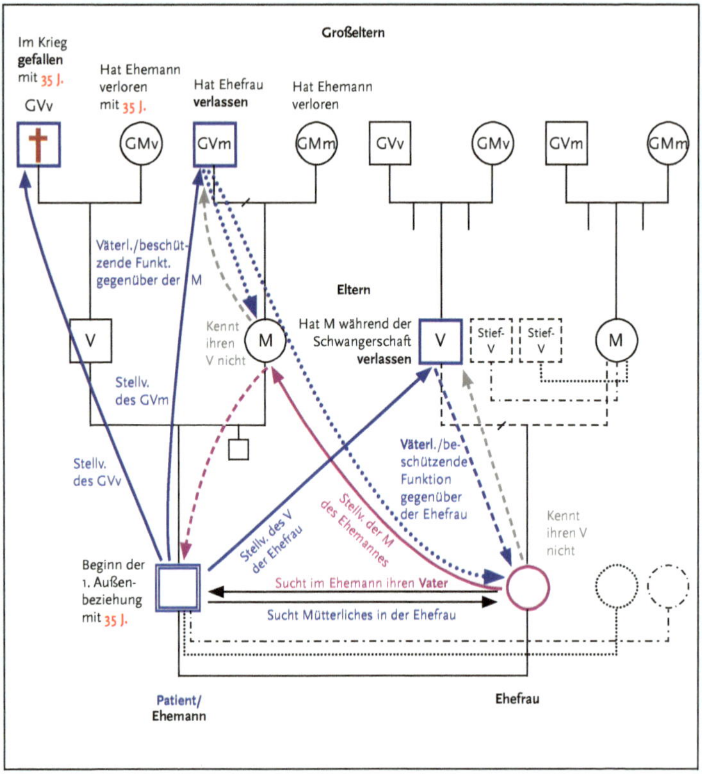

Abb. 43: Die für die Eheproblematik besonders relevanten gegenseitigen Stellvertretungen des Patienten (blau) und seiner Frau (pink)

Die Genogrammanalyse (s. Abb. 43) bringt folgende für die Situation des Patienten und dessen Paarproblematik *relevanten Ereignisse* zum Vorschein:

Im Herkunftssystem des *Patienten:*

- Sein GVm hatte seine Ehefrau früh verlassen, sodass die GMm ohne Mann dastand und zeitlebens unter Verlustängsten litt.
- Deren Tochter, die Mutter des Patienten, kannte ihren Vater daher nicht.
- Der GVv war mit 35 Jahren im Krieg gefallen, sodass seine Frau, die GMv, mit 35 Jahren Witwe wurde und in der Folge ebenfalls Verlustängste hatte.

Im Herkunftssystem der *Ehefrau* des Patienten:

- Der Vater der Ehefrau hatte die Mutter der Ehefrau plötzlich verlassen, während diese mit der gemeinsamen Tochter (Ehefrau) schwanger war.
- Dadurch kannte auch die Ehefrau des Patienten ihren leiblichen Vater nicht.
- Die folgenden zwei Partner der Mutter der Ehefrau, die als Stiefväter für die Ehefrau fungierten, blieben ebenfalls nicht länger.
- Bedingt dadurch litten sowohl die Mutter der Ehefrau als auch die Ehefrau unter Verlustängsten.

Folgende für die Fragestellung des Patienten relevanten *Stellvertretungen* können herausgearbeitet werden:

Übernommene Stellvertretungsaufgaben des Patienten

Der Patient vertritt als ältester Sohn typischerweise seine beiden Großväter. Da er keine Schwester hat, obliegen ihm hier als Mann auch die Stellvertretungsaufgaben bezüglich seiner Großmütter. Insbesondere in Stellvertretung des GVm hat er *väterliche, beschützende Funktionen* gegenüber seiner Mutter übernommen, die ihren Vater nicht kannte, möglicherweise diesbezüglich bedürftig geblieben ist und in der Folge wiederum ihre Funktion als Mutter nicht in aller Fülle ausüben konnte. Die erste Außenbeziehung des Patienten mit 35 Jahren und damit auch ein Infragestellen und Aufs-Spiel-Setzen seiner Ehe kann in Stellvertretung seiner beiden Großeltern väterlicherseits gedeutet werden, deren Ehe bedingt durch den Krieg in demselben Lebensalter, mit jeweils 35 Jahren, beendet war.

Er heiratete eine Frau, die – wie seine Mutter – ebenfalls ihren Vater nicht kannte, und lebte die ihm vertrauten väterlichen und beschützenden Funktionen auch an ihr aus. Allein diese Aufgabe erschwert es erfahrungsgemäß, sich von einem Partner zu trennen und ihn gefühlt »im Stich zu lassen«. Darüber hinaus ist es wahrscheinlich, dass er in seiner Frau auch das sucht(e), was ihm seine Mutter nicht geben konnte. Dies bereitet den Boden für das Gefühl, dass sie nicht »die Richtige ist« bzw. er es ihr nicht »recht machen kann«.

Sowohl die elterliche Fürsorge einem Partner gegenüber als auch die »Suche« nach einem Elternteil in dem Partner erhöhen das Risiko für eine Belastung der Mann-Frau-Beziehung und die Wahrscheinlichkeit für Außenbeziehungen.

Die *Verlustängste* des Patienten lassen sich mit der Übernahme von Stellvertretungsaufgaben bzgl. seiner beiden Großmütter erklären, die diese Ängste nach dem plötzlichen Verlust ihrer Männer entwickelten.

Bezüglich seiner Verlustängste empfindet er eine Seelenverwandtschaft zu seiner Frau.

Übernommene Stellvertretungsaufgaben der Ehefrau des Patienten

Die Wahrscheinlichkeit liegt nahe, dass die Ehefrau, die ihren Vater ebenfalls nicht kannte, diesbezüglich bedürftig geblieben ist und diesen in ihrem Ehemann »sucht«. Dies würde auch den Eindruck erklären, dass er es ihr »nicht recht machen« kann.

Die Verlustängste der Ehefrau lassen sich einerseits durch die Stellvertretung gegenüber ihrer Mutter interpretieren, die sowohl ihren ersten Partner, den leiblichen Vater der Ehefrau, als auch anschließend zwei weitere Männer verloren hat. Andererseits hat auch die Ehefrau selbst Anlass zu Verlustängsten, da sie bewusst die Trennungen von den Stiefvätern erlebt hat.

Diese mit dem Patienten gemeinsam herausgearbeiteten Stellvertretungen für ihn und auch für seine Frau war für ihn sehr schlüssig und erklärten ihm seine zuvor unverständlichen Gefühle und Verhaltensweisen. Darüber hinaus erhöhten diese Erkenntnisse das Verständnis für das Verhalten und die Verlustängste der Ehefrau. Ihm wurde auch klar, dass er – bedingt durch die Außenbeziehungen – dazu beigetragen hatte, die alten »Männerverlustängste« seiner Frau zu reaktivieren und zu unterhalten. Jetzt wollte er – wenn möglich auch im Beisein seiner Frau – weiter an der Paarbeziehung arbeiten.

Einige Zeit später teilte mir der Patient mit, dass er die letzte Außenbeziehung freiwillig beendet habe – unter anderem auch, weil das »Ausweichen« auf eine andere Partnerin sich für ihn nicht mehr stimmig anfühle. Seine Ehe sei auf einem guten Weg, endlich könnten sie sich ebenbürtig auf der Paarebene begegnen und ihre jeweiligen Bedürfnisse ohne Vorwürfe ausdrücken.

Dreiecks- und Außenbeziehungen müssen nicht, aber können leidvoll für alle Beteiligten sein und dennoch langjährig anhalten oder sich, wie schon erwähnt, mehrfach wiederholen. Wie z. B. Jellouschek schreibt, tragen Außenbeziehungen auch dazu bei, Ehen zu stabilisieren (Jellouschek 2004, S. 49; Jellouschek 2003).

Die Lösung besteht darin, das zugrunde liegende Thema im jeweils eigenen Herkunftssystem (ggf. auch im System des Partners) zu klären, um sich dann frei für oder gegen eine solche Paarbeziehung entscheiden zu können.

Auch an dieser Stelle möchte ich betonen, dass es viele »Spielarten« von Partnerschaften gibt und diese nicht per se problematisch sein müssen. Aber *wenn* sie leidvoll sind und Veränderungen gewünscht werden, lohnt sich eine Genogrammanalyse mit Blick auf eventuell übernommene Stellvertretungsaufgaben.

Es gibt verschiedene therapeutische Zugangsweisen, leidvolle Paar- bzw. Dreiecksbeziehungen zu bearbeiten. Das Beleuchten der Entwicklung der Paarbeziehung selbst kann wie gerade angesprochen weiterhelfen. Aber auch das Aufdecken und gemeinsame Bearbeiten von Wunden der Kindheit infolge von Bindungstraumata, die auf die Paarbeziehung in Form von Streit, Dramen und sexuellen Konflikten unheilvoll weiterwirken können, trägt zur Verbesserung der Paarbeziehung bei (Klees 2018). Insbesondere der systemische Blick führt oft zu nachhaltigen Lösungen (Hess 2018). Dort lohnt sich vor allem bei »therapieresistenten« Problemen die Weitung des Blickes über die Generationen in die jeweiligen Herkunftssysteme der Beteiligten sehr. Wenn – wie bereits angesprochen – transgenerationale, familienbiografische Aspekte mit einbezogen und übernommene Stellvertretungsaufgaben gelöst werden, ist der Weg geebnet, auch auf der *Verhaltensebene* Änderungen vornehmen zu können. Dazu zählen zum Beispiel eine neue Beziehungskultur (Maatz 2010, S. 207–231) und gelingende Kommunikation (Chapmann 2020) auf der Basis von Gerechtigkeit (Stierlin 2021). Sich als Partner »finden zu lassen« (van Kampenhout 2017) und sich dann als Frau bzw. Mann uneingeschränkt auf eine Paarbeziehung einzulassen, *kann* ebenfalls zu einem entspannt(er)en Familienleben führen (Bleckwedel 2015). *Wie man liebt, ohne (sich) zu verlieren,* wird sehr anschaulich und praxisnah von Arnold (2014) beschrieben.

9.6 Fernbeziehungen

Gelegentlich handelt es sich in meiner Praxis bei der Äußerung von Paarproblemen um Anliegen, die mit dem Thema »Fernbeziehungen« zu tun haben. Natürlich kommt es heute mehr denn je vor, dass Paare bzw. Familien aus beruflichen Gründen übergangsweise oder auch über längere Zeit getrennt wohnen bzw. leben müssen. Dabei kann es sich um einige Tage in der Woche handeln, aber auch um Wochen, Monate oder sogar Jahre zusammenhängender und wiederkehrender Abwesenheiten.

Fernbeziehungen können einerseits ein Risiko darstellen, aber auch zum Erhalt einer Partnerschaft beitragen, da die zur Lösung anstehenden Probleme in der kurzen gemeinsamen Zeit (z. B. am Wochenende) nicht angesprochen und so möglicherweise »unter den Teppich gekehrt« werden. Fernbeziehungen können auch aus gleichzeitigen Beziehungen zu zwei Partnern bestehen und beispielsweise parallel in einer Ehe und einer Außenbeziehung (offen oder heimlich) ausgelebt werden. Wenn eine Person gleichzeitig zwei Beziehungen führt, erfüllen sie möglicherweise unterschiedliche Aspekte, die oft aus den jeweiligen Herkunftssystemen herrühren. Länger andauernde Fernbeziehungen können auch als Ausdruck eines nicht richtig vorhandenen Commitments dem anderen gegenüber gesehen werden: Man ist mit einem Partner zusammen, muss sich aber nicht ganz auf ihn einlassen. Meist gibt es auch hier bei beiden Beteiligten systemische Hintergründe, die das nur »halbherzige« Einlassen erklären können.

Bei den nun folgenden Beispielen geht es vor allem um räumliche Trennungen, die *nicht notwendigerweise* und durch äußere Umstände zustande gekommen sind, sondern auf Wunsch von einem der beiden Partner über längere Zeit »freiwillig« aufrechterhalten werden – mit mehr oder weniger großem Einverständnis des betroffenen Partners. Diese systemischen Zusammenhänge treten bei näherer Betrachtung beispielsweise zutage:

- *Bindung* eines Mannes (z. B. eines zweiten Sohnes) an seine (ältere) *Mutter*, deren Ehemann (= Vater des Mannes) schon verstorben ist, bzw. Bindung an das *Elternhaus*, sodass er nicht richtig frei ist, seinen Heimatort zu verlassen und zum Wohnsitz der Familie zu ziehen bzw. an diesem zu bleiben.
- *Bindung* einer Frau (z. B. einer ersten Tochter) an ihren (älteren) *Vater*, sodass sie sich »verpflichtet« fühlt, für ihn zu sorgen, sich um ihn zu kümmern, und emotional nicht oder nur schwer in der Lage ist, bei ihrem Mann/ihrer Familie zu wohnen.
- *Vertreibung und Flucht* in früheren Generationen der Familie als Auslöser für *häufigen Ortswechsel:* Es gibt Menschen, die eine

innere Unruhe spüren und nach einiger Zeit wieder umziehen »müssen«. Sie haben das Gefühl, z. B. nicht für längere Zeit in einer Stadt bzw. an einem Ort bleiben zu können. Häufiger stellt sich während der Genogrammarbeit heraus, dass es in der Familiengeschichte Vertreibung und Flucht gab und Nachgeborene sich – in zunächst unerklärlicher Weise – ebenfalls immer (innerlich) »auf der Flucht/vertrieben« fühlen oder »getrieben« werden (z. B. durch häufige Kündigungen).

- Umgekehrt kann eine Flucht/Vertreibung im Familiensystem auch dazu führen, dass jemand schon »Panik« bekommt bei dem Gedanken, seinen Geburtsort verlassen zu müssen, und infolgedessen eine berufliche Verbesserungsmöglichkeit o. Ä. in einer anderen Stadt/Region nicht annimmt.
- Auch eine Nähe-Distanz-Problematik, wie sie im Zusammenhang mit den Dreieckbeziehungen (s. Abschnitt 9.5) angesprochen wurde, kann dazu führen, dass (unbewusst) eine Entspannung der Paarbeziehung über die räumliche Distanz gesucht wird.

Drei Patientenbeispiele mögen das gerade Angesprochene veranschaulichen:

1. Fallbeispiel: Bindung eines Mannes an seine Eltern

Ein Patient kommt aus dem Rheinland und lebt auch dort, seine Frau und Kinder wohnen in Niedersachsen. Die Bindung an sein Elternhaus macht es für ihn unmöglich, zu seiner Familie zu ziehen. Die Unruhe, die durch seine – teilweise kurzfristig angekündigten – ständigen An- und Abwesenheiten erzeugt wird, belastet die Familie. Auch die Wochenendehe, die unter anderem mit sich bringt, dass täglich anliegende Dinge, die Haus und Kinder betreffen, nicht ausreichend besprochen und bearbeitet werden können, bringt die Ehefrau an die Grenzen ihrer Toleranz.

Als bei der Genogrammarbeit zutage tritt, dass es in beiden Herkunftsfamilien länger andauernde Familientrennungen durch Vertreibungen im Krieg gab, entwickelt das Ehepaar mehr Verständnis für die Situation und füreinander. Beide können sich auf die vorläufige Lösung einigen, dass die Wohnsituation zunächst so beibehalten wird, aber dass sich die Ehefrau jetzt ein kleines, eigenes »Business« aufbaut und ihren Fokus mehr darauf richtet, als sich immer wieder mit den Unstetigkeiten des Ehemannes zu belasten. Dies geschieht allerdings unter der Bedingung, dass mittelfristig eine Eheberatung stattfinden wird, die auch – wie ich später erfuhr – in Anspruch genommen wurde.

2. Fallbeispiel: Bindung eines Mannes an sein Elternhaus und Netzwerk

Ein Patient ist als Einzelkind aufgewachsen und lebt in einer kleinen Stadt in Süddeutschland. Seine Frau wohnt mit den kleinen Kindern in einer Großstadt am Rhein über 200 km entfernt. Auch hier bringt die starke Bindung des Ehemannes vor allem an seine Mutter, sein Elternhaus und sein schon seit Jahrzehnten bestehendes soziales Netzwerk mit sich, dass er von dort auf keinen Fall wegziehen möchte. Seine Frau fühlt sich in ihrer Stadt wohl, hat dort ihre eigenen sozialen Bindungen und möchte, dass ihr Mann als Partner und Vater mehrerer kleiner Kinder präsent ist und auch kurzfristig im Alltag mehr zur Verfügung steht.

Zunächst wurden die Schicksalsbindungen, die den Ehemann in seinen Entscheidungen behinderten, im Rahmen der Genogrammanalyse und der Aufstellungsarbeit geklärt. Einige davon entsprachen den oben aufgezählten »Ursachen« für Fernbeziehungen. Dabei fiel insbesondere ins Gewicht, dass sich der Ehemann als Einzelkind emotional nicht von seinen Eltern lösen konnte.

Anschließend folgte eine systemische Mediation in meiner Praxis, bei der beide Partner ihre Vorstellungen und Wünsche äußern und miteinander aushandeln konnten. So ließ sich die Ehefrau darauf ein, »testweise« in die Heimatstadt ihres Mannes zu ziehen.

Nach längerer Zeit erfuhr ich, dass aus der Testphase mittlerweile eine permanente Situation geworden war. Alle Beteiligten sind jetzt froh, diesen Schritt getan zu haben, da die Infrastruktur der (kleineren) Heimatstadt des Mannes deutlich angenehmer für die Familie ist (Schule und Kindergarten in Fußweite, schon lange bestehende und funktionierende soziale Strukturen, weniger Kriminalität etc.) im Vergleich zu der Großstadt, in der die Ehefrau mit den Kindern bisher gelebt hatte.

Die Ehefrau kann jetzt auch wieder ihren Beruf in Teilzeit ausüben. Der Patient hat zwar weiterhin noch beruflich längere Dienstwege, kann aber meistens abends wieder zu Hause sein. Des Weiteren war er damit einverstanden, die mehrfachen täglichen Besuche bei seinen Eltern auf ein oder zwei Tage pro Woche zu reduzieren und dafür mehr Zeit mit seiner Frau und den Kindern zu verbringen.

3. Fallbeispiel: Probleme einer Frau zu bleiben

Ein Patient wohnt mit seiner Familie, ebenfalls mit Kleinkindern, in einem kleinen Ort in der Eifel, in dem er mit seinen Eltern, Geschwistern, Tanten, Onkeln, Cousinen und Cousins aufgewachsen ist, und er möchte dort auch auf Dauer bleiben. Der Ehefrau ist das Dorf zu klein und sie empfindet seinen Familien- und Freundeskreis als »zu eng und bedrückend«, sie möchte weg. Er lässt durchblicken, dass er sich dadurch innerlich immer mehr von ihr entferne und damit die Ehe auf dem Spiel stehe. Objektiv betrachtet – das erkennt seine Frau unumwunden an – könnte die Situation nicht besser sein mit dem familiären Netzwerk und den sozialen Einrichtungen, Kindergarten, Schule etc. in Fußweite. Aber da sei noch etwas, »was sie nicht erklären könne, aber was ihr richtig Angst mache«.

Auf der Suche nach systemischen Einflüssen stellt sich im Rahmen der Genogrammanalyse heraus, dass ihre Oma mütterlicherseits aus einem kleinen Dorf auf dem Balkan stammt und kriegsbedingt mehrfach lebensbedrohlichen Situationen ausgesetzt war, denen sie – wegen der Überschaubarkeit des Dorfes – nicht entfliehen konnte. Die Ehefrau kann sich gut vorstellen, dass die traumatischen Erfahrungen ihrer Großmutter über die Generationen hinweg auch auf sie Einfluss genommen haben und eine Erklärung für ihre irrationalen Gefühle darstellen. Letztendlich kann sie mithilfe der systemischen Arbeit diese Schicksalsbindungen lösen und sich auf ein weiteres Leben in dem Dorf des Ehemannes einlassen.

Wenn sich also Menschen mit dem Problem melden, sich »nirgendwo sesshaft oder zugehörig« zu fühlen, unter ständigen Umzügen und Ortswechseln zu leiden, nicht mit ihrer Familie/einem Partner zusammenleben zu »können« bzw. »passenderweise« immer wieder Jobwechsel zu anderen Orten anstehen, lohnt es sich zu eruieren, ob dahinter nicht Schicksalsbindungen zu Personen im Familiensystem stehen, die notgedrungen ihre Heimat verlassen mussten, vertrieben wurden oder aus anderen Gründen nicht sesshaft oder Teil einer Gemeinschaft werden konnten.

10 Unerfüllter Kinderwunsch

Im Laufe der Jahre habe ich einige Frauen bzw. Paare gesehen, die trotz diverser Versuche keine Kinder bekommen konnten.

> »Als ungewollt kinderlos gelten Paare mit Kinderwunsch, bei denen es trotz regelmäßigen, ungeschützten Geschlechtsverkehrs nicht zu einer Schwangerschaft gekommen ist« (Schweitzer u. von Schlippe 2016, S. 364).

Es können verschiedene medizinische oder psychische Ursachen für eine Einschränkung der Fruchtbarkeit zugrunde liegen, die es abzuklären gilt. Auch spielt die Entscheidung für ein Kind erst später im Leben, wenn sich die biologischen Voraussetzungen für eine Empfängnis schon verschlechtert haben, eine Rolle. Aber es gibt auch Unfruchtbarkeit ohne organische oder psychische Ursachen *(idiopathische Infertilität)*. Spätestens an dieser Stelle lohnt es sich, auf die Suche nach systemischen Hintergründen zu gehen, die eine Entscheidung zur Familiengründung und das Eintreten einer Schwangerschaft be- oder verhindern können und manchmal darauf ausgerichtete Therapien nicht zur Wirkung kommen lassen.

In meiner Praxis haben sich meist Paare für die systemische Arbeit vorgestellt, deren Untersuchungsergebnisse nicht oder kaum pathologisch waren, sodass eine Schwangerschaft biologisch durchaus möglich gewesen wäre. Teilweise hatten sie sich bereits künstlichen Befruchtungen *(= assistierte Reproduktion)* unterzogen wie beispielsweise Inseminationen, IVF oder ICSI (s. Tab. 5). Da auch im Rahmen der systemischen Arbeit die verschiedenen Formen der künstlichen Befruchtung Thema sind, seien hier die bekanntesten Methoden und ihre Definitionen kurz vorgestellt.

Wenn man die Familiengeschichten und Genogramme mit Blick auf Zusammenhänge mit unerfülltem Kinderwunsch anschaut, scheint bei den betroffenen Frauen und Männern auf unbewusster Ebene typischerweise eine *Verbindung zu Vorfahren* (oft auch mehrere Generationen zurückliegend) im System zu bestehen, die Probleme oder Leid bis hin zu Traumata im Zusammenhang mit der Empfängnis, Schwangerschaft, Geburt oder dem Aufziehen von Kindern hatten.

Intrauterine Insemination (IUI)	Übertragung des männlichen Samens (Sperma) in die Gebärmutter mit einem Katheter
In-vitro-Fertilisation (IVF)	Zusammenbringen von aus den Ovarien entnommenen, hormonstimulierten Eizellen mit Spermien außerhalb des weiblichen Körpers im Reagenzglas, wo eine *spontane* Befruchtung stattfinden kann; Embryokultur; Übertragung von zwei bis maximal drei Embryonen in die Gebärmutter oder den Eileiter
Intracytoplasmatische Spermieninjektion (ICSI)	*Auswahl* (durch den Menschen) und Einspritzen einer *einzigen* Samenzelle direkt in das Zytoplasma der Eizelle unter mikroskopischer Sicht, ebenfalls außerhalb des Körpers

Tab. 5: Definitionen im Kontext von künstlicher Befruchtung[19]

Im Folgenden möchte ich einige Themen auflisten, die im Kontext von ungewollter Kinderlosigkeit stehen können.

10.1 Systemische Zusammenhänge bei unerfülltem Kinderwunsch von *Frauen*

Auf der Seite der Frauen können bei diesem Thema Ahninnen von Bedeutung sein, die

- *infolge einer Schwangerschaft* oder *Geburt früh gestorben* sind (z. B. bedingt durch eine Eileiterschwangerschaft, eine [unsachgemäß] durchgeführte Abtreibung, z. B. im Selbstversuch oder durch einen »Engelmacher«, Verblutung bei der Geburt, eine Infektion im Kindbett)
- ein *Kind* oder mehrere Kinder *(früh) verloren* haben (als Fehlgeburt, Totgeburt, durch Unfalltod, [Kinder-]Krankheit etc.)
- *nicht* lange genug oder nicht genügend *für* ein oder mehrere *Kinder sorgen konnten*, weil sie beispielsweise
  - ein oder mehrere Kinder *nicht oder nicht ausreichend stillen/ernähren* konnten (bedingt durch eigene Krankheit, Armut, Hungersnöte, Krieg/Vertreibung/Flucht etc.)

19 Quelle: Pschyrembel Online, Berlin (de Gruyter). Verfügbar unter: https://www.pschyrembel.de [31.10.2023].

  - in anderer Weise nicht für sie da sein konnten, da ihnen z. B. ein uneheliches *Kind weggenommen* und beispielsweise einer kinderlosen Tante gegeben oder von der eigenen Mutter wie ihr »spätes« eigenes Kind großgezogen wurde
  - von den Eltern gezwungen wurden, das (meist uneheliche) Kind zur *Adoption freizugeben* – oft auch, um »Schande« von der Familie fernzuhalten
  - ihr uneheliches Kind nur *unter schwierigen Bedingungen behalten und großziehen* konnten (ohne Partner, mit wenig Geld, ohne Alimente) und daher unter dem Druck standen, als Alleinerziehende und oft Stigmatisierte (»gefallenes Mädchen«) Geld verdienen und das Kind in der Zeit woanders unterbringen zu müssen
- der Ablehnung oder sogar Verachtung der Familie/Gesellschaft/Kirche ausgesetzt waren und erleben mussten, wie ihr uneheliches, ebenfalls stigmatisiertes Kind (»Bastard«) einen schwierigen Stand in der Schule/im Leben hatte
- sich infolge der »sündhaften« Empfängnis und Geburt eines unehelichen Kindes danach selbst bestraften, indem sie sich beispielsweise (manchmal sogar lebenslang) ein freudvolles Frauen- und Partnerleben versagten
- ein *ambivalentes Verhältnis* zu ihrer Mutter/zur Mutterrolle hatten
- durch einen *Gewaltakt* (z. B. im Krieg, auf der Flucht) *schwanger* geworden sind.

Auch frühere Partnerinnen des Mannes haben einen Einfluss auf die Erfüllung des Kinderwunsches. Wenn diese wegen Kinderlosigkeit von dem Mann verlassen wurden, kann eine spätere Frau aus unbewusster Loyalität zu ihnen, jetzt unter dem Druck stehend, ein Kind zu bekommen, Schwierigkeiten haben, schwanger zu werden.

Es scheint so zu sein, dass ein Tod im Kindbett – bei dem entweder die Mutter oder ihr Kind oder beide zusammen sterben – besonders nachhaltig über die nächsten Generationen weiterwirkt. Die Unterbrechung des Mutter-Kind-Kontaktes kann sich dann in ambivalenten, belasteten (oder sogar wiederholt unterbrochenen) Mutter-Kind-Beziehungen in den folgenden Generationen widerspiegeln oder sich wie eine Kettenreaktion wiederholen. Außerdem »trägt« das die Geburt überlebende Baby oft eine Schuld (obwohl es ja als Neugeborenes gar nicht schuldig sein *kann*), da es »auf Kosten« der Mutter überlebt hat und lebt. Diese gefühlte Schuld kann ebenfalls über Generationen nachwirken und so zum Ausdruck kommen, dass die jetzt lebende Person sich »aus für sie unerklärlichen Gründen immer und für alles schuldig *fühlt*« bzw. für schuldig *gehalten* (z. B. gemobbt) wird. Teilweise *macht* sie sich sogar (wiederholt) schuldig (wird möglicherweise sogar kriminell) bzw. verhält sich (unbewusst) so, dass es leicht fällt, an ihr das Thema Schuld zu reinszenieren. Diese Dynamik lässt sich auch generell bei Personen beobachten, die anstelle oder auf Kosten eines anderen (z. B. im Krieg, bei einem Unfall) überlebt haben.

Auch der Mann einer im Kindbett verstorbenen Frau kann (unbewusst) Schuldgefühle entwickeln, weil er durch die Zeugung indirekt an ihrem Tod beteiligt war. Wenn nur das Kind überlebt und dessen Vater wieder neu heiratet, dann erinnert (ihn) dieses Kind immer wieder an das Drama. So kann es passieren, dass ein solches Kind z. B. weggeben oder ausgeklammert wird und sich nicht zugehörig fühlt. Ein Nachgeborener mag in Stellvertretung wiederum das »unerklärliche« Gefühl entwickeln, nicht dazuzugehören.

Häufig gibt es bei einer *Patientin* mit unerfülltem Kinderwunsch eine Ambivalenz zwischen den beiden Polen:

- einerseits *»(unbedingt) ein Kind bekommen zu wollen«*
- andererseits auf einer (oft unbewussten) Ebene *»Angst davor zu haben«*.

  Typische Äußerungen sind: *»Ich habe Angst davor, ein Kind zu bekommen«, »wenn ich schwanger werde, sterbe ich (auch)«, »ich bin als Mutter ungeeignet«, »wenn ich ein Kind bekomme, verliere ich es ohnehin wieder«.*

Wenn Frauen zwar schwanger geworden sind, aber (mehrfach) Fehlgeburten erlitten haben, kann sich daraufhin ebenfalls das – manchmal für sie unerklärliche – Gefühl (wieder)einstellen, Angst vor einer Schwangerschaft/Geburt zu haben oder nicht in der Lage zu sein, ein Kind zu halten. Dies wird dann als Erklärungsversuch dafür genommen, warum »ein weiteres Kind nicht bei mir bleiben will/wollte«.

Der Wunsch nach einem Kind wird häufig besonders dann relevant, wenn die Patientin das Alter der Vorfahrin, mit der sie in Stellvertretung verbunden ist, erreicht hat, in dem jene einen der genannten Einschnitte in ihrem Leben erfahren musste.

Mehrere Patientinnen sind nach Aufdeckung, Bearbeitung und Lösung entsprechender Schicksalsbindungen spontan schwanger geworden, nachdem die zuvor eingeleiteten medizinischen/gynäkologischen (Hormon-)Behandlungen fruchtlos geblieben waren.

Fallbeispiel: Unerfüllter Kinderwunsch einer Frau

Eine Patientin, Ende 30, das Erste von drei Kindern, stellt sich in meiner Praxis vor, da sie trotz diverser, auch medizinischer Versuche nicht schwanger geworden ist. Bei der Beschreibung ihrer Vorgeschichte fällt auf, dass sie sich zwar einerseits sehnlichst ein Kind wünscht, aber andererseits nicht sicher ist, ob sie eine gute Mutter wäre. Außerdem hat sie Angst, das Kind dann wieder zu verlieren, kann sich dies aber nicht erklären.

Bei der Genogrammanalyse zeigen sich in diesem Zusammenhang zwei als besonders relevant zu erachtende Ereignisse (s. Abb. 44):

- Die Großmutter väterlicherseits (GMv) musste ein uneheliches Kind, eine Tochter, durchbringen mit all den damals verbundenen Nachteilen.
- Ihre Großmutter mütterlicherseits (GMm) verlor einen 16-jährigen Sohn im Krieg und kam nie mehr über seinen Tod hinweg.

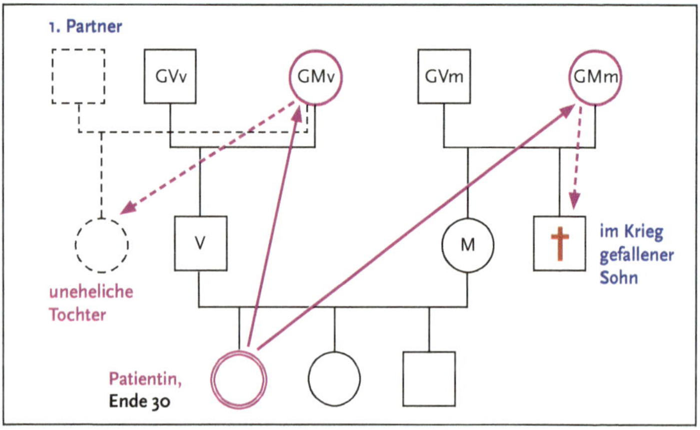

Abb. 44: Unerfüllter Kinderwunsch in Stellvertretung zu beiden Großmüttern

Infolge der Aufstellung wurde der Patientin klar, dass sich ihre ambivalenten Gefühle gegenüber einer Schwangerschaft und Familiengründung durch ihre Stellvertretung beider Großmütter erklären ließen: einerseits Mutter werden zu wollen, andererseits mit der Mutterschaft Probleme bzw. Gefahren zu verbinden (in Stellvertretung zur GMv) und Angst davor zu haben, das Kind wieder zu verlieren (in Stellvertretung zur GMm). Sie konnte die Schicksalbindungen zu beiden Großmüttern lösen und sich dann mit ihnen in stärkender Weise verbinden.

Wenige Monate nach der Aufstellung wurde die Patientin schwanger und brachte ein gesundes Mädchen zur Welt.

10.2 Systemische Zusammenhänge bei unerfülltem Kinderwunsch von *Männern*

Für Männer gelten meiner Erfahrung nach ähnliche Zusammenhänge wie bei Frauen. Soweit ich in meiner Praxis gesehen habe, wirken sich Schicksalsbindungen zu entsprechend betroffenen männlichen Vorfahren ebenfalls negativ auf die Erfüllung eines Kinderwunsches aus. *Männer*, die ambivalent gegenüber einer Vaterschaft (oder der Verantwortung, die diese mit sich bringt) waren oder nur eingeschränkt zeugungsfähig, standen häufig in Stellvertretung zu männlichen Vorfahren, die

- als Väter *nicht (gut)* für ihre Kinder *sorgen* konnten (z. B. Funktionseinschränkung, Krankheit, kriegs-/berufsbedingte lange Abwesenheiten)
- gar *nicht* von ihrer Vaterschaft *wussten* infolge Verschweigen der Schwangerschaft durch ihre Partnerin und die infolgedessen *nicht* für ihr Kind *da sein* konnten
- ein Kind oder mehrere *Kinder (früh) verloren* haben (Fehlgeburt, Totgeburt der Partnerin oder Unfalltod des Kindes, Versterben an einer [Kinder-]Krankheit etc.)
- zwar ein Kind gezeugt, aber dann die Frauen im Stich gelassen haben oder von den Frauen »rausgeworfen« wurden und dann ebenfalls *nicht (mehr) für das Kind da sein wollten oder konnten*; oft hatte das zur Folge, dass sie als Vater totgeschwiegen oder ausgeschlossen und diesem Kind als Person und Vater vorenthalten wurden
- ein *ambivalentes Verhältnis* zu ihrem Vater/zur Vaterrolle hatten bzw. haben, das sich jetzt bei ihnen wiederholt

- durch die Zeugung eines Kindes an dem Tod einer Frau (und möglicherweise auch deren Kind) indirekt mit beteiligt waren; infolgedessen kann die Zeugungsfähigkeit und »Freude am Zeugen« beeinträchtigt sein.

Interessanterweise finden sich auch hier wieder Paare, die ähnliche Schicksale in ihren jeweiligen Herkunftsfamilien aufweisen, sodass dann oft beide Partner entsprechend ambivalent oder erfolglos bezüglich ihres Kinderwunsches sind. Manchmal zögern sie so lange, bis – zumindest auf der Seite der Frauen – die Entscheidung auf biologische Weise gefallen ist.

Fallbeispiel: Unerfüllter Kinderwunsch eines Mannes

Ein Patient, damals 36 Jahre alt, kommt in die Praxis, weil sein Kinderwunsch seit drei Jahren unerfüllt geblieben ist. Er weiß um sein pathologisches Spermiogramm, vermutet aber auch negative Einflüsse aus seinem Familiensystem. Er kennt seinen leiblichen Vater nicht, verachtet ihn sogar, weil dieser sich nicht um ihn gekümmert hat, und er will auf keinen Fall so werden wie er und dessen Rolle übernehmen. Er merkt, dass er sich über seinen Vater stellt und ihm noch immer Vorwürfe macht, weil dieser damals seine Mutter wegen einer anderen Frau verlassen hat. Seine Mutter ließ daraufhin »kein gutes Haar« am Vater des Patienten. So fühle er sich – als einziges Kind – für seine Mutter verantwortlich und habe bis vor einigen Jahren auch noch bei ihr gewohnt.

Jetzt möchte er eine Familie gründen und vorher das Thema bzgl. seines Vaters klären. Er wünscht eine Aufstellung, um zu sehen, ob er bereit für die Vaterrolle ist. Im Rahmen der Recherche zur Familiengeschichte für die Genogrammanalyse stellt er erstmalig Kontakt zu seinem Vater her und bekommt daraufhin folgende, für ihn sehr relevante Informationen (s. Abb. 45):

- Die Geschichte und die Ursache, warum sich seine Eltern trennten, stellt sich aus der Sicht des Vaters völlig anders dar. Jetzt ist der Patient erstmalig in der Lage zu sehen, dass *beide* Eltern – auch seine Mutter – ihren Anteil an der Trennung hatten.
- Sein Vater war ein uneheliches Kind und kannte seinen leiblichen Vater nicht. Er wuchs daher ebenfalls ohne diesen bei seiner Mutter auf. Hier wird dem Patienten klar, dass er in gewisser Weise »im gleichen Boot sitzt« wie sein Vater.
- Die Mutter des Vaters (GMv) wuchs als Waisenkind ohne ihre Eltern auf.

- Der Patient erfuhr außerdem, dass er den gleichen Beruf ergriffen hatte wie sein Vater – ohne davon zu wissen.

Diese neuen Erkenntnisse ermöglichten es ihm, seinen Vater und dessen Schicksal und Verhaltensweisen anders einzuordnen, ihn anzuerkennen und damit auch seine eigene Position als Mann zu stärken.

Schon während der Genogrammarbeit und vor der geplanten Aufstellung zum Thema unerfüllter Kinderwunsch zeugte er eine Tochter.

Interessant ist, dass der Patient *gerade jetzt*, mit 36 Jahren, den Wunsch hatte, das Thema Familiengründung auch mit therapeutischer Hilfe anzugehen – genau in dem Alter, als sein Vater mit 36 Jahren seine Familie wegen einer Außenbeziehung verlassen hatte.

Es zeigte sich auch in der Aufstellung, dass der Patient erst dann, als die Stellvertretungen zu beiden männlichen Vorfahren, seinem Vater und GVv, die beide ihre Kinder nicht kennenlernen und aufwachsen sehen konnten, aufgelöst und die Kontakte in der Männerreihe zwischen Vätern und Söhnen wiederhergestellt waren, in der Lage war, mit einem guten Gefühl Vater zu werden.

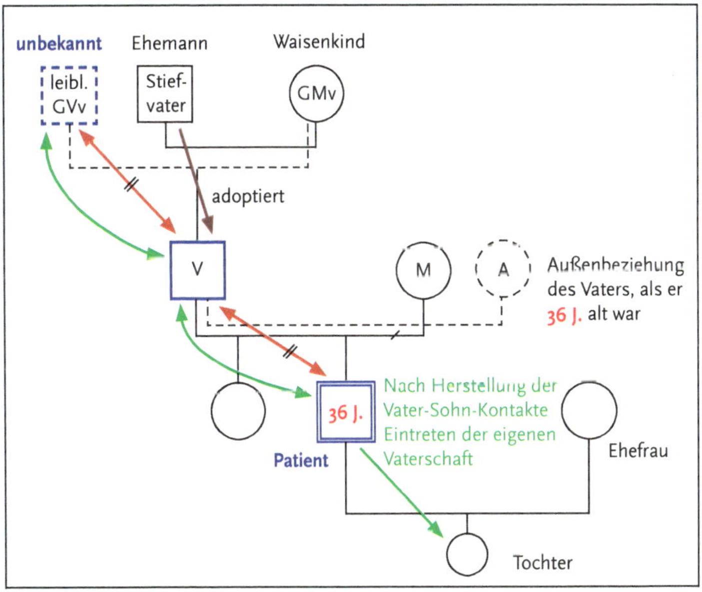

Abb. 45: Unterbrochene Vater-Sohn-Beziehungen (rote Pfeile) als Auslöser für unerfüllten Kinderwunsch

Dieses Beispiel bestätigt erneut die systemische Erfahrung: »Erst Vater/Mutter *haben*, dann Vater/Mutter *sein*.« Hier zeigt sich auch, dass die Übernahme einer Stellvertretung bedeuten kann, in einer *positiven Umkehrbewegung* eine Familie zu *gründen*, und nicht bedeuten muss, das Gleiche zu wiederholen (die Ehefrau/Familie wieder zu *verlassen*).

Die »Ursachen« für »unerfüllter Kinderwunsch« sind vielschichtig. Hier ging es insbesondere darum, zu zeigen, wie auch übernommene Schicksalsbindungen zu leidvollen Ereignissen im System Einfluss auf die Fruchtbarkeit und Zeugungsfähigkeit nehmen können.[20] Wenn sich trotz therapeutischer Bearbeitung der Thematik kein eigener Nachwuchs einstellt, gibt es durchaus gute Möglichkeiten, mit diesem Schicksal umzugehen. Ich habe Paare gesehen, die eine solche Situation akzeptieren und mit ihr Frieden schließen konnten, nachdem ihnen die transgenerationalen Einflüsse bewusst geworden sind. Sie haben dann beispielsweise »virtuelle« Kinder in Form von (gemeinsamen) Konzepten auf die Welt gebracht, Bücher geschrieben, Patenschaften übernommen, sich um bedürftige Kinder in der Welt oder um entsprechende Projekte gekümmert. Auf diese Weise tragen sie ihr Schicksal gemeinsam, erkennen andere Chancen und vertiefen damit möglicherweise sogar die Paarbeziehung.

Wenn Adoptionen in Erwägung gezogen werden, ist es wichtig, den unerfüllten Kinderwunsch zu betrauern und sich *im* Vorfeld möglicher systemischer Zusammenhänge im jeweils eigenen Herkunfts- und Gegenwartssystem durch Genogrammanalysen bewusst zu werden. Dies verringert die Wahrscheinlichkeit dafür, dass ein Adoptivkind zum Stellvertreter von unerlösten Themen im System der Adoptiveltern wird (s. Kapitel 12).

---

20 Weitere Ausführungen zum Thema finden sich z. B. bei Schweitzer u. von Schlippe (2016, S. 364–376) sowie Ulsamer (2003).

11 Patchworkfamilien

Warum gelingt der Neubeginn in Paarbeziehungen und Patchworkfamilien (immer wieder) nicht, obwohl die Partner und Verhältnisse diesmal ganz anders sind? Warum wiederholen wir oft ähnliche oder sogar die gleichen schmerzhaften Muster, die wir schon aus früheren Beziehungen oder sogar aus dem eigenen Herkunftssystem kennen – obwohl wir das nächste Mal vieles besser machen wollten?

Wenn Paare mit ihrer vorigen Beziehung noch leidvoll und mit unbearbeiteten Themen verbunden sind, dann werden diese hier erneut sichtbar. Das Erkennen und Lösen von Schicksalsbindungen ist insofern vorab sehr sinnvoll und dabei nicht nur für das (neue) Paar bedeutsam, sondern auch für die Kinder, die sonst Themen »abarbeiten« müssen, die nicht ihre sind.

Im Folgenden möchte ich einige Erkenntnisse aus systemisch-familienbiografischer Sicht darstellen, die einerseits zur Unterhaltung von Problemen und andererseits zum Gelingen von Patchworkfamilien beitragen sowie insbesondere die Kinder entlasten können.

11.1 Begriffe und Definitionen

Die Bezeichnung »Patchworkfamilie« hat sich seit Anfang der 1990er-Jahre in Deutschland etabliert, nachdem 1990 von Anne C. Bernstein *Die Patchwork-Familie. Wenn Väter oder Mütter in neuen Ehen weitere Kinder bekommen* veröffentlicht wurde. Der Begriff »Patchwork« kommt aus dem Englischen und steht dort für »Flickwerk, Stückwerk«. Interessanterweise kommt die Bedeutungserweiterung, wie sie im Deutschen stattgefunden hat, im Englischen so nicht vor. Dort ist das häufigste Äquivalent *blended family* (»zusammengesetzte Familie«).

Der Duden[21] bezeichnet als »Patchworkfamilie« eine solche, »in der von unterschiedlichen Eltern stammende Kinder leben, die aus der aktuellen oder einer früheren Beziehung der Partner hervorgegangen sind«. Der Begriff wird auch gleichbedeutend zu »Stieffamilie« verwendet. In einer »Stieffamilie« hat zumindest ein Elternteil ein Kind

21 Verfügbar unter: https://www.duden.de/rechtschreibung/Patchworkfamilie [13.5.2022].

oder mehrere Kinder aus einer vorigen Beziehung (oder mehreren vorigen Beziehungen) mitgebracht. Früher war dies meist der Fall, wenn ein Elternteil z. B. früh verstorben war und der Hinterbliebene erneut heiratete – bzw. aus Versorgungsgründen neu heiraten musste – und dann seine Kinder aus erster Ehe in diese nächste Ehe mit einbrachte. Auf diese Weise wurde ein *leiblicher Elternteil* durch einen *sozialen Elternteil ersetzt.*

Heute spielen zunehmend (mehrfache) Trennungen und Scheidungen für die Beendigung von Paarbeziehungen und Erweiterungen von Familien eine Rolle, sodass zu den noch lebenden leiblichen Elternteilen soziale (»Bonuseltern«, entsprechend »Bonuskinder«, vgl. Juul 2015) *hinzukommen.* Für die Dynamik der neuen Familien ist es natürlich von Bedeutung, ob ein Elternteil noch lebt oder bereits verstorben ist.

Es gibt viele Konstellationen von Patchworkfamilien (Hess und Starke 2017). Beispielsweise kann der neue Partner aus vorigen Beziehungen ein Kind oder Kinder mitbringen und/oder es entstehen noch ein oder mehrere Kinder in der neuen Paarbeziehung (»mono-« und »binukleäre Systeme«, vgl. Ahlers 2014). So kann es dann in einer Kinderreihe Vollgeschwister, Halb- und Stiefgeschwister geben. Diese sind folgendermaßen definiert:

- *Voll*geschwister haben dieselben Eltern, also denselben Vater und dieselbe Mutter.
- *Halb*geschwister haben nur einen Elternteil, entweder Vater oder Mutter, gemeinsam.
- *Stief*geschwister (»Bonusgeschwister«) sind biologisch nicht miteinander verwandt, leben aber mit einem leiblichen Elternteil in einer (Stief-/Bonus-)Familie oder familienähnlichen Gemeinschaft zusammen.

Aus der Sicht eines Partners sind die Kinder seines Partners aus vorigen/anderen Beziehungen *Stiefkinder/Bonuskinder.* Aus der Perspektive eines Kindes wird die neue Frau des Vaters, die mütterliche Funktionen übernimmt (aber nicht verwandt ist mit dem Kind), zu dessen *Stiefmutter/Bonusmutter.* Entsprechend wird der neue Mann der Mutter mit väterlichen Funktionen zum *Stiefvater/Bonusvater* der (nicht mit ihm verwandten) Kinder der Mutter – dies nur als Erinnerung zum Verständnis der später dargestellten Stellvertretungsaufgaben in Patchworkfamilien.

Folgende Zusammensetzungen von Patchworkfamilien sind also beispielsweise denkbar:

- Mindestens ein leiblicher Elternteil lebt mit seinem Kind/seinen Kindern mit einem neuen Partner zusammen, während der andere leibliche Elternteil woanders wohnt.
- Der neue Partner bringt ein eigenes/eigene Kinder in die Familie mit oder diese bleiben bei dem anderen leiblichen Elternteil.
- Das neue Paar bekommt ein gemeinsames oder mehrere gemeinsame Kinder, die als Halbgeschwister in die Familie hineingeboren werden.

11.2 Stellvertretungsaufgaben in Patchworkfamilien

Grundsätzlich gelten meiner Erfahrung nach in Patchworkfamilien die in Kapitel 5 erläuterten allgemeinen Stellvertretungs*ordnungen* und die damit verbundenen Stellvertretungs*aufgaben*. In einer Patchworkfamilie kommen den einzelnen Personen allerdings je nach Blickwinkel oft *gleichzeitig* unterschiedliche Stellvertretungsaufgaben zu, sodass sich die Genogrammanalyse vielschichtig gestaltet (z. B. kann hier ein Mädchen die erste Tochter des Vaters *und* die zweite Tochter ihrer Mutter sein). Nicht immer jedoch kommen alle theoretisch möglichen Stellvertretungsaufgaben (gleichzeitig) zur Wirkung. Wenn allerdings Probleme auftauchen, lohnt es sich, mögliche übernommene Stellvertretungsaufgaben der Beteiligten anzuschauen.

Die Analyse von Genogrammen aus Patchworkfamilien erscheint insbesondere dem Einsteiger oft als kompliziert. Daher möchte ich im Folgenden an zwei typischen und relativ einfachen theoretischen Beispielen Grundlegendes verdeutlichen und die Zuordnung einiger der jeweiligen möglichen Stellvertretungsaufgaben Schritt für Schritt und damit leichter nachvollziehbar vornehmen.

An dieser Stelle sei noch einmal zum Verständnis daran erinnert, dass die jeweiligen Personen *theoretisch* in ihren Funktionen vertreten werden können (aber nicht notwendigerweise müssen) als:

1. *Kind* ihrer Eltern
2. *Geschwister* in einer Geschwisterreihe (falls vorhanden)
3. (Ehe-)*Partner* in einer (oder mehreren) Paarbeziehungen
4. *Eltern*teil in Bezug auf Kinder.

Dies ist aus Gründen der Übersichtlichkeit in den folgenden Beispielen nicht immer einzeln kommentiert oder mit Linien versehen.

1. Beispiel für eine Patchworkfamilie

Im ersten Beispiel geht es um eine *Frau*, die zum zweiten Mal verheiratet ist, d. h. sie hat einen ersten und einen zweiten Mann und aus beiden Paarbeziehungen Kinder: eine Tochter aus der ersten Ehe und zwei Söhne und eine Tochter aus der zweiten Ehe (s. Abb. 46).

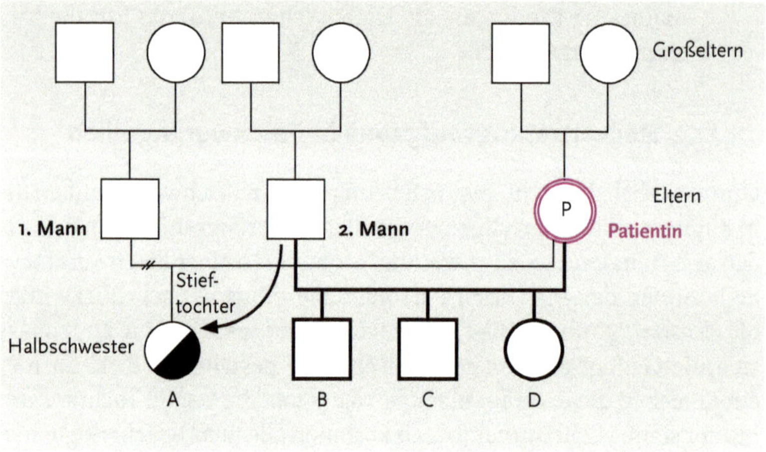

Abb. 46: Erstes Beispiel einer Patchworkfamilie: Eine Frau hat ein Kind aus der ersten und drei Kinder aus der zweiten Ehe.

Mögliche Stellvertretungsaufgaben

Im Folgenden werden einige der theoretisch möglichen und typischen *Stellvertretungen* für die insgesamt vier Kinder beschrieben. Um die Zuordnungen besser verstehen zu können, sind die Abbildungen in Bezug auf die direkten Vorfahren (Eltern, Großeltern), Geschwister der Eltern (Tanten, Onkel) und frühere/spätere Partner der Eltern und Großeltern separat dargestellt.

a) Für die Tochter (A) aus erster Ehe der Patientin gilt (Abb. 47/ lilafarbene Linien): Sie ist *erste Tochter* sowohl für ihren Vater als auch für ihre Mutter, hat also die Stellvertretungsaufgaben auf der Ebene ihrer beiden Großmütter, vertritt somit auch deren Geschwister (Abb. 48) und frühere oder spätere Partnerinnen der Großväter (Abb. 49). Aus Sicht ihres Vaters (= erster Mann der Frau) ist sie gleichzeitig *einziges* Kind, sodass ihr auch *alle* weiteren Stellvertretungsaufgaben für die Männer und Frauen in *seinem* System zukommen. Aus Sicht des zweiten Mannes der Frau ist sie seine *Stieftochter* und hat aus dieser Position – soweit bekannt (zunächst) – keine Stellvertretungsaufgaben.

b) In der Geschwisterreihe folgt ein Junge (B), das erste Kind und auch der erste Sohn des zweiten Mannes (Abb. 47/dunkelblaue Linien). Da es noch einen jüngeren Bruder (C) und eine jüngere Schwester (D) gibt, vertritt er nur die Männer auf der Großelternebene seines Vaters (= zweiter Mann) und seiner Mutter, also die Großväter, deren Geschwister und auch deren Vorgänger bzw. Nachfolger (Abb. 49), z. B. den zweiten Mann der GMv.

c) Das nächste Kind ist wieder ein Sohn (C), das dritte Kind der Patientin und ihr zweiter Sohn (Abb. 47/hellblaue Linien). Er hat also die Stellvertretungsaufgaben eines zweiten Sohnes und vertritt damit die Männer auf der Elternebene, d. h. seinen Vater, die Brüder der Eltern (Abb. 48) und weitere Männer der Mutter, d. h. Vorgänger oder Nachfolger seines Vaters (Abb. 49), z. B. den ersten Mann der Mutter.

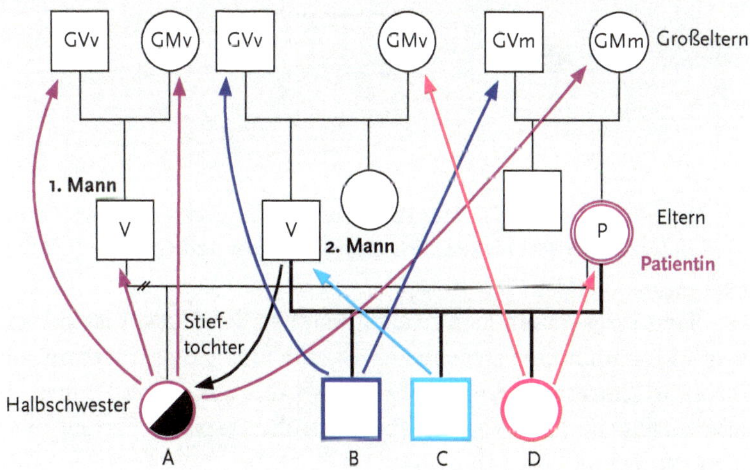

Abb. 47: Erstes Beispiel einer Patchworkfamilie: Stellvertretungen der Kinder bzgl. der direkten Vorfahren (Eltern und Großeltern)

d) Das letzte Kind (D) ist das vierte Kind und die zweite Tochter der Patientin (Abb. 47/pinkfarbene Linien). Damit vertritt sie diese, ihre Mutter, und außerdem auch die Frauen auf der Elternebene, z. B. mütterliche und väterliche Tanten (Abb. 48) und auch eventuelle Vorgängerinnen/Nachfolgerinnen ihrer Mutter, also frühere oder spätere Partnerinnen des Vaters (Abb. 49).

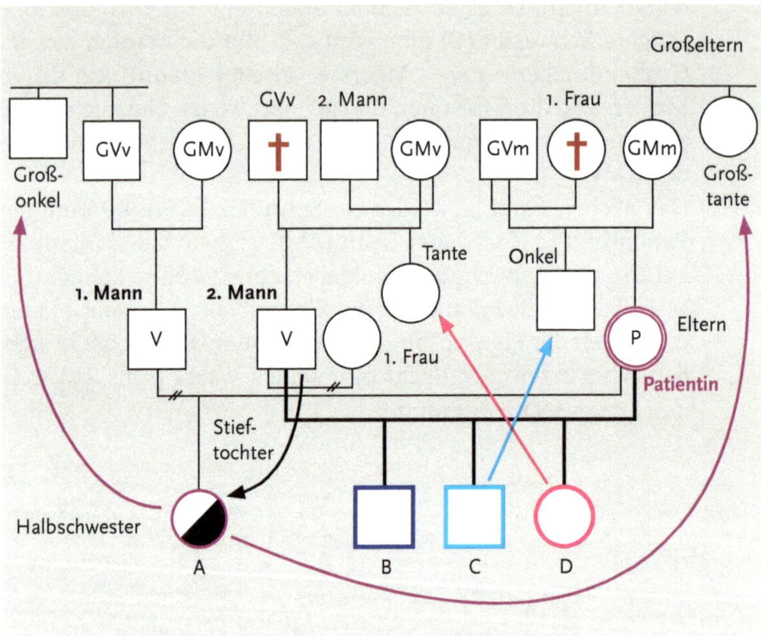

Abb. 48: Erstes Beispiel einer Patchworkfamilie: Stellvertretungen der Kinder auf der Ebene der Geschwister der Eltern und Großeltern

Aus Sicht ihres Vaters (des zweiten Mannes der Mutter) ist sie sein drittes Kind und seine erste und einzige Tochter. Sie vertritt damit alle Frauen in *seinem* System, also ihre GMv (Abb. 47), (Groß-)Tanten väterlicherseits und falls vorhanden auch frühere/spätere Partnerinnen ihres Vaters und GVv (Abb. 49).

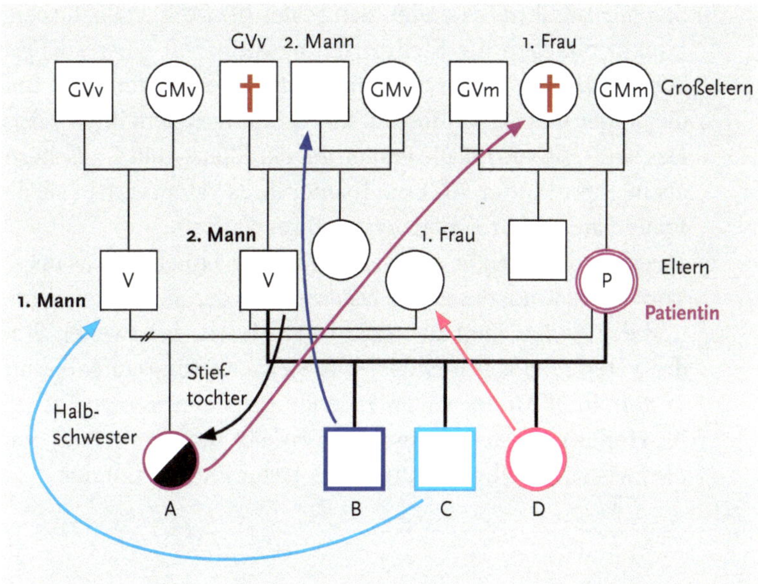

Abb. 49: Erstes Beispiel einer Patchworkfamilie: Stellvertretungen der Kinder auf der Ebene früherer/späterer Partner der Eltern und Großeltern

2. Beispiel für eine Patchworkfamilie

Im zweiten Beispiel hat der *Mann* zum zweiten Mal geheiratet, d. h., er hat eine erste und zweite Ehefrau und aus beiden Paarbeziehungen insgesamt drei Kinder (s. Abb. 50): einen Sohn (A) und eine Tochter (B) aus der ersten Ehe und eine weitere Tochter (C) aus der zweiten Ehe.

Mögliche Stellvertretungsaufgaben

Folgende *Stellvertretungsaufgaben* sind für die drei Kinder beispielsweise möglich (s. Abb. 51):

a) Der erste und *einzige* Sohn (A) seiner Eltern (Abb. 51/dunkelblaue Linien) vertritt *alle* Männer in deren System, also seinen Vater und seine Großväter mütterlicher- und väterlicherseits. Dazu gehören auch die Brüder der Eltern und Großeltern, also (Groß-)Onkel und eventuelle frühere oder spätere Partner seiner Mutter und Großmütter.

b) Seiner nach ihm folgenden Schwester (B) (Abb. 51/lilafarbene Linien) obliegen die Stellvertretungsaufgaben einer *einzigen* Tochter im Herkunftssystem ihrer *Mutter*, der ersten Frau, und diejenigen einer *ersten* Tochter im Herkunftssystem ihres *Vaters*. Das heißt, sie vertritt alle Frauen auf der Eltern- und Großelternebene ihrer Mutter. Als *erste* Tochter ihres Vaters vertritt sie die Frauen auf der Großelternebene ihres Vaters.

c) Das letzte Kind (C) (s. Abb 51/pinkfarbene Linien) ist das insgesamt dritte Kind, das *zweite Mädchen* aus der Sicht ihres Vaters und das *einzige Kind* aus Sicht ihrer Mutter, der zweiten Frau des Vaters. Ihr kommen also *alle* Stellvertretungsaufgaben im System ihrer *Mutter* wie auch diejenigen einer *zweiten* Tochter im Herkunftssystem ihres *Vaters* zu. Für die zweite Frau sind die zwei Kinder ihres Mannes aus erster Ehe Stiefkinder.

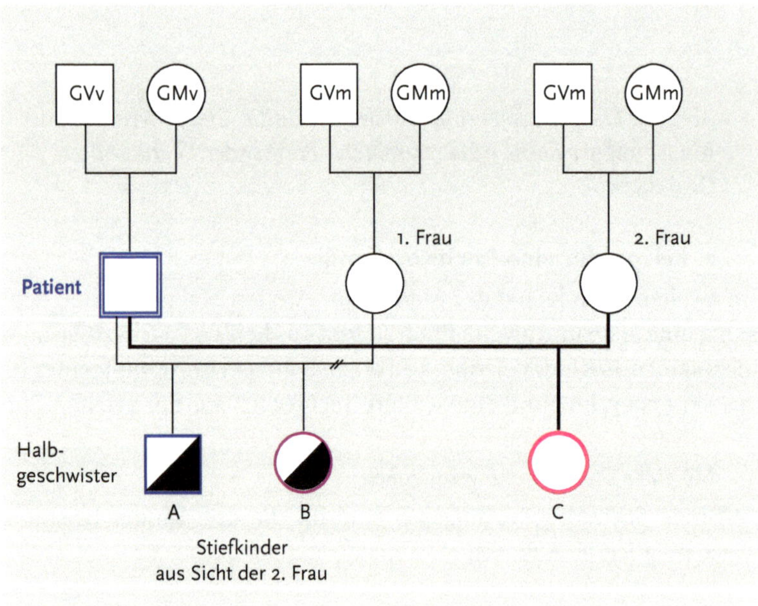

Abb. 50: Zweites Beispiel einer Patchworkfamilie: Ein Mann hat zwei Kinder aus der ersten Ehe und ein weiteres Kind aus der zweiten Ehe.

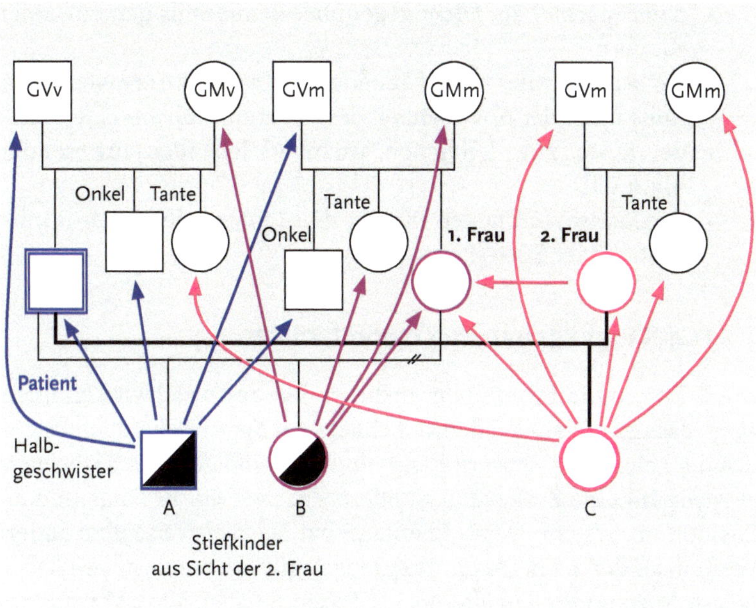

Abb. 51: Zweites Beispiel einer Patchworkfamilie: Stellvertretungen der drei Kinder

11.3 Beziehungsebenen in Patchworkfamilien

In Patchworkfamilien lassen sich folgende Beziehungsebenen herausarbeiten:

Auf der ***horizontalen*** Ebene geht es z. B. um folgende Beziehungen:

- des *neuen* Paares zueinander in der zweiten/nächsten Ehe
- der *Ex*partner zueinander
- der *neuen* Partner gegenüber ihren Vorgängern (der Expartner des Partners)
- der *Geschwister*, Halb- und Stiefgeschwister untereinander.

Auf der ***vertikalen*** Ebene handelt es sich z. B. um folgende Beziehungen:

- des *neuen* Paares als *Eltern* gegenüber den gemeinsamen Kindern

- der *Ex*partner als *Eltern* gegenüber den jeweils gemeinsamen Kindern
- der *neuen* Partner zu den Stiefkindern in der nun erweiterten Familie unter der Abwesenheit des anderen leiblichen Elternteils
- der *Kinder* zum leiblichen, woanders lebenden/abwesenden Elternteil
- der *Kinder* zum neuen Partner eines Elternteils (Stief-/Bonusmutter oder Stief-/Bonusvater).

11.4 Rangfolgen in Patchworkfamilien

Die Erfahrung mit Systemen, insbesondere mit Patchworkfamilien, zeigt, dass es sowohl bei den verschiedenen *Systemen* als auch bezüglich der beteiligten *Personen* Rang- und Reihenfolgen gibt. Dabei geht es nicht um eine Bewertung, sondern um die *zeitliche* Folge und die Position im System: Der 1. Ehemann hat beispielsweise eine andere Position als der 2. Ehemann. Theoretisch gilt: Bei den *Systemen* haben *jüngere* Vorrang vor den älteren, bei *Personen* haben *ältere* Vorrang vor den *jüngeren*. Diese Erkenntnisse sind z. B. in *Ordnungen der Liebe* (Hellinger 2013) verschriftlicht und bestätigen sich häufig bei der systemischen Arbeit. Wenn sie berücksichtigt werden, ist die Wahrscheinlichkeit geringer, dass Kinder in die missliche Lage kommen, Stellvertretungen zu übernehmen. Auch in Firmen trägt die Beachtung von Rang- und Reihenfolgen zum entspannteren Umgang bei. Selbst wenn die Hierarchien der Systeme und Personen im Konflikt miteinander stehen können, ist es dennoch hilfreich, um diese zu wissen und – soweit möglich – wieder »Ordnung« herzustellen, da dies oft die Basis für Konfliktreduzierungen oder sogar Frieden in Systemen ist – wie beispielsweise in Patchworkfamilien. Das folgende theoretische Beispiel soll die Rangfolgen näher erläutern (zum besseren Verständnis sind den Personen Namen zugeordnet).

Ein Beispiel für Rangfolgen in einer Patchworkfamilie

Zunächst eine Darstellung der Ausgangssituation (s. Abb. 52). Ein Mann (Felix) war in 1. Ehe mit seiner 1. Frau Anna verheiratet, sie haben eine gemeinsame Tochter Emma. Nach der Scheidung heiratet Felix ein 2. Mal, seine jetzige Frau Maria. Aus dieser Ehe ging ein Sohn (Paul) hervor, der jüngere Halbbruder von Emma.

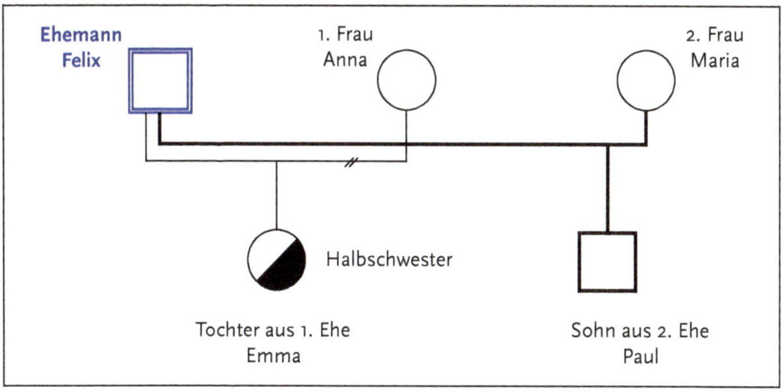

Abb. 52: Ein Mann hat eine Tochter aus erster Ehe und einen Sohn aus zweiter Ehe.

Beim Betrachten der Gesamtsituation lassen sich verschiedene (Teil-) Systeme herauskristallisieren. Da das *jüngere* System *Vorrang* hat *vor dem älteren* System, ergeben sich daraus folgende Rang- und Reihenfolgen:

System 1 (aktuell, Abb. 53): Ehemann (Felix) mit seiner 2. Frau (Maria) und deren gemeinsamem Sohn (Paul), *hat Vorrang vor*

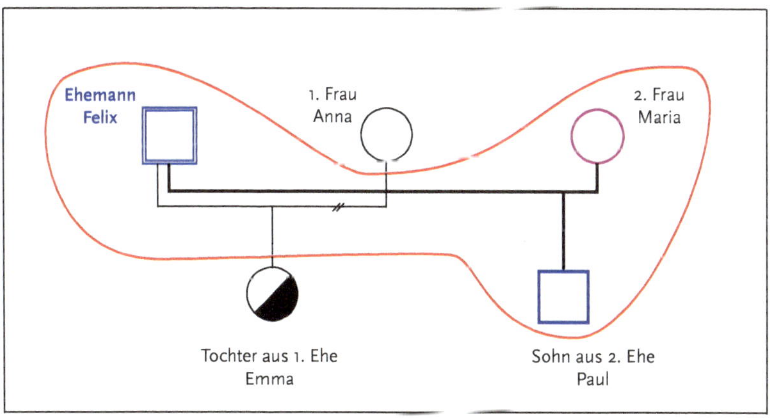

Abb. 53: Rangfolgen der Systeme: das aktuelle System = System 1

System 2 (Abb. 54): Ehemann (Felix) und seine 2. Frau Maria, *hat Vorrang vor*

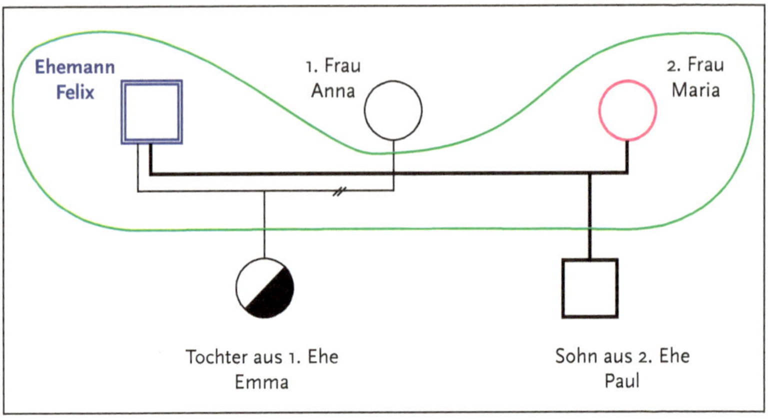

Abb. 54: Rangfolgen der Systeme: System 2

System 3 (Abb. 55): Ehemann (Felix) und seine Tochter aus 1. Ehe (Emma), *hat Vorrang vor*

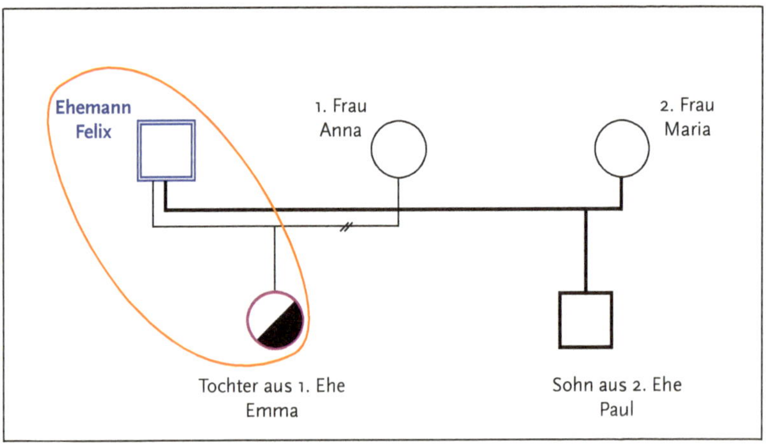

Abb. 55: Rangfolgen der Systeme: System 3

System 4 (Abb. 56): Ehemann (Felix), seine Tochter aus 1. Ehe (Emma) und deren Mutter, seine 1. Frau (Anna), *hat Vorrang vor*

System 5 (Abb. 57): Ehemann (Felix) und 1. Frau (Anna).

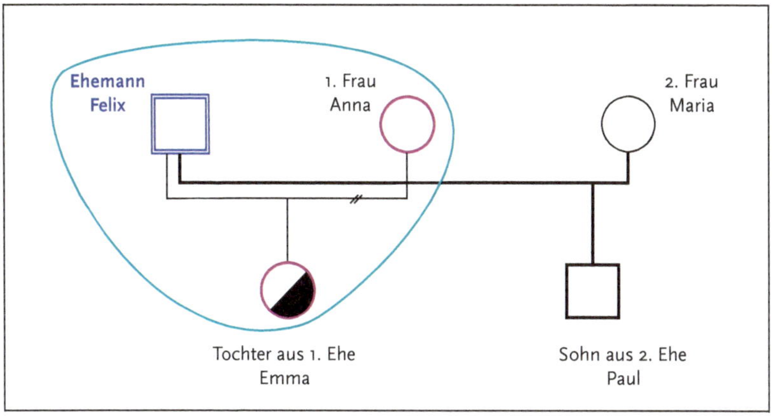

Abb. 56: Rangfolgen der Systeme: System 4

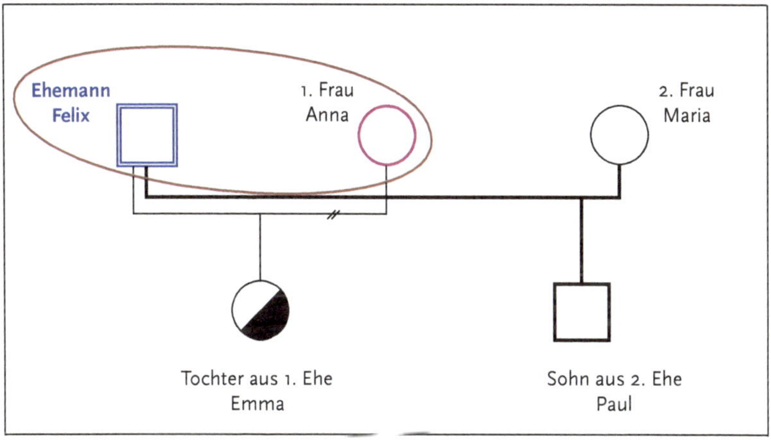

Abb. 57: Rangfolgen der Systeme: System 5

11.5 Wichtige Komponenten für die weitere Paarbeziehung und die Familie

Im Zusammenhang mit der systemisch-familienbiografischen Arbeit mit Patchworkfamilien ist es interessant zu schauen, welche Komponenten aus der alten in die neue Paarbeziehung/Familie hineinspielen können und umgekehrt. Dabei gibt es einige Faktoren, die sich erfahrungsgemäß sowohl belastend als auch positiv auswirken können.

Folgende Fragen kann man zunächst *generell*, in Anlehnung an die drei familienbiografischen Fragen, stellen:

1. In welchem *Lebensalter* wurde das Thema »Ende der (vorigen) Paarbeziehung« relevant?
2. *Wodurch* wurde die Paarbeziehung beendet (Tod, Trennung, Scheidung, Verbot etc.)?
3. An welcher *Position* im Familiensystem stehen die Betroffenen (1., 2., 3. Kind etc.)?

Zu 1–3: Häufig klärt sich schon im Vorgespräch, dass das Thema »Beendigung einer Paarbeziehung« familienbiografisch »dran« war – in Stellvertretung von Trennungen, die möglicherweise auch bei Vorfahren (über mehrere Generationen) stattgefunden haben. Die Situation der Trennung wird oft unbewusst von den stellvertretenden Nachkommen reinszeniert und ist auf den ersten Blick nicht immer nachvollziehbar.

An dieser Stelle möchte ich zwei Patientenbeispiele hierfür anführen:

1. Fallbeispiel: »Grundlose« Beendigung einer Ehe

Eine 45-jährige Patientin kommt in die Praxis mit dem Anliegen, sich trennen zu wollen. Auf meine Frage, was denn der Grund sei, antwortet sie, dass sie es einfach nicht wisse – sie *müsse* sich trennen, fast »wie fremdgesteuert«. Dies, obwohl sie ihren Mann immer noch mochte und eigentlich auch ihre Familie mit den beiden zwölf- und zehnjährigen Kindern erhalten wollte. Die Genogrammanalyse deckte dann auf, dass sie (als erste Tochter) genau in dem Alter war, in dem ihre Großmutter mütterlicherseits ihren Mann im Krieg verloren hatte und mit zwei Kindern alleine dastand. Die Patientin war innerlich und äußerlich (neue Wohnung etc.) schon so weit, dass es für sie kein Zurück mehr gab. Aber diese Erkenntnis führte bei ihr dazu, ein freundschaftliches Verhältnis mit ihrem Exmann, dem Vater ihrer Kinder, pflegen zu können (der ebenfalls dazu bereit war) und den Kindern eine harmonische Elternschaft zu ermöglichen.

Auch das folgende Beispiel zu einem entsprechenden Ereignis im Herkunftssystem zeigt eine zeitliche sowie inhaltliche Korrelation – hier zu einer heimlich gelebten Patchworkfamilie.

2. Fallbeispiel: Heimliche Außenbeziehung

Ein Mann, Mitte 40, der Ältere von zwei Söhnen seiner Eltern, kommt völlig unter Druck und dem Burn-out nahe in meine Praxis mit dem Anliegen, eine Lösung für seine verzwickte private Situation zu finden. Insbesondere möchte er endlich in der Lage sein, eine Entscheidung zu fällen. Er sei seit zwölf Jahren verheiratet, habe einen Sohn und eine Tochter im Grundschulalter und einen gut gehenden Betrieb in einer Kleinstadt, wo man sich kennt. Das Problem sei, dass er seit mehreren Jahren heimlich eine Freundin habe und mit ihr regelmäßig Zeit verbringe. Das sei möglich, da seine Partnerin in der Nähe wohne und er Abwesenheiten in seinem Beruf glaubhaft deklarieren könne. Zugespitzt habe sich die Situation allerdings seit 1,5 Jahren, seitdem eine Tochter mit seiner Freundin dazugekommen sei. Er besuche beide regelmäßig, unternehme mit seiner neuen Familie auch Außenaktivitäten und befürchte jetzt, dass sein Doppelleben irgendwann auffliegen könne. Natürlich habe er Angst vor den Konsequenzen, aber am schlimmsten finde er sein Verhalten, seine Ehefrau, die das absolut nicht verdient habe, so zu betrügen. Er könne sich selbst nicht verstehen, das gebe es in seiner Familie nicht – seine Eltern, Großeltern seien, soweit er wisse, immer ehrlich und offen gewesen. Aber er *könne* einfach nicht anders, fühle sich wie gespalten und wisse auch nicht, wie er sich entscheiden solle – ihm seien beide Frauen und auch seine jetzt insgesamt drei Kinder wichtig. Er habe schon mehrfach Anläufe unternommen, seiner Ehefrau die Situation zu »beichten«, aber der richtige Moment habe sich nicht ergeben. Die Not des Patienten war glaubhaft zu erkennen, auch seine eigentliche Haltung, ehrlich sein zu wollen.

Die drei familienbiografischen Fragen: »Warum kommt der Patient *gerade jetzt,* in dem Alter von Mitte 40, warum *gerade so,* mit dem Thema heimliche Außenbeziehung mit Kind, und *gerade hier,* als erstes Kind?« und die nachfolgende Recherche in seinem Herkunftssystem deckten folgendes Familiengeheimnis auf: Die Großmutter väterlicherseits (GMv) des Patienten verliebte sich mit Anfang 40 in einen anderen Mann, mit dem sie eine heimliche Beziehung führte. Kurze Zeit später wurde sie schwanger und bekam einen Jungen, den sie wie ihre anderen Kinder offiziell als Sohn ihres Ehemannes (GVv des Patienten) großzog. Dieser Sohn geriet auf die schiefe Bahn und erfuhr erst als Erwachsener zufällig, dass er einen anderen Vater hat, also ein Halbbruder seiner älteren Geschwister ist. Dieses Thema war in der Familie tabuisiert, sodass der Patient bis dato keine Kenntnis davon hatte und erst im Rahmen der Genogrammanalyse davon erfuhr.

In der Aufstellung im Einzelsetting, die der Patient zu seinem aktuellen (heimlichen) Patchwork-Thema durchführte, wurden zunächst seine beiden Gegenwartssysteme einbezogen: er und seine Ehefrau mit den gemeinsamen beiden älteren Kindern und seine Freundin mit gemeinsamer Tochter. In einem weiteren Schritt kam seine GMv dazu. Es trat zutage, dass der Patient sich eng mit dieser verbunden fühlte und merkte, dass er dabei war, ihr Schicksal zu wiederholen. Ihm wurde bewusst, dass er nicht wie sie noch einmal ein Familiengeheimnis haben und weiterführen wolle, und er konnte sich mit den üblichen Ritualen aus der Schicksalsbindung zur Großmutter lösen. Es entlastete ihn sehr, zu sehen, dass seinem Verhalten eine unbewusste Bindung und Wiederholung zugrunde lag und nicht eine betrügerische Absicht. Dennoch war es ihm wichtig, seinen Teil der Verantwortung dafür zu übernehmen. Nachdem er am Schluss der Aufstellung befreit und kraftvoll seinen eigenen Platz als Sohn in seinem Herkunftssystem und als Vater von insgesamt drei Kindern in zwei Gegenwartssystemen einnehmen konnte, war er jetzt in der Lage, die Entscheidung zu fällen, das ausstehende klärende Gespräch zu führen und die Konsequenzen zu tragen.

11.6 Typische Trennungs*ursachen* und mögliche zugrunde liegende Stellvertretungen

Über die eigentlichen drei familienbiografischen Fragen hinaus ergeben sich weitere:

1. *Wer* hat sich getrennt?
2. Welche »*Ursachen*« haben zur Trennung geführt?

Da es eine große Rolle für das Gelingen von Patchworkfamilien spielt, wie frühere Partnerschaften zu Ende gegangen sind und ob noch offene, ungelöste Themen aus vorigen Beziehungen/Familien weiterwirken, möchte ich im Folgenden einen Blick auf typische Trennungsursachen und mögliche Stellvertretungen werfen. Werden Letztere aufgedeckt, steigt die Wahrscheinlichkeit, sich wiederholende Muster und Erfahrungen zu vermeiden.

Tod eines früheren Partners

Wenn der frühere Partner/Ehemann gestorben ist, stellt sich auch die Frage, ob es sich um einen *plötzlichen* Tod *ohne* Abschiedsmöglichkeit

(z. B. Unfall, [Selbst-]Mord, Tod während einer Operation/Geburt oder bei Isolation während einer Pandemie) handelte, oder ob dem Tod eine längere Phase vorausging (z. B. bei chronischer oder maligner Erkrankung), sodass eine gewisse Form von Abschied möglich war.

→ Wenn der Verlust eines Partners, einer großen Liebe, *nicht betrauert* wurde, kann es sein, dass er noch einen so großen Platz im Herzen bei dem Über-/Weiterlebenden einnimmt, dass es ein nächster Partner bei ihm oft schwer hat, ihn emotional nicht erreichen, es ihm »nicht recht machen« kann. Familienbiografisch können sich die Auswirkungen solcher Verluste oft noch mehrere Generationen später zeigen, z. B. darin, dass ein Nachgeborener sich »unerreichbare« Partner sucht.

(Schwieger-)Eltern, die die Verbindung nicht akzeptieren

Trennungen können dadurch forciert werden, dass eine Paarbeziehung von den Eltern bzw. (zukünftigen) Schwiegereltern nicht gewünscht und möglicherweise (subtil) unterminiert oder sogar verhindert wird. Offizielle Gründe dafür können sein, dass sie nicht »standesgemäß« ist oder der Partner des Kindes nicht die »richtige« Konfession hat bzw. aus anderen Gründen nicht den Vorstellungen entspricht.

→ Familienbiografisch kann sich dahinter ein nicht erfüllbarer Wunsch nach Ersatz eines verloren gegangenen Kindes verbergen oder das nicht gewünschte Geschlecht eines eigenen Kindes.

Kulturelle Unterschiede

Wenn es sich um Partner handelt, die eine prinzipiell andere, schwierig zu vereinbarende Weltanschauung haben, bedingt z. B. durch eine unterschiedliche Religion oder die Sozialisierung in einem Land mit fremder Sprache, kann dies (zunehmend) zur Belastung der Paarbeziehung führen.

→ (Fast) vorhersagbar zur Trennung führt es, den anderen in seiner Herkunft abzuwerten, den gemeinsamen Kindern dessen Muttersprache oder den Kontakt zu dessen Eltern und Heimatland zu verbieten. Deshalb ist es besonders wichtig, die Andersartigkeit zu würdigen und ihr Raum zu geben. Oft haben

Partner auch an dem unbewältigten Heimatverlust des Partners oder von dessen Eltern mit zu tragen.

Belastungen durch räumliche Trennungen

Paarbeziehungen können auf Dauer auch durch räumliche Trennungen wie Wochenendehen und Fernbeziehungen so belastet werden, dass eine Trennung unausweichlich scheint.

→ Hier stellt sich die Frage – vor allem, wenn trotz Alternativen dieser Zustand aufrechterhalten wird –, ob auf diese Weise ein fehlendes Commitment für Paarbeziehungen (mit Wurzeln im Herkunftssystem) zum Ausdruck kommt und möglicherweise beim nächsten Mal wiederholt wird.

Loyalitätskonflikte eines Partners

Trennungen können auch durch Loyalitätskonflikte eines Partners zustande kommen, der zwischen seiner Herkunfts- und seiner Gegenwartsfamilie hin- und hergerissen ist und letztendlich seinen Eltern mehr Zeit widmet als der jetzigen Familie – sehr zum Unmut seines Partners.

→ Das Gefühl, für die Eltern da sein zu wollen oder zu müssen, kann beispielsweise bei einem *ersten* Kind in Stellvertretung von Großeltern stehen, die aus verschiedenen Gründen nicht genügend emotional oder physisch für ihre Kinder sorgen konnten. *Zweite* Kinder geraten eher in die Stellvertretung eines Elternteils gegenüber dem anderen Elternteil.

Mangelnde Übernahme von Verantwortung

Die Wahrnehmung, dass der Partner zu wenig Verantwortung in der Paarbeziehung/(Patchwork-)Familie übernimmt (»Er verhält sich wie ein weiteres Kind«) kann ebenfalls zu Trennungsgedanken bzw. Trennungen führen.

→ Dies lässt sich genauso aus der Position in seinem Herkunftssystem begründen: Kam er schon früh in eine verantwortliche Rolle gegenüber seinen Eltern und/oder Geschwistern, kann es sein, dass er sich später als Erwachsener schnell überfordert fühlt und sich der Verantwortung dem Partner und den Kindern gegenüber teilweise oder ganz entzieht. Oft geschieht dies auch in Stellvertretung einer Person im Familiensystem, die ebenfalls nicht die volle Verantwortung übernehmen konnte, wollte oder musste oder nicht erwachsen werden konnte.

Nicht loslassen können

Anhaltend hinderlich in Paarbeziehungen kann das Nichtloslassen von beispielsweise altem Groll oder Trauer gegenüber früheren Partnern oder von verloren gegangenen früheren Kindern sein.

→ Wenn bei der Beendigung der vorigen Beziehung z. B. eine (vielleicht sogar ungewollte) Abtreibung oder ein auf andere Weise verloren gegangenes Kind mit im Spiel war, kann es sein, dass die Eltern oder ein Elternteil dem Kind unbewusst und oft ein Leben lang nachtrauern, was sich symptomauslösend und belastend auf die nächsten Beziehungen und die daraus hervorgehenden Kinder auswirken kann. Dies äußert sich beispielsweise darin, dass die Frau an dem neuen Partner als Stellvertreter des vorigen etwas auslebt, das eigentlich zum früheren Partner gehört. Des Weiteren ist es möglich, dass Kinder (auch später in Patchworkfamilien) zu Stellvertretern des verloren gegangenen früheren Kindes werden. Das Nichtloslassen-Können in Form eines z. B. lang andauernden Grolls auf den Expartner kann auch in Stellvertretung zu einem Vorfahren mit einem unerledigten Paarthema stehen.

11.7 Fragen zur Klärung möglicher unbearbeiteter und *weiterwirkender* Faktoren

Im vorigen Abschnitt ging es um typische Trennungs*ursachen* und mögliche damit in Verbindung stehende Stellvertretungen. Im Folgenden richtet sich der Blick mehr auf Faktoren, die auf die nächste(n) Paarbeziehung(en) Einfluss nehmen können.

War der Grund der Trennung, dass der vorige Partner keine Kinder haben konnte oder wollte?

Wenn ein Partner keine Kinder haben kann oder möchte, der andere sich jedoch Kinder wünscht, kann das zu Problemen in der Partnerschaft bis hin zur Trennung führen. Meist ist es nicht zufällig, dass jemand auf einen Partner trifft, der sich unschlüssig bzgl. eigener Kinder ist (vgl. Kapitel 9 und 10).

Gab es mehrere vorige Beziehungen?

Wenn es bereits zahlreiche vorherige Beziehungen gab, lohnt es sich, nach einem dahinter wirkenden Muster zu schauen.

→ Dies kann die unbewusste (und vom Partner nicht erfüllbare) Suche nach einem früh verstorbenen Geschwister oder Elternteil darstellen. Die »Ursache« mag auch darin liegen, dass beispielsweise Männer, die früh im »Bannkreis« ihrer Mutter standen und partnerschaftliche Funktionen übernehmen mussten, das eigentliche Mütterliche, dass sie durch ihre Stellvertretung entbehren mussten, später in anderen Frauen suchen. Dieses mag die nächste Frau scheinbar erfüllen (die typischerweise ihrerseits in Stellvertretung von unerfüllter/ungelebter Mütterlichkeit in *ihrem* System handelt) und es kann sich eine Weile stimmig anfühlen. Auf Dauer aber leidet die Mann-Frau-Beziehung, die Paarebene, darunter, sodass eine nächste Trennung möglicherweise ins Haus steht und die Suche nach der »Richtigen« weitergeht, die beim nächsten Mal passenderweise wieder dasselbe Muster bedient. In diesem Zusammenhang fällt schon mal der Begriff »Schürzenjäger«.

Dieses Muster gilt entsprechend auch für Frauen, die im Bannkreis ihres Vaters standen und später das Väterliche in (mehreren) Männern zu finden suchen.

Es gibt auch Beispiele für ein anderes Muster, bei dem Männer selbst keine Kinder bekommen, sondern sich (oft sogar mehrfach hintereinander) Mütter mit Kindern aussuchen, um dann hier die Vaterrolle in Form eines Stief-/Bonusvaters auszuüben. Dieses Muster kann entsprechend umgekehrt auch bei Frauen zum Ausdruck kommen.

Gab es eigene oder schon mitgebrachte Kinder aus einer oder mehreren vorigen Beziehungen, zu denen der Kontakt erschwert wird?

Kontaktschwierigkeiten zu eigenen oder »mitgebrachten« Kindern können in Form von »Verboten« durch den nächsten Partner zustande kommen, der den Kontakt zu den Kindern aus einer vorigen Beziehung nicht wünscht oder verhindert. Auch der vorige Partner, der nicht mit der nächsten Beziehung des Expartners einverstanden ist, kann den Kontakt erschweren oder unterbinden. Ein Kontaktabbruch kann aber auch von den Kindern – z. B. in Stellvertretung zu einem Elternteil – ausgehen.

→ In schwierigen Kontakten oder sogar Kontaktabbrüchen spiegeln sich häufig Reinszenierungen von Kontaktabbrüchen an früheren Stellen im Familiensystem wider (vgl. Kapitel 14).

Wie ist die vorige Beziehung zu Ende gegangen?

Einen großen Einfluss auf die nächste Beziehung bzw. Familie hat die Art und Weise, *wie* die vorige Beziehung insbesondere emotional zu Ende gegangen sowie die Trennung(-sphase) später verlaufen ist.

Folgende Fragen können an dieser Stelle weiterhelfen:

- War die Trennung gewollt/ungewollt/forciert von einer Seite?
- War es eine Trennung *im Einvernehmen* beider Partner oder fand sie auf Wunsch/Druck und Initiative *eines* Partners statt, z. B. weil dieser wieder eine neue Paarbeziehung in Aussicht bzw. schon länger geführt hatte?
- Wurde im Vorfeld *ehrlich miteinander* umgegangen oder fühlt sich ein Partner hintergangen (z. B. durch Aufdecken einer Außenbeziehung)?
- Gab es Wut und *Verletzungen* anderer Art, die die Kommunikation unter den Partnern erschwerten bzw. unmöglich machten und möglicherweise immer noch machen?
  → Eine nicht enden wollende Wut kann auch Ausdruck (unbewusster) ungelebter Trauer oder einer Wut in Stellvertretung sein.
- Hat die Trennung zu einer *Scheidung* geführt?
  → Es gibt Paare, die aus verschiedenen Gründen »auf dem Papier« verheiratet bleiben, obwohl sie in einer anderen Paarbeziehung leben. Dies können finanzielle oder Versorgungs-Gründe sein, aber auch der Wunsch, den finalen Schritt nicht durchzuführen, bzw. das Gefühl, es nicht zu können. Auf diese Weise wird (unbewusst) die Verbindung aufrechterhalten.
- Zieht sich der Scheidungsprozess lange hin?
  → Laufende Prozesse, womöglich auf beiden Seiten unterstützt durch Rechtsanwälte, sind die »beste« (unbewusste)

Möglichkeit, in Verbindung zu bleiben und das endgültige Ende hinauszuzögern oder sogar zu verhindern. Oft dauert es Jahre und einige »Rosenkriege« lang, bis eine Scheidung vollzogen ist.

- Sind *Kinder* in Trennungs-Streitigkeiten *involviert*?
  - → Wie Trennungen auf die Kinder der nächsten Beziehung wirken können, beschreibt z. B. Achleitner (2020) anhand von Fallvignietten. Ich habe immer wieder beobachtet, dass sich insbesondere *zweite* Kinder in Stellvertretung ihrer (gleichgeschlechtlichen) Elternteile problematisch verhalten oder Symptome zeigen, wenn es um Paartrennungen geht, die konfliktreich verlaufen.
- Gibt es ein für beide Seiten akzeptables Arrangement zum *Umgang mit den Kindern* aus der vorigen Beziehung oder wird um die Kinder gekämpft?
  - → Falls ein Elternteil besonders an einem Kind festhält (»es für sich haben will«), kann sich dahinter eine wichtige Stellvertretung des Kindes gegenüber dem Elternteil verbergen: Eine erste Tochter beispielsweise übernimmt (in Stellvertretung ihrer Großmütter) mütterliche/beschützende Funktionen gegenüber einem Elternteil. Oder ein Kind vor oder nach einem verstorbenen Geschwister wird besonders wichtig für die Eltern und kann nicht losgelassen werden. In beiden Fällen geht es um die durch Kinder gegenüber den Eltern stellvertretend gefüllten emotionalen Lücken.
- Wird die *zeitliche Reihenfolge* akzeptiert/respektiert?
  - → Ein belastender Faktor in neuen Paarbeziehungen und Elternschaften kann sein, wenn die zeitliche Reihenfolge nicht akzeptiert oder respektiert wird, das heißt, es wird nicht anerkannt, dass es einen Partner gibt, der *vorher* da war, und ggf. mit ihm auch Kinder.

11.8 Das Gelingen von Patchworkfamilien aus systemischer Sicht

Nachdem im Vorherigen ausführlich dargestellt wurde, welche Faktoren *erschwerend* auf und in Patchworkfamilien wirken können, möchte ich im Folgenden eine kleine Auswahl dessen weitergeben, was erfahrungsgemäß zum *Gelingen* dieser Familienform aus systemischer Sicht beitragen kann.

Aufgrund der Erkenntnis, dass in konfliktreichen Paarbeziehungen/(Patchwork-)Familien häufig *unbearbeitete Themen aus den jeweiligen Herkunftsfamilien* zum Ausdruck kommen, ist es empfehlenswert, sich spätestens vor einer Trennung die übernommenen Stellvertretungsaufgaben (und die damit verbundenen unbewussten Reinszenierungen alter Themen) aus dem eigenen Familiensystem bzw. dem des Partners anzuschauen.

Vier wichtige Faktoren werden mir immer wieder von Beteiligten in Patchworkfamilien genannt als Voraussetzung für alles Weitere: *Geduld, Toleranz, Wertschätzung und ein guter Wille.* Das Aneinandergewöhnen, Einleben und Überstehen von Höhen und Tiefen in den verschiedenen Lebensformen braucht Zeit – oft Jahre – und erfordert meistens einen langen Atem. Auf der Basis der vier genannten Faktoren besteht eine gute Chance für eine konstruktive Kommunikation und ein dauerhaftes Gelingen (dieses gilt natürlich nicht nur für Patchworkfamilien, aber insbesondere dort).

Die *Achtung des vorigen (Ehe-)Partners* des Partners und ggf. deren gemeinsamer Kinder ist ein weiterer sehr wesentlicher Faktor. Wie schon früher angesprochen, ist es wichtig, die Existenz und den Platz voriger Partner und Kinder sowie die eigene Position in der zeitlichen Folge *nach* diesen anzuerkennen – so schwer das oft fällt. Die Gefahr von Konflikten oder sogar einer erneuten Trennung ist groß, wenn beispielsweise eine zweite Ehefrau schlecht über ihre Vorgängerin spricht oder ihrem jetzigen Mann sogar den Kontakt zu seiner Exfrau und/oder den Kindern aus dieser Ehe verbietet. Lösende Haltungen und Sätze (z. B. im Verlauf einer Aufstellung) können beispielsweise von der neuen Partnerin zur vorigen Partnerin sein: »Ich habe dich lange missachtet als die frühere Frau meines Partners und Mutter eurer gemeinsamen Kinder. Ich wollte es besser machen, aber ich merke, dass es nicht guttut, mich einzumischen. Ich sehe/erkenne an, dass mein Glück auf deinem Verzicht/Verlust aufbaut, und ich danke dir, dass du Platz gemacht hast. Und jetzt traue und mute ich dir zu, dass ich diesen Platz einnehme.« Entsprechendes gilt natürlich auch im umgekehrten Fall für einen neuen Partner.

Wichtig ist, dass *beide Partner,* die sich getrennt haben, *ihren Teil der Verantwortung* für das Nicht-(mehr-)Gelingen der Partnerschaft selbst tragen müssen und dennoch das Gute – was es in den meisten Fällen zweifelsohne gab – behalten und mitnehmen dürfen. Ein Dank (z. B. stellvertretend in einer Aufstellung) an den Expartner hat oft eine sehr berührende und lösende Wirkung.

Um wirklich frei für eine weitere Paarbeziehung/Familie zu sein bzw. zu werden, ist es wichtig, soweit wie möglich *alle noch offenen Themen zu erledigen*. Das kann z. B. die Bearbeitung einer ungelebten Trauer über den Tod von Kindern oder den (unerwarteten) Weggang eines vorigen Partners und ein in dem Zusammenhang stehender, noch nachwirkender Groll sein.

Wichtig ist auch, *allen* Kindern als Geschwistern, Halb- oder Stiefgeschwistern und den jeweiligen Eltern und (früheren/späteren) Partnern *ihren Platz in der Reihenfolge der Zeit* zu geben. Wenn möglich, sollte auch die Existenz von verloren gegangenen Kindern anerkannt und altersgerecht kommuniziert werden.

Wesentlich ist, dass Vater und Mutter, die sich trennen, *Verantwortung als Eltern* übernehmen und damit die Kinder, die sich oft schuldig für eine Trennung fühlen, entlasten.

Es ist wichtig, sich darüber bewusst zu werden, dass man eine *Partnerschaft trennen* kann, *nicht aber eine Elternschaft* – diese bleibt lebenslänglich bestehen. Hilfreiche Sätze (auch stellvertretend in Aufstellungen) können folgende sein: »Du bist nur das Kind, du trägst keine Schuld. Dass Mama und Papa sich trennen, ist allein unsere Sache und Verantwortung. Du hast mit unseren Problemen nichts zu tun. Wir sind und bleiben immer deine Eltern und du bleibst immer unser Kind. Ich als Mama achte die Anteile deines Vaters in dir/ich als Papa achte die Anteile deiner Mutter in dir. Auch wenn wir getrennt sind/leben, darfst du uns immer beide haben.«

Es geschieht oft unbeabsichtigt und unbewusst, dass Kinder zu Verbündeten, zum Ersatz von Partnern, Eltern bzw. zu Gesprächspartnern auf der Erwachsenenebene werden und sich z. B. die Probleme der Eltern anhören und diese »trösten« müssen. Damit werden sie trianguliert, parentifiziert und oft auch instrumentalisiert. Sie fühlen sich zerrissen zwischen den Eltern und häufig schuldig an der Trennung, meinen, nicht zu genügen oder nicht genügend getan zu haben, damit die Eltern zusammenbleiben. Daher ist es ratsam, die Kinder soweit wie möglich generell aus den Konflikten der Eltern herauszuhalten.

Wichtig für das Gelingen einer neuen Paarbeziehung und von Patchworkfamilien ist, dass der Partner sich nicht zwischen seinen

Kindern und dem neuen Partner entscheiden muss, sondern beides haben darf.

Auch muss der woanders lebende *andere Elternteil* und frühere (Ehe-)Partner *Zugang zu seinen Kindern* haben.

Des Weiteren ist es vorteilhaft für alle, wenn die neuen Partner ihre *Rollen neu definieren* und klären, wer für die Erziehung, wer für die Versorgung und wer für den Erwerb etc. zuständig ist.

12 Unbekannte Eltern(-Teile) und Adoptivfamilien

Die Eltern bzw. einen Elternteil nicht zu kennen, kann zur Folge haben, ein Leben lang »auf der Suche« zu sein – im wörtlichen, aber auch im metaphorischen Sinne.

Ich habe immer wieder gesehen, dass sich unbekannte Eltern(-Teile) z. B. in wechselnden problematischen Partnerschaften mit ähnlichen Mustern widerspiegeln. So gerieten Patientinnen mit nicht bekannten Vätern in unbewusster Suche an Männer, die typischerweise »nicht frei waren, sich nicht richtig einlassen oder für sie da sein konnten bzw. wollten und sie letztendlich doch wieder im Stich ließen«, – als wenn anhand dieser Erfahrungen der eigentliche Verlust stellvertretend immer wieder reinszeniert würde. Fehlende Elternteile können entsprechend auch bei Männern und in anderer Form zum Ausdruck kommen.

Noch vor einigen Jahrzehnten riet man Eltern, ihren Adoptivkindern oder Kindern, die durch künstliche Befruchtung/Samenspende entstanden waren (früher »Retortenbabys«, heute »Wunschkinder« genannt), lieber nichts über ihre Herkunft bzw. Entstehungsweise zu sagen, weil die Meinung vorherrschte, dass es besser für die Kinder sei und das Wissen darum nicht wichtig.

Mittlerweile weiß man, dass es bedeutsam ist, möglichst viel über die eigene Herkunft zu erfahren. So hat sich auch die Rechtslage geändert: 1989 hat das Bundesverfassungsgericht entschieden, dass es ein Recht auf die Kenntnis der eigenen Abstammung, der genetischen Herkunft gibt (Hildenbrand 2014).

Auch bekommen *leibliche Eltern* immer mehr Rechte, wie z. B. ein privater Samenspender, der trotz Einwilligung zur Adoption Anspruch auf Umgang mit seinem leiblichen Kind haben kann (Wortmann 2021).

Das Thema Adoptionen (Haury et al. 2020) und »unbekannte Eltern« ist vielschichtig. Es kann sich dabei um gänzlich unbekannte Eltern handeln. Es ist aber auch möglich, dass nur ein Elternteilteil, der Vater, nicht bekannt ist, wie z. B. bei *heterologen* Samenspenden, wenn die Herkunft anonymisiert ist. Bei *homologen* Samenspenden durch den Samen eines Ehe-/Lebenspartners ist der Vater dagegen bekannt.

Besonders kompliziert wird es, wenn mehrere Frauen auf dem Weg bis zur Geburt eines Kindes beteiligt sind. So gibt es »Spenderfrauen«, denen die Eizellen entnommen werden, »Leihmütter«, die die befruchteten Eizellen implantiert bekommen und austragen (im Amerikanischen: *rent a womb = (etwa) »miete dir eine Gebärmutter«*), und Frauen, die das Kind direkt nach der Geburt von der Leihmutter übernehmen und aufziehen. So kann ein Mensch wie in diesem Beispiel »drei Mütter« haben: eine *biologische* Mutter (die Spenderfrau), mit der er genetisch verwandt ist, eine *Leih*mutter (die die Schwangerschaft übernimmt) und eine *soziale* Mutter (die das Kind aufzieht). Die langfristigen Auswirkungen dieser Thematik aus systemischer Sicht bleiben noch abzuwarten, da es bisher zu wenig Erfahrungen dazu gibt.

Es stellen sich z. B. Fragen, ob oder wie ein auf diese Weise entstandener und herangewachsener Mensch und seine Familie die Gesamtsituation auf lange Sicht verarbeiten. Inwieweit wirken sich Einflüsse, Erfahrungen etc. im Umfeld der Leihmutter zusätzlich *epigenetisch* auf das ungeborene Kind aus? Welche Folgen hat die vertraglich geregelte Verpflichtung der Leihmutter, sich nicht emotional an das in ihr wachsende Baby zu binden, für *beide* Seiten, Mutter und Kind? Es stellen sich ethische Fragen im Hinblick auf die Leihmütter, die diese Aufgabe oft unter finanziellem Druck übernehmen, das gesundheitliche Risiko (inkl. des Kaiserschnitts, der aus Gründen des Übergabe-Timings üblicherweise vorgenommen wird) allein tragen und in der Verfahrenskette die meist am geringsten Bezahlten sind.

Vorrangig ging und geht es ja um die Erfüllung des Kinderwunsches von Eltern, die keine eigenen Kinder bekommen können. Wichtig sind aber neben den angesprochenen Folgen für die beteiligten Frauen auch die möglichen Auswirkungen auf die durch Samen spenden entstandenen »Spenderkinder«.

Es stellen sich weitere Fragen:

Wie wirken sich überzählige/nicht implantierte/in der Frühschwangerschaft verstorbene Embryonen aus? In Aufstellungen sehen wir, dass diese verloren gegangenen Geschwisterkinder durchaus symptomauslösende Wirkungen auf die (Über-)Lebenden ausüben können.

Was macht es mit einem Menschen, der drei verschiedene Frauen als »Mutter« hat? Wie kann er seinem Wunsch nachkommen, jemals seine biologische Mutter kennenzulernen? Wie verarbeitet er es, wenn er erst später, evtl. durch Zufall, von seiner Entstehungsweise erfährt?

Wie wirken sich eventuelle unbekannte Halbgeschwister aus weiteren Samenspenden des gleichen biologischen »Vaters« aus? Welche

Folgen haben die angesprochenen Themen für die nächsten Generationen? Es tun sich weitere, auch rechtliche Fragen auf.

Was macht es mit Menschen, die niemals eine Chance haben werden, ihre Wurzeln herauszufinden, wie z. B. Kinder, die direkt nach der Geburt an einer »Babyklappe«[22] anonym abgegeben wurden?

All diese und weitere Fragen lassen sich im Rahmen dieses Buches nicht annähernd hinreichend diskutieren und klären. Aber sie mögen dazu beitragen, vor entsprechenden Entscheidungen und auch bei der systemischen Arbeit die möglichen Auswirkungen mit in Betracht zu ziehen.

In diesem Kapitel möchte ich aus dem Spektrum »unbekannte Eltern(-Teile)« die Adoptivfamilien in den Blick nehmen und mich dabei auf das konzentrieren, was aus *systemisch-familienbiografischer* Sicht und meiner Erfahrung nach zu deren Gelingen beitragen kann.

Laut Pressemeldung des Statistischen Bundesamtes[23] war im Jahr 2020 mit 48 % fast jedes Zweite aller 3.774 Adoptivkinder im Säuglings- oder Kleinkindalter, also unter 3 Jahre alt. Der Trend zu mehr Adoptionen im Säuglings- und Kleinkindalter hält an, v. a. bei Stiefvätern und -müttern (also den neuen [Ehe-]Partnern der leiblichen Eltern). Internationale Adoptionen gehen weiter zurück.

In meiner Praxis hatte ich bisher meistens mit Menschen zu tun, die adoptiert worden waren (Adoptivkindern), *oder* mit Eltern (insbesondere Müttern), die ein Kind adoptiert hatten. Seltener suchten Adoptiveltern und -kinder gemeinsam oder gleichzeitig meinen Rat. Auch habe ich nur vereinzelt Patienten gesehen, die ein Kind abgegeben haben.

12.1 Adoptivfamilien aus der Sicht der Adoptiv*eltern*

Es ist interessant, sich anzuschauen, wer ein Kind adoptieren möchte und welche systemischen Hintergründe dafür eine Rolle spielen kön-

22 Eine »Babyklappe«, auch Babynest, Babykörbchen, Babyfenster oder Drehlade (italienisch *torno*) genannt, ist eine Vorrichtung, mit der Neugeborene anonym bei einer Institution abgegeben werden können. Nach Darstellung der betreibenden Einrichtungen ist es deren Ziel, Aussetzungen oder Tötungen Neugeborener zu verhindern. Babyklappen sind rechtlich wie moralisch und bezüglich ihres Nutzens umstritten (vgl. https://de.wikipedia.org/wiki/Babyklappe) [23.9.2022].

23 Statistisches Bundesamt: »Zahl der adoptierten Kinder in Deutschland«. Pressemitteilung 316 vom 5.7.2021. Verfügbar unter: https://www.destatis.de/DE/Presse/Pressemitteilungen/2021/07/PD21_316_22.html [6.2.2022].

nen. Welche Zusammenhänge die Erfüllung eines *Kinderwunsches* aus systemisch-familienbiografischer Sicht verhindern können, habe ich bereits früher dargestellt (s. Kapitel 10).

Folgende Hintergründe können für die Entscheidung zur Adoption eine Rolle spielen:

- Ein Paar bekommt aus verschiedenen Gründen kein eigenes Kind und möchte daher mit einem Adoptivkind eine Familie gründen.
- Das durchschnittliche Alter bei der ersten Geburt hat sich in den letzten Jahren auf weit über 30 Jahre erhöht, sodass aus biologischen Gründen die Konzeption (das Eintreten einer Schwangerschaft) erschwert oder sogar verhindert sein kann. Das Anerkennen der natürlichen Grenzen fällt manchmal schwer, sodass dann ein Adoptivkind das nicht erschienene eigene Kind ersetzen soll.
- In Stellvertretung zu einer Frau im System, die ein Kind weggegeben hat, findet jetzt der (unbewusste) Ausgleich dafür statt, indem ein Kind »an Kindes statt« aufgenommen (adoptiert) wird.
- In Stellvertretung zu verloren gegangenen Kindern im System wie früh gestorbenen oder verschwiegenen (außerehelichen) Kindern »muss« ein Adoptivkind diese Lücke schließen.
- Die (unbewusste) »Loyalität« zu einer kinderlosen Vorfahrin oder einer vorherigen Partnerin des Mannes kann eine Rolle spielen und der damit verbundene (unbewusste) »Verzicht« auf leibliche Kinder; der dennoch verbliebene Kinderwunsch führt zur Entscheidung für eine Adoption.
- Eine Frau bzw. ein Paar hatte eine oder mehrere Abtreibungen, bekommt (infolgedessen) keine eigenen Kinder mehr und möchte daher einem anderen Kind (bzw. mehreren Kindern) eine Chance auf ein (gutes) Leben geben. Manchmal wird dieser Schritt von den betreffenden Personen sogar auch zahlenmäßig als »Ausgleich« für die Abtreibungen gesehen.
- Ein Beweggrund für eine Adoption mag sein, einem Waisenkind aus einem anderen Land bessere Bedingungen und eine neue Familie bieten zu wollen. Dies können beispielsweise Kinder sein, die in Naturkatastrophen, Kriegen oder auf der Flucht ihre Eltern verloren haben bzw. aus Armutsgründen von ihren Eltern abgegeben wurden.

- Wenn ein Geschwister einer Adoptivmutter/eines Adoptivvaters durch Fehlgeburt/Abtreibung oder einen frühen Tod nach der Geburt verloren gegangen ist und ein eigener Kinderwunsch nicht in Erfüllung geht, kann es sein, dass ein Adoptivkind zum Stellvertreter dieses Geschwisters wird. Das kann bedeuten, dass die Adoptiveltern in dem adoptierten Kind (jeweils) ein Geschwister suchen und die Fürsorge, die sie dem Geschwister nicht entgegenbringen konnten, stellvertretend an dem Adoptivkind ausleben.
- Bei dem Verlust eines Geschwisters sind auch die eigenen Eltern betroffen, die dieses Kind ebenfalls verloren haben. So kann eine Adoption, verbunden mit der Möglichkeit, sich um ein Kind zu kümmern, auch in Stellvertretung der Eltern geschehen, denen diese Möglichkeit durch den Tod des Kindes versagt war.

Wichtig ist m. E., dass sich die Adoptiveltern im *Vorfeld* einer Adoption dieser und anderer möglicher systemischer Zusammenhänge im jeweils eigenen Herkunfts- und Gegenwartssystem bewusst werden. Ansonsten ist die Wahrscheinlichkeit groß, dass ein Adoptivkind zum Stellvertreter von Schicksalen und ungelebten Leben im System der Adoptiveltern wird und ein gutes Gelingen der Adoptivfamilie allein dadurch erschwert wird. Des Weiteren ist es ratsam, dass die Adoptiveltern – möglichst vor der Adoption – den unerfüllt gebliebenen Wunsch nach einem eigenen Kind *betrauern*, um frei zu werden für ein angenommenes Kind und dieses damit zu entlasten.

Wie können Adoptionen gelingen?

Für das Gelingen einer Adoption sind unter anderem folgende Faktoren aus der Sicht der Eltern relevant (modifiziert nach Bourquin 2007):

- Die Entscheidung für eine Adoption ist verbindlich und unabänderlich, es gibt keine Probezeit und kein Zurück – im Gegensatz zur Pflegschaft.
- Man sollte sich darüber im Klaren sein, dass sich in den Eigenschaften und Verhaltensweisen des adoptierten Kindes nicht nur *genetisch* festgelegte Dinge der leiblichen Eltern zeigen, sondern es können über *epigenetische* Mechanismen die Lebensweise, Erfahrungen bis hin zu (nicht verarbeiteten) Traumata

der Vorfahren der leiblichen Eltern im Leben des Adoptivkindes zum Ausdruck kommen. Dies kann möglicherweise die eine oder andere ansonsten nicht zuzuordnende »Überraschung« oder »erziehungsresistente« Verhaltensweise erklären.

- Es ist gut, wenn sich die Adoptiveltern immer wieder vergegenwärtigen, dass nicht sie, sondern ein anderes Paar die *leiblichen* Eltern dieses Kindes sind.
- Die (meist) unbekannten leiblichen Eltern des Kindes sollten nicht verschwiegen, ignoriert, entwertet, verurteilt oder mitleidig betrachtet werden, sondern einen guten Platz bekommen. Sie dürfen für das Kind *zusätzlich* zu den Adoptiveltern existieren mit möglichst unterschiedlichen Namen, z. B. »Mutter und Vater« *und* »Mama und Papa«. Besonders wichtig ist, dass die Adoptiveltern die leiblichen Eltern achten und sich nicht dem Kind gegenüber als die »besseren« Eltern präsentieren.
- Es ist darüber hinaus wichtig, darauf zu achten – insbesondere bei der Adoption eines Kindes aus einem anderen Herkunftsland –, auch dessen Kultur, Sprache und Religion lebendig zu halten.

12.2 Adoptivfamilien aus der Sicht der Adoptiv*kinder*

Es gibt viele, v. a. ältere Adoptivkinder, denen es nicht (mehr) möglich ist, die Identität bzw. Details aus dem Leben ihrer leiblichen Eltern herauszufinden. Wie schon eingangs erwähnt, gibt es heute ein Recht darauf, seine genetische Herkunft zu erfahren. Einige Menschen machen davon Gebrauch, aber ich kenne adoptierte Personen, die »keine schlafenden Hunde wecken« oder ihre Adoptiveltern, zu denen sie ein gutes Verhältnis haben, nicht enttäuschen möchten und daher auf die Recherche verzichten. Ich habe auch von der Rücksichtnahme gehört, das (Familien-)Leben der biologischen Eltern/eines biologischen Elternteils mit seinem (plötzlichen) Auftauchen als leibliches Kind nicht durcheinander bringen zu wollen.

Der Wunsch nach mehr Kenntnis über die eigenen Vorfahren wird oft relevanter, wenn eigene Kinder ins Leben treten. Es ist heilsam, wenn man zumindest ein wenig zu seiner Herkunft erfahren und dies auch an die nächste Generation weitergeben kann: Dadurch kommt etwas in Ordnung und zur Ruhe und stellt Verbindung her.

Hilfreiches und Heilsames für adoptierte Kinder:

- Es ist gut, wenn das adoptierte Kind schon früh erfährt, dass es andere leibliche Eltern hat. Es ist sicher keine leichte Aufgabe, einen günstigen Zeitpunkt dafür zu finden. Wenn dies erst später im Leben – womöglich auch aus guter Absicht der Adoptiveltern heraus – geschieht, kann sich eine solche »Offenbarung« durchaus traumatisch auswirken. Dies ist insbesondere dann wahrscheinlich, wenn ein Adoptivkind später vielleicht sogar zufällig, über andere Leute oder Dokumente (z. B. im Rahmen einer geplanten Hochzeit), seine Adoption herausfindet. Dann hinterlässt das meistens einen nicht mehr zu kittenden Vertrauensverlust gegenüber den Adoptiveltern.
- Heilsam ist es auch, sich als adoptiertes Kind klarzumachen, dass es sich kein Elternpaar/keine Mutter leicht macht, ein Kind abzugeben und das Kind damit zu verlassen. Immerhin wurde keine Abtreibung als Alternative vorgenommen, sondern das Kind hat auf diese Weise eine Chance zum Leben bekommen.
- Meist sind die Auslöser für die Freigabe zur Adoption äußere Umstände, wie beispielsweise früher Tod der leiblichen Eltern, (finanzielle) Notsituationen, Druck von außen durch die Familie, Kirche und Gesellschaft oder Entscheidungen von Behörden (nach Misshandlung, Vernachlässigung oder Drogenabhängigkeit).
- Auch Schicksalsbindungen zu Personen im System, die ein Kind weggeben mussten, können (Generationen) später erneut zu einer Abgabe eines Kindes führen. Meiner Erfahrung nach ist der Grund selten die Ablehnung des Kindes als solches (Ausnahme z. B. nach einer Vergewaltigung). Meist denken vor allem die Mütter ein Leben lang an ihr zur Adoption freigegebenes Kind, zählen die Jahre mit und leiden mehr oder weniger offen darunter, es nicht aufwachsen zu sehen.
- Falls das Adoptivkind aus einem anderen Land kommt bzw. eine andere Nationalität hat, trägt es zu einer guten Entwicklung bei, wenn dessen Ursprungsland mit Menschen, Kultur und Geschichte und sein möglicherweise äußerliches Anderssein gewürdigt werden.

Es gibt auch Alternativen zu einer Adoption aus systemischer Sicht, die nicht immer in Betracht gezogen werden. Das Kind könnte z. B.

- beim leiblichen Vater oder
- bei einem Familienangehörigen der leiblichen Eltern (Tante, Onkel, Großmutter, Großvater etc.) aufwachsen
- in eine dauerhafte Pflegschaft gegeben werden, da diese rückgängig gemacht werden kann, oder
- in dem Herkunftsland seiner Eltern bzw. Verwandten heranwachsen.

In Aufstellungen wird deutlich, dass sich das adoptierte Kind oft zwischen zwei Welten hin- und hergerissen fühlt: Einerseits empfindet es Trauer über den Verlust der leiblichen Eltern und Wut darüber, dass es abgegeben worden ist. Gleichzeitig sehnt es sich aber nach ihnen und kann so – noch im Alten gefangen – im Hier und Jetzt nicht glücklich sein. Manchmal zeigt es Verhaltensweisen, die wieder dazu führen, dass es abgelehnt wird. So wiederholt es (unbewusst) die frühe Erfahrung und bekommt damit eine »Erklärung« dafür, warum es abgegeben wurde. Oft wirkt auch hier das Gefühl, »dass es mir nicht besser gehen darf als meinen Eltern«. Dies hindert daran, das Leben in aller Fülle und Freude anzunehmen. Häufig braucht es dafür von den leiblichen Eltern, den Adoptiveltern oder einer anderen wichtigen Bezugsperson die Erlaubnis, die beispielsweise in Aufstellungen wirksam gegeben werden kann.

Insgesamt stellt sich die Frage – insbesondere wenn Probleme oder Symptome bei einem adoptierten Menschen auftreten –, ob diese auch im Zusammenhang mit übernommenen Stellvertretungsaufgaben im System der *leiblichen* Eltern stehen können.

Dass eine transgenerationale Weitergabe von Erfahrungen u. a. auch bei unbekannten biologischen Eltern stattfindet, lässt sich zumindest teilweise über epigenetische Mechanismen erklären. So kann manchmal noch nachträglich nachgewiesen werden, dass eine adoptierte Person ähnliche Verhaltensweisen, Aspekte, Symptome etc. wie die biologischen Eltern aufweist bzw. in genau demselben Alter wie ein leiblicher Vorfahre das Gleiche oder ein ähnliches Schicksal erfahren hat.

Des Weiteren kommt die Frage auf, ob Adoptivkinder im System der *Adoptiveltern*, also für nicht leiblich verwandte Personen, Stellvertretungsaufgaben übernehmen und auch dort Lücken füllen oder Bedürftigkeiten stillen können oder müssen.

An dieser Stelle möchte ich noch anmerken, dass hier auch dem Thema »Adoptionen aus Sicht der *abgebenden Eltern*« ein Platz zustehen würde, macht es sich doch niemand leicht, sein Kind wegzugeben. In meiner Praxis konnte ich dazu allerdings keine nennenswerten – insbesondere systemischen – Erfahrungen sammeln, da die Betroffenen meist von anderen Institutionen betreut werden.

Zum Schluss möchte ich eine bemerkenswerte Begegnung weitergeben, die eine adoptierte Patientin während der Genogrammarbeit erlebte.

Fallbeispiel: Kaum zu glauben

Eine adoptierte Patientin aus dem Rheinland fuhr im Rahmen ihrer Recherche möglicher Familiendaten für die Genogrammarbeit in die Heimat (Sachsen) der ihr unbekannten leiblichen Mutter. Sie hatte ansonsten keine weiteren Informationen zu ihrer Herkunftsfamilie und wusste nur, dass »irgendwo noch Halbgeschwister existieren müssen«. Während dieser Reise ging sie in eine Disco, wo sie von einem fremden Mann angesprochen wurde, »weil sie seiner Mutter in jungen Jahren so ähnlich sehe«. Daraufhin zeigte er ihr ein Foto einer Frau, die die gleiche Figur, den gleichen Haarschnitt und Kleidungsstil wie die Patientin hatte. Des Weiteren sagte der Mann zu ihr, dass auch die Mimik, Gestik, Stimme, Art und Weise, wie sie sich bewegte, seiner Mutter verblüffend ähnlich sei. Im Verlaufe des Gesprächs stellte sich heraus, dass es sich tatsächlich um die gemeinsame leibliche Mutter handelte und die Patientin auf diese unglaubliche Weise ihrem Halbbruder begegnet ist. Dieser war bei der Mutter aufgewachsen, lebte in deren Nähe und konnte danach für die Patientin den Kontakt zu dieser, ihrer leiblichen Mutter, und noch zu weiteren Halbgeschwistern herstellen.

13 Symptome in Stellvertretung

Auch bei Symptomen, Krankheiten und anderen Phänomenen, die mit (mangelnder oder wiederherzustellender) Gesundheit zu tun haben, lassen sich oft Zusammenhänge im Sinne von übernommenen Schicksalsbindungen bzw. Stellvertretungsaufgaben im Familiensystem finden. Gerade im Gesundheitsbereich gibt es mittlerweile langjährige Erfahrungen v. a. mit verschiedenen Formen der systemischen Diagnostik und Therapie, die in reichhaltiger Auswahl in der Literatur beschrieben sind.[24]

In meiner über 30-jährigen Tätigkeit als Ärztin habe ich zunächst Patienten mit Symptomen und Krankheiten allgemeinmedizinisch behandelt. Später verlagerte sich mein Praxisschwerpunkt auf die systemische Arbeit, weil diese sich als überaus effektiv erwies und überraschende, schulmedizinisch oft nicht erklärbare Genesungen stattfanden, die teilweise fast wie »Wunderheilungen« erschienen. Dennoch finde ich es wichtig, dass ein Patient, insbesondere wenn er sich mit körperlichen oder psychischen Symptomen vorstellt, diese vor der systemischen Weiterbehandlung schulmedizinisch abgeklärt hat.

> Ich erinnere mich an eine Patientin, die sich wegen ihrer schon länger anhaltenden Depressionen vorstellte, aber noch keine medizinischen Voruntersuchungen hatte durchführen lassen. Nachdem ich ihr im Vorgespräch nahelegte, diese nachzuholen, stellte sich im Anschluss daran heraus, dass sie eine organische Erkrankung hatte, die schon anhand der Blutwerte sichtbar und für ihre Depressionen mitverantwortlich war und somit schulmedizinisch behandelt werden musste.

Symptome und Erkrankungen sind und verlaufen individuell unterschiedlich. Dennoch gibt es typische und häufig anzutreffende Dynamiken und Stellvertretungen, wie ich anhand von akribischen Dokumentationen der Gespräche, Genogramm- und Aufstellungsarbeiten

---

24 Siehe zum Beispiel: Becker, Hawellek u. Zwicker-Pelzer (2018); Hausner (2017); Kutschera u. Brugger (2020); Lieben u. Renoldner (2011); McDaniel, Hepworth u. Doherty (1997); Ruppert (2013); Schäfer (2012a, 2012b); Sparrer (2010, 2016, 2021); Simon (2012c); Stierlin u. Grossarth-Maticek (2006); Wagner, Henz u. Kilian (2016); Weber (2017, 2000); Weber u. Schmidt (2016); Wühr (2011); Schneider (2021, 2016); Steiner (2019).

in den Patientenakten über die Jahre feststellen konnte.[25] Weitere Patientenaufstellungen zu diesem Thema wurden bereits in diesem Buch angesprochen und folgen im weiteren Verlauf.

Da die Begriffe Symptom, Krankheit und Gesundheit auch im Zusammenhang mit der Genogramm- und Aufstellungsarbeit häufig zur Sprache kommen, möchte ich kurz auf sie eingehen. Zunächst geht es um entsprechende Beschreibungen aus schulmedizinischer Sicht, die gefolgt werden von einer Darstellung aus systemischem Blickwinkel.

13.1 Symptome und Krankheiten aus *schulmedizinischer* Sicht

In der Schulmedizin werden Symptome und Krankheiten oft als etwas »Negatives« betrachtet, das behandelt werden muss. Dabei geht es meistens darum, bei der betroffenen Person etwas »wegzumachen«, »zu beseitigen«, beispielsweise den hohen Blutdruck, die erhöhten Fettwerte, das Übergewicht, erkrankte Organe. Es wird also im Sinne einer »Von-weg-Strategie« gedacht und agiert und damit häufig nur symptomatisch, nicht kausal angesetzt. Auch die Sprache ist oft martialisch, man hört: »das Symptom/die Krankheit *als Feind bekämpfen, besiegen, kleinkriegen*« etc. Oft wird nur das Individuum mit seinen medizinischen Problemen gesehen, losgelöst aus seinem biopsychosozialen und systemischen Kontext.

Folgende Definitionen finden sich in der Schulmedizin:

Symptom

Symptome sind Erscheinungen, die (oft) zusammen mit einer Erkrankung auftreten. Sie werden klassifiziert und entweder subjektiv von einem Patienten oder als klinisches Zeichen objektiv von einem Arzt oder Therapeuten wahrgenommen. Man kann zwischen *somatischen* Symptomen wie Hypertonie (hoher Blutdruck), Gewichtsabnahme oder Dysurie (Schmerzen beim Wasserlassen) und *psychopathologischen* Symptomen wie depressiver Verstimmung, Antriebsstörungen, Aufmerksamkeits- und Gedächtnisstörungen etc. unterscheiden.

Eine *Symptomatik* stellt die Gesamtheit der Symptome dar (Symptomenkomplex), die zur Krankheit des Patienten gehören.[26]

25 Für Beispiele in einführender Form siehe Hickey (2005, 2006a, 2016a, 2016b, 2017a, 2017b, 2018c).

26 Vgl. Pschyrembel Online, Berlin (de Gruyter). Verfügbar unter: https://www.pschyrembel.de/ [6.2.2022].

Krankheit

Eine Krankheit ist eine

> »Störung der Lebensvorgänge in Organen oder im gesamten Organismus mit der Folge von subjektiv empfundenen und/oder objektiv feststellbaren körperlichen, geistigen oder seelischen Veränderungen. Krankheit wird von der *Befindlichkeitsstörung* ohne objektivierbare medizinische Ursache abgegrenzt.«[27]

Ein Beispiel für die Unterscheidung von Symptom versus Krankheit

Am Beispiel »Bluthochdruck« (Hypertonie) sollen die eben angesprochenen Begriffe »Symptom« und »Krankheit« praxisbezogen verdeutlicht und differenziert werden:

Einen hohen Blutdruck (= ein *Symptom*) merkt man selbst (zunächst) oft nicht – im Gegenteil, manche Menschen fühlen sich mit einem erhöhten Blutdruck leistungsfähiger, vor allem, wenn der Körper sich schon daran gewöhnt hat. Oft wird ein erhöhter oder hoher Blutdruck erst als Zufallsbefund festgestellt (= objektives Symptom/klinisches Zeichen) bei einer Blutdruckmessung beim Arzt oder beispielsweise bei der Abklärung von Kopfschmerzen oder anderen Symptomen.

Nicht therapiert schädigt erhöhter Blutdruck auf Dauer die Gefäße und kann irreparable Schäden an Augen, Nieren, Herz, Hirngefäßen etc. verursachen. Bedingt durch die zunehmende Verkalkung der Gefäße (Arteriosklerose), des Zerreißens (Ruptur) oder der Bildung von Blutgerinnseln (Thromben) als Reaktion auf den hohen Blutdruck können dann *Krankheiten* entstehen, wie Erblinden, eingeschränkte Nierenfunktion (Niereninsuffizienz), Herzinfarkt oder Schlaganfall etc. mit den entsprechenden und bekannten Folgen.

Aus schulmedizinischer Sicht gibt es Dispositionen, die die Entstehung eines erhöhten oder hohen Blutdrucks, das heißt das Überschreiten einer festgelegten Norm für »normale« Blutdruckwerte, begünstigen. Diese können Übergewicht, Rauchen, Bewegungsmangel, zu viel Alkohol, aber auch Stress sein. Das Bestreben ist, diese negativen Einflüsse – wenn nötig auch medikamentös – zu beseitigen.

27 Vgl. Pschyrembel Online, Berlin (de Gruyter). Verfügbar unter: https://www.pschyrembel.de/ [6.2.2022].

Es gibt allerdings Menschen, bei denen sich der erhöhte Druck trotz aller medizinischen Abklärungen, Vorkehrungen und Maßnahmen nur schwierig senken lässt. Spätestens an dieser Stelle bietet es sich an zu fragen, welcher »Druck« sich auf der Ebene des Blutdrucks manifestiert haben könnte bzw. welche unerledigten Themen im System hier zum Aus*druck* kommen wollen.

Gesundheit

Gesundheit ist nach der WHO-Definition ein

> »Zustand des vollständigen körperlichen, geistigen und sozialen Wohlergehens und nicht nur das Fehlen von Krankheit oder Gebrechen«.[28]

Es gibt verschiedene Definitionen von Gesundheit, die hier nicht weiter angesprochen werden können.

Patient

Ein Patient ist eine

> »im engeren Sinn an einer Erkrankung bzw. an Krankheitssymptomen leidende Person, die medizinisch behandelt wird, im weiteren Sinn auch eine gesunde Person, die Einrichtungen des Gesundheitswesens zur Diagnose oder Therapie in Anspruch nimmt.«[29]

13.2 Symptome und Krankheiten aus *systemischer* Sicht

Der lösungsfokussierte systemische Ansatz betrachtet ein Symptom oder eine Krankheit in erweiterter Form und eher im positiven Sinne als »Sprache des Körpers und der Psyche« mit einer Funktion und Botschaft, die es zu entschlüsseln und in einem größeren Kontext – insbesondere auch dem des Familiensystems – zu verstehen gilt. Dabei wird ein Vorgehen angestrebt, das sich »auf etwas zu« bewegt, auf Ressourcen, motivierende Ziele des Betroffenen und den »Gewinn von etwas«, wie Selbstkompetenz, Selbstwirksamkeit und eine gesunde körperliche und geistige Verfassung und Lebensqualität.

---

28 Verfügbar unter: https://fedlex.data.admin.ch/filestore/fedlex.data.admin.ch/eli/cc/1948/1015_1002_976/20140508/de/pdf-a/fedlex-data-admin-ch-eli-cc-1948-1015_1002_976-20140508-de-pdf-a.pdf [7.7.2022].

29 Vgl. Pschyrembel Online, Berlin (de Gruyter). Verfügbar unter: https://www.pschyrembel.de/ [6.2.2022].

Symptome, Krankheiten oder als »symptomatisch« erklärte Verhaltensweisen werden hier nicht nur als Zeichen einer individuellen körperlichen oder psychischen Pathologie gesehen, sondern auch z. B. als Ausdruck dysfunktionaler *familiärer* Kommunikationsmuster oder anderer, vielfältiger Auslöser (Retzlaff 2021, S. 47–77; Simon 2012a). Darüberhinaus fallen sie auch im Sinne von übernommenen Stellvertretungsaufgaben im System auf. Somit ist das als »Patient« identifizierte Familienmitglied lediglich als *Träger des Symptoms* eines anderen Problems zu sehen (Simon 2012b, S. 406–408; Hickey 2018c).

Diese Betrachtungsweise kann erklären, warum professionelle schulmedizinische, psychotherapeutische oder andere Verfahren, die den Patienten »nur« als Individuum behandeln bzw. sein Verhalten in Bezug auf sein Problem untersuchen, oft nicht in der Lage sind, die Symptome zu mildern bzw. Heilungsprozesse anzustoßen. Vielmehr kommt der Patient dann in die missliche Lage, eine »Krankheit ohne Grund« (Wagner 2020, S. 70) zu haben, als »therapieresistent«, »non-compliant« (dt. etwa: »den Anweisungen des Arztes/Therapeuten nicht folgend«) oder »nicht mehr behandelbar« zu gelten bzw. als »im Widerstand« oder sogar als »persönlichkeitsgestört« eingestuft zu werden (Wagner, Henz u. Kilian 2016, S. 32–53).

Daher lohnt es sich spätestens dann, wenn bei einem Patienten schon erfolglos »klassische« Therapien angewandt worden sind, ihn und »sein« Symptom aus systemischer Sicht anzuschauen. Dieses kann auch infolge unbewältigter leidvoller Einschnitte in seinem eigenen Leben oder im Familiensystem entstanden sein und erfordert es, die Symptomatik bzw. Problematik in einem größeren Rahmen, insbesondere transgenerational, zu betrachten.[30] Erfahrungsgemäß können dann interne und externe Veränderungen des Individuums auch positive Auswirkungen auf andere Therapieformen und auf sein gesamtes System haben.

Als Konsequenz daraus bewährt es sich, in der Beratung und Therapie nicht nur die allgemein üblichen individuellen Erklärungen und Begründungen des Patienten für die Entstehung und daraus

30 Dies gilt z. B. für das »gebrochene Herz« (= Broken-Heart-Syndrom oder Stresskardiomyopathie), das durch starken Stress wie durch Verluste (im Krieg) ausgelöst werden und in Stellvertretung auch noch in späteren Generationen »unerklärliche« Herzsymptome hervorrufen kann. Das »gebrochene Herz« gilt erst seit Beginn der 1990er-Jahre als eigenständige Erkrankung. Interessanterweise reagieren Frauen und Männer unterschiedlich darauf (ÄrzteZeitung, 6.6.2017).

abgeleiteten Behandlungsweisen des Symptoms einzubeziehen. Sondern es gilt, die Aufmerksamkeit insbesondere auf die *Funktion* eines Symptoms und des Symptomträgers in seinem System zu richten. Folgende hypothetische Fragen können dabei behilflich sein (modifiziert nach Simon 2012b, S. 408):

- Welche *positive Funktion* könnte das Symptom haben?
- Was würde sich (für wen) *ändern*, wenn das Symptom plötzlich weg wäre?
- *Wer* könnte es möglicherweise *stattdessen* bekommen?
- *Wie* würden sich X oder Y *verhalten, wenn* bewiesen würde, dass das *Symptomverhalten nicht Ausdruck einer Krankheit* ist/nicht willentlich beeinflussbar ist?
- Was würde passieren, *wenn nichts passiert* und die Therapie keinen bzw. nicht den gewünschten Erfolg hat?

Ein konkretes Beispiel für ein Symptom ist der »Schmerz«. Auch hier ist zu dessen Erkundung die transgenerationale Biografiearbeit wichtig (Uhrig 2012). Hilfreiche Fragen sind:

- Um welche Schmerzen geht es genau?
- Wann traten diese zum ersten Mal auf?
- Gibt es in der Familie jemanden, der häufig (oder) chronische Schmerzen hat(te)? Waren es dieselben oder andere Schmerzen?
- Wie wurde in der Familie mit Schmerzen umgegangen (z. B. Eltern, Großeltern)?
- Welche Ressourcen stehen bzw. standen früher im Umgang mit den Schmerzen zur Verfügung?

Es geht hier vor allem darum, die allgemein akzeptierten Erklärungen zu hinterfragen und aufzulösen (»Dekonstruktion«, vgl. Simon u. Weber 2004), um durch Umdeutungen dem Symptom einen neuen Sinn zu geben und Raum für andere Zusammenhänge sowie alternative, konstruktive Wahl- und Handlungsmöglichkeiten zu eröffnen.

Erstrebenswert ist das synergistische Zusammenwirken von schulmedizinischen und systemischen Methoden – zum Wohle des Patienten.

13.3 Kinder als Symptomträger

Kinder werden häufig zu »Symptomträgern« für das, was bei den Erwachsenen klärungs- bzw. behandlungsbedürftig (geblieben) ist (Hanswille 2016; Hickey 2006b; Retzlaff 2019). So wird oft über Jahre versucht, ein Kind und dessen Verhaltensauffälligkeiten sowie andere dieses selbst und die Umgebung belastende Probleme und Symptome (auch medikamentös) zu behandeln, statt bei den Eltern und deren jeweiligen Vorgeschichten und Herkunftsfamilien zu schauen, welche Konflikte oder ungelösten und unbetrauerten Themen transgenerational und symptomauslösend bis zu dem Kind weitergewirkt haben könnten.

Ich habe oft gesehen, dass die Symptomatik bei einem Kind völlig verschwand, nachdem die Eltern – meist in Abwesenheit und ohne Wissen des Kindes – das jeweilige Problem *systemisch-familienbiografisch* und häufig auch mit anschließenden Aufstellungen bearbeitet hatten.

Folgende Beispiele seien hier stellvertretend für viele andere angeführt:

1. Fallbeispiel: ADHS eines zehnjährigen Jungen

Die Mutter eines zehnjährigen Jungen kam wegen seiner ADHS in meine Praxis. Diese habe begonnen, als ihr Sohn, der jüngere von zwei Söhnen, sechs Jahre alt war. Er gehe nicht gerne in die Schule, habe keinen Ehrgeiz und auch an anderen Dingen keine Freude, könne seine Konzentration nicht über längere Zeit aufrechterhalten, sei unaufmerksam und impulsiv und mache seine Hausaufgaben nicht. Im Wesentlichen interessiere er sich nur für die Pausen.

Seit vier Jahren seien verschiedene Therapieversuche erfolglos durchgeführt worden. Jetzt hoffe sie auf Lösungen mit dem systemischen Ansatz.

Ohne viel Hintergrundwissen zu haben, lohnt es sich schon an dieser Stelle nachzufragen:

Warum begann bei diesem Sohn die ADHS *gerade im Alter* von sechs Jahren?

Als zweiter Sohn (in diesem Fall ohne Schwester) übernimmt er typischerweise Stellvertretungsaufgaben auf der Ebene der Eltern. Also schließt sich die naheliegende Frage an:

Ist bei der Mutter oder dem Vater etwas im Alter von sechs Jahren passiert?

Die Mutter berichtet, dass ihr Mann (der Vater des Jungen) seinen Vater verloren hat, als er sechs Jahre alt war. Allerdings sei ihr dieser Zusammenhang bisher nie aufgefallen, insbesondere auch deswegen nicht, da in früheren Therapien nicht nach Ereignissen jenseits der Biografie ihres Sohnes gefragt worden war.

Bei der Genogrammarbeit fallen außerdem noch zwei weitere frühe Verluste im Familiensystem auf, die im Folgenden zusammengefasst sind (s. Abb. 58):

- Der Vater des Jungen verlor seinen Vater, als er sechs Jahre alt war.
- Es gab eine Fehlgeburt nach der Geburt des Jungen und
- die GMm hatte eine Fehlgeburt, die ein jüngeres Geschwister der Mutter gewesen wäre.

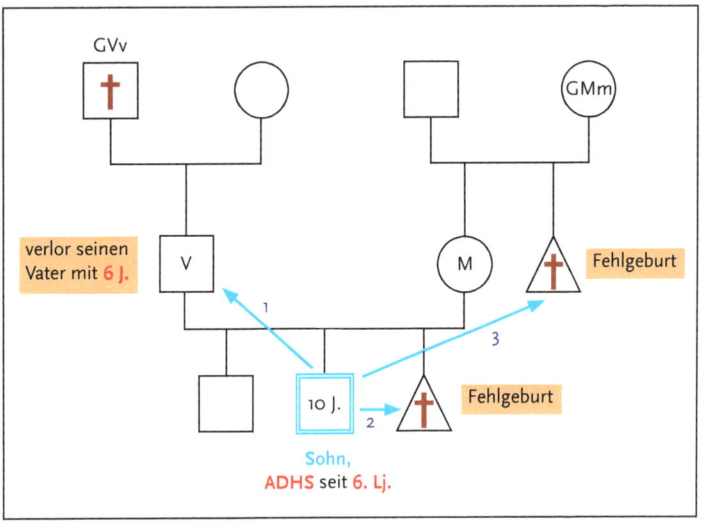

Abb. 58: Zehnjähriger Junge mit ADHS: übernommene Stellvertretungsaufgaben

Für die nachfolgende Aufstellung nennt die Mutter als Anliegen und Ziel, dass ihr Sohn mehr Freude entwickelt, sich nicht mehr selbst im Weg steht und blockiert, sondern Zugriff zu seinem Potenzial bekommt und es nutzen kann. Positive Veränderungen würde sie z. B.

daran merken, dass er gerne in die Schule geht und nicht nur die Pausen schön findet sowie seine Schularbeiten selbstständig macht.

Bei der Aufstellung im Einzelsetting, die sie für ihren Sohn (in dessen Abwesenheit) durchführte, war es notwendig, dass alle oben aufgeführten früh Verstorbenen einbezogen und stellvertretend betrauert wurden. Erst dann konnte der Junge seinen eigenen und »richtigen« zweiten Platz, in der Mitte seiner jetzt vollständigen Geschwisterreihe mit insgesamt drei Kindern, einnehmen und dort ruhig und aufmerksam stehen.

Zwei Wochen nach der Aufstellung – über die keiner in Kenntnis gesetzt worden war – schrieb mir die Mutter eine ausführliche E-Mail, in der sie die positiven Entwicklungen bei ihrem Sohn zusammenfasste: Unter anderem stellte sie fest, dass ihr Sohn jetzt viel ehrgeiziger war, dass er plötzlich Dinge erreichen wollte, gerne zur Schule ging, sich konzentrieren konnte und seine Hausaufgaben freiwillig und reibungslos machte. Besonders bemerkenswert war, dass sich das bisher pathologische EEG innerhalb der Neurofeedbacksitzungen wenige Tage nach der Aufstellung nach Aussage der begleitenden Therapeutin normalisierte. Auch das Medikament Ritalin® konnte abgesetzt werden.

Acht Monate später berichtete mir die Mutter über weitere positive Veränderungen bei ihrem Sohn: Er habe sich zwischenzeitlich in der Schule wohlgefühlt und sei sogar auf das gewünschte Gymnasium gekommen. Die eingangs beschriebenen Probleme und Blockaden seien nicht mehr aufgetreten.

2. Fallbeispiel: Ängste eines elfjährigen Mädchens

Eine Mutter stellt sich in meiner Praxis vor und möchte wissen, warum ihre jüngste Tochter (elf Jahre alt und das Dritte von drei Mädchen) so viel Angst hat: *»Angst, dass etwas passiert«*. Sie fragt immer, wohin die Eltern gehen, selbst zum Briefkasten muss die Mutter sie begleiten. Auch wenn Freunde da sind, bleibt sie nicht alleine; Übernachtungsfahrten mit der Schulklasse sind nicht möglich. Diese Ängste seien sowohl für die Tochter als auch für die Familie sehr einschränkend und belastend, zumal sie schon seit dem ca. vierten/fünften Lebensjahr bestünden. Ihre Tochter habe schon diverse Therapien hinter sich, aber nach einer zunächst leichten Besserung haben sich die Ängste immer wieder eingestellt. Hinweise für Ursachen dieser Ängste, z. B. eigene traumatische Erlebnisse, gibt es in ihrer Vorgeschichte nicht. Allerdings sind traumatische Erfahrungen in der Herkunftsfamilie bekannt.

Die Patientin möchte eine Aufstellung in der Gruppe für ihre Tochter durchführen. Sie hat ihre 80-jährige Mutter, d. h. die Großmutter mütterlicherseits (GMm) aus Sicht der Tochter, mitgebracht.

Auf die Frage, woran sie eine Verbesserung der Symptome/Ängste bei der Tochter erkennen würde, antwortet sie, dass diese dann freier wäre und z. B. alleine zu Hause bleiben oder bei der Großmutter oder ihren Freundinnen übernachten könne.

Zu Beginn werden Stellvertreter aufgestellt für:

- die Patientin = Mutter der Tochter (M)
- den Ehemann = Vater der Tochter (V)
- die jüngste Tochter, die die Ängste hat (T).

Die Eltern stehen nebeneinander (die Mutter links vom Vater) und die Tochter vor ihnen, mit Blick auf sie. Der Blick der Tochter richtet sich sofort *hinter* die Mutter. Im nächsten Schritt wird daher (zunächst verdeckt für die Gruppe und testweise) eine Stellvertreterin für die Großmutter mütterlicherseits (GMm) dazugestellt. Diese geht sofort in die Knie, legt sich zusammengekauert auf den Boden, fühlt sich »alleine und wie ein Kind, ca. fünf Jahre, im Dunkeln und wie festgenagelt«.

Als Leiterin der Aufstellung frage ich die anwesende und im Stuhlkreis sitzende Großmutter mütterlicherseits (GMm) (nicht hörbar für die Gruppe), ob sie früher etwas Schlimmes erlebt habe.

Zunächst kommen ihr mehrere Erinnerungen im Zusammenhang mit dem Krieg, aber dann – und unter heftigem Weinen – wird ihr plötzlich bewusst, dass sie »als Kind oft wegen Nichtigkeiten zur Strafe von ihrer Mutter in einen dunklen Kohlenkeller eingesperrt wurde, wo sie *total Angst* gehabt habe und stundenlang alleine gewesen sei – mit Ratten und Mäusen«. Bei Nachfrage sagt sie, dass dies über »viele Jahre, *zwischen ihrem vierten und elften Lebensjahr,*« geschehen sei!

Daher wird im nächsten Schritt eine Stellvertreterin für die Mutter der GMm (also die UGMm des elfjährigen Mädchens) und eine Repräsentantin für »ein schlimmes Ereignis« dazugestellt. Schon der Ausdruck »schlimmes Ereignis« löst bei der Stellvertreterin des Mädchens heftige Angst aus. Die Repräsentantin der GMm sagt, dass sie »*Angst hat, dass etwas passiert* – sie weiß nicht, was los ist«.

An dieser Stelle erzählt die leibhaftig anwesende GMm jetzt auch den Mitgliedern der Gruppe weinend und sehr bewegt von ihren Ängsten damals im Kohlenkeller.

Der Stellvertreterin der Mutter dieser GMm tut das sehr leid, als sie das hört – ihr ist gar nicht bewusst, dass es so schlimm war. Sie sagt ihrer Tochter, der GMm, dass sie sie liebt (dies hört die leibhaftige GMm simultan). Es kommt eine große Scham über die Mutter der GMm, dass sie ihr Kind so behandelt hat.

Die Stellvertreterin der GMm hat bis jetzt auf dem Boden gekauert und ein Teil von ihr fühlt sich »noch wie ein Kind, noch nicht richtig erwachsen«. Daher wird eine Stellvertreterin für ihr »Erwachsenen-Ich« neben sie gestellt. Die beiden Persönlichkeitsanteile – Kind-Ich und Erwachsenen-Ich – treten spontan in Kontakt, das »Kind-Ich« kann in mehreren Lösungsschritten wachsen und integriert werden. Jetzt ist die Stellvertreterin der GMm in der Lage, sich aufzurichten und sich wie eine vollständige, erwachsene Person zu fühlen.

Sie schaut ihre Enkelin an und sagt ihr, dass es *ihre* Angst ist, die sie, die Enkelin, übernommen hat und trägt. Die Enkelin gibt die übernommene Angst in Form eines schweren Steins an die Stellvertreterin ihrer GMm zurück. Sie fühlt sich entlastet und jetzt frei von der Angst, kann die Geschehnisse hinter sich und bei der GMm lassen und sich in Richtung Zukunft umdrehen.

Die tatsächliche Großmutter, die das Geschehen am Rande mitverfolgt und sichtlich »miterlebt« hat, sagte mir, dass sie seit ihrer Kindheit nie mehr an diese Ereignisse gedacht hätte und erst jetzt wieder, im Rahmen der Aufstellung, Zugang dazu bekommen habe.

Die Mutter berichtet mir später, dass schon mehrere Wochen nach der Aufstellung die Ängste der Tochter deutlich rückläufig und nach einem Jahr – ohne weitere therapeutische Interventionen – so gut wie nicht mehr vorhanden waren (ihre Tochter hatte keine Kenntnis von der Aufstellung). Sie kann jetzt sogar ohne Probleme bei der Großmutter oder Freundinnen übernachten oder an Klassenfahrten teilnehmen. Auch sie als Mutter und ihre Mutter (die besagte anwesende Großmutter) – beide als Personen eher ängstlich – haben von der Aufstellung profitiert.

Ich habe dieses Beispiel gewählt und ausführlich beschrieben, weil es so typisch und stellvertretend für viele andere Symptome und Probleme steht, die sich bei heute lebenden Erwachsenen, Kindern und Enkeln zeigen und die »therapieresistent« zu sein scheinen.

Hier wird erneut deutlich, dass die Enkelin in *genau* demselben Alter wie ihre Großmutter die *gleichen* Symptome (Ängste) entwickelt hat – ohne Vorwissen zu den Kindheitserfahrungen ihrer Großmutter.

Des Weiteren zeigt sich in dieser Aufstellung in eindrucksvoller Form, wie Persönlichkeitsanteile sich abspalten, persistieren und wieder integriert werden können.

Als besonderer Glücksfall erwies sich, dass die Großmutter leibhaftig bei der Aufstellung anwesend war und ihre Wahrnehmungen, Reaktionen und Rückmeldungen einbezogen werden konnten.

3. Fallbeispiel: Schwere Knochenkrankheit eines achtjährigen Jungen

Vor vielen Jahren stellte sich eine Mutter vor, um für ihren achtjährigen kranken Sohn, der im Rollstuhl sitzt, eine Aufstellung durchführen zu lassen. Dieser leidet an einer schweren Knochenkrankheit, die unter anderem zu häufigen Knochenbrüchen führt. Mit viereinhalb Jahren hatte er das Laufen eingestellt. Eine umfangreiche Suche nach der medizinischen Ursache brachte zwei Jahre später die Diagnose. Anschließende schulmedizinische Behandlungen führten zunächst ein Jahr lang zu einer Verbesserung, dann folgten wieder Episoden mit deutlicher Verschlimmerung. Insgesamt nahm die Zahl der Knochenbrüche und Hüftschmerzen sowie die Anzahl entsprechender Operationen so zu, dass die Mutter auch die systemische Familientherapie einbeziehen wollte.

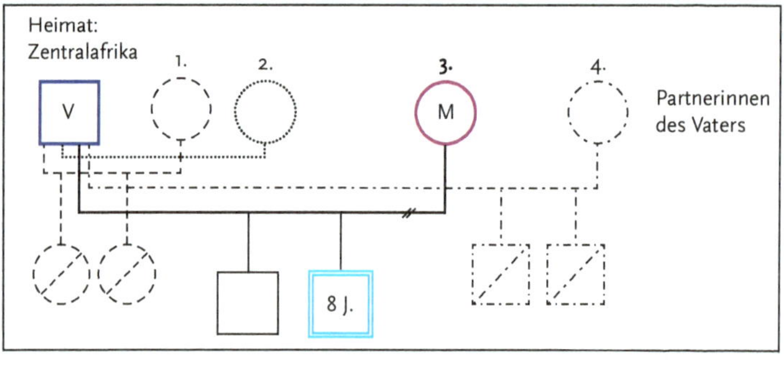

Abb. 59: Achtjähriger Junge mit einer Knochenkrankheit – Genogramm (vereinfachte Darstellung)

Im Rahmen der Genogrammarbeit stellt sich heraus, dass der betroffene Junge der zweite Sohn seiner Eltern ist und noch einen drei Jahre älteren Bruder hat (s. Abb. 59). Seine Mutter hatte sich von ihrem Mann, dem Vater ihrer beiden Söhne, getrennt, als der Junge dreieinhalb Jahre alt war. Seit drei Jahren bestand bei beiden Kindern kein Kontakt mehr zu ihrem Vater. Dieser lebe zwar in Deutschland, komme aber ursprünglich aus einem zentralafrikanischen Land und habe noch weitere ältere und jüngere Kinder mit zwei anderen Frauen.

In der anschließenden Aufstellung im Einzelsetting stellt die Patientin für ihren Sohn mit Holzelementen das Gegenwartssystem auf: ihren ehemaligen Mann, sich selbst und die beiden gemeinsamen Söhne. Sie fühlt sich nacheinander in die entsprechenden Positionen ein. An dem Platz ihres betroffenen Sohnes schwankt sie, die Beine werden schwer und die Knie, Hüften und der Rücken schmerzen. Dieser Sohn vermisst seinen Vater schmerzlich und stellt ihm die Frage: »Warum kriegst du es nicht auf die Reihe mit der Mama?«

Das Heimatland des Vaters in Afrika wird dazugestellt, der Sohn spürt sich hinein und sagt zum Vater: »Wenn deine Heimat auftaucht, ist mir sofort leichter, dann stehe ich besser und meine Schmerzen werden weniger. Und doch trage ich noch etwas, was nicht meins ist.«

Im Sinne eines Rückgaberituals legt er einen schweren Stein als Symbol für »das, was er bisher getragen hat« mit folgenden Worten zwischen seine Eltern: »Das ist das, was ihr beide nicht miteinander geregelt gekriegt habt und was ich für euch mitgetragen habe.« Daraufhin fangen die Hüften an zu kribbeln und sind warm und gut durchblutet. Der Sohn fühlt sich entlastet, bekommt einen festen Stand und atmet tief durch. Jetzt kann er seinen älteren Bruder spüren und hat das Bedürfnis, *alle* älteren und jüngeren Halbgeschwister (von denen er nur wenige kennt) dabei zu haben, die dann dazugestellt werden. Er strahlt vor Freude und fühlt sich sicher und stabil zwischen seinen Geschwistern.

Wenige Monate später teilt die Patientin mir in einem Brief mit, wie sich die Aufstellung ausgewirkt hat. Den Inhalt gebe ich hier mit ihrer Erlaubnis wörtlich wieder:

»Liebe Frau Dr. Hickey, beeindruckend war diese erste Aufstellung mit Figuren unter Ihrer Leitung. Gut, dass ich so unvorbereitet war, daher traue ich den Ergebnissen mehr. Was hat sich getan? Am Tag nach der Aufstellung habe ich den Kindern erzählt, was sie so alles von ihrem Vater haben (Augen, Haare, Art und Weise). Das hat sie berührt, hatte ich den Eindruck. Zwei Tage nach der Aufstellung trifft die erste Postkarte des Vaters ein, nicht abgesprochen, völlig unerwartet von mir. Man muss bedenken, seit drei Jahren das erste Mal, dass er sich persönlich an die Kinder gewandt hat ... Ich las ihnen die Karte vor. Mein Sohn, nein, das ganze Kind hat gestrahlt. Ein Strahlen, das gar nicht mehr aufhören wollte, so übermächtig war es ... Sein Bruder hüpfte vor Freude in die Luft ... Dann wurde

er etwas nachdenklich, weil er so gar nicht weiß, wie sein Vater wirklich aussieht ... Zwei Monate nach der Aufstellung erfolgt die erste Begegnung zwischen Vater und Sohn, nach Jahren, eine wunderbare Begegnung, zumal er noch Halbgeschwister mitbringt. Dies bringt für alle Beteiligten etwas in Ordnung, auf tiefer Ebene. In der Folge legt der Vater eine Verbindlichkeit an den Tag, von der ich früher nur hätte träumen können. Er sieht seinen Sohn fast jede Woche, die Absprachen funktionieren. Schon fast übermenschlich, was er leistet, um seinem Sohn gutzutun, um etwas von der verlorenen Zeit gutzumachen. Liebesbeweise zu jeder Gelegenheit. Besucht ihn bei Krankenhausaufenthalt täglich. Ein großes Geschenk, auch für mich. Ob er das auf lange Sicht so leisten kann und wird, muss noch abgewartet werden. Im Moment jedenfalls sind die Begegnungen mit ihm kraftbringend für uns alle. Ich bin sicher, das Familienstellen ist ein guter Weg für uns – ich bleibe dran ...«

13.4 Aufstellungen von Symptomen und Krankheiten

Häufig präsentieren Patienten mehrere Symptome oder Krankheiten *gleichzeitig,* die im besten Fall schon medizinisch abgeklärt worden sind. Diese stehen allerdings meist nicht gleichermaßen dringlich zur Bearbeitung an, sondern das Augenmerk wird auf die Thematik gerichtet, die am wichtigsten ist bzw. den größten Leidensdruck ausübt.

An dieser Stelle möchte ich noch einmal hervorheben, dass ich in meiner Praxis den »Dreiklang« aus Vorgespräch, Genogramm- und Aufstellungsarbeit bevorzuge. Erfahrungsgemäß entfaltet jede einzelne Phase eine eigene, therapeutische Wirkung. Es kann aber durchaus passieren, dass sich die Symptome eines Patienten bereits in bzw. nach *einer* einzigen Intervention im Sinne einer imaginären Aufstellung derart bessern, dass es keiner weiteren Sitzungen mehr bedarf. Dies verdeutlicht das folgende Beispiel.

Fallbeispiel: Therapieresistente Rückenschmerzen

Vor einigen Jahren reagierte in einer meiner systemischen Fortbildungen eine Teilnehmerin, Mitte 50, an der Stelle, wo es um verstorbene Geschwister ging, sehr emotional und fragte, ob ihre therapieresistenten Rückenschmerzen – vor allem auf der rechten Seite – im Zusammenhang mit dem Tod ihres älteren Bruders stehen könnten. Ihr Bruder sei vor drei Jahren plötzlich verstorben und kurz danach hätten ihre Symptome begonnen. Sie merkte sofort, dass sie sich selbst die Antwort gegeben hatte, weinte heftig und betrauerte den Verlust ihres Bruders. Dann gab sie ihm an ihrer rechten Seite einen Platz. Der gesamte Kreis der Fortbildungsteilnehmer begleitete den Prozess schweigend und trug ihn mit. Direkt danach stellte die Teilnehmerin erstaunt fest, dass ihre Symptome verschwunden waren. Mehrere Jahre später traf ich sie wieder und sie bestätigte mir, dass die Rückenschmerzen nach diesem Prozess in der Fortbildung nie wieder aufgetaucht seien.

Im Folgenden möchte ich auf mögliche Vorgehensweisen bei Aufstellungen von Symptomen und Krankheiten eingehen. Hier kann nur eine kleine Auswahl von »Formaten« zur Sprache kommen, die sich in meiner Praxis bewährt haben und als Anregung dienen. Kenntnisse dazu, insbesondere zu entsprechenden Strukturaufstellungen, habe ich insbesondere in Kursen/Fortbildungen etc. bei Insa Sparrer und Matthias Varga von Kibéd (SySt®) schon seit Ende der 1990er-Jahre erworben und diese bei meiner systemischen Arbeit in der Praxis weiterentwickelt. Insbesondere handelt es sich dabei um Elemente aus den SySt®-Formaten »Körperstrukturaufstellung«, »Körperaufstellung« und »Symptomaufstellung« (Sparrer 2021; Daimler 2008, S. 167–176). Anhand dieser kann man nützliche Hinweise zu gesundheitlichen Fragestellungen bekommen und erfahren, wie Symptome oder Krankheiten auch in Verbindung zu (anderen) Systemen, z. B. zur Familie oder zum Arbeitskontext stehen.

Auch hier geht es wieder darum, die inneren Bilder eines Patienten so zu verändern, dass Verbesserungen möglich werden (Hüther 2014). Diese können sich z. B. in Form von Symptomreduzierungen zeigen, aber ebenso in der *Akzeptanz* von Beschwerden, des nicht mehr Veränderbaren. Gelegentlich kommt es vor, dass eine Aufstellung kein Resultat bringt und sich keine Zusammenhänge z. B. zum Familiensystem zeigen. Das darf sein – hier geht es um die Überprüfung, ob und falls ja, in welcher Form Symptome und Krankheiten in Beziehung zu anderen Systemen stehen.

Körperteile oder Organe übernehmen häufig »Lasten«, die nicht zum Patienten, sondern an eine andere Stelle oder zu einer anderen Person im Familiensystem gehören. Sie können aber auch auf notwendige Veränderungen in der aktuellen Lebensphase hinweisen. Die Frage ist, welche Botschaft uns der Körper übermitteln möchte und auf welche Weise wir mögliche Störungen wie Schicksalsbindungen auflösen bzw. Fehlendes oder Ausgeschlossene(s) wieder einbeziehen können.

Die oben genannten drei Formate haben sich auch in meiner Praxis bewährt. Ich wandele sie ggf. den konkreten Anforderungen meiner Aufstellungen entsprechend ab. Daher möchte ich diese Formate im Folgenden kurz vorstellen.

13.4.1 Körperstrukturaufstellung

Bei der Körperstrukturaufstellung werden einerseits Teile aus dem Körpersystem aufstellt und andererseits Familienmitglieder dazugestellt, und zwar *gleichzeitig,* sodass bewusst parallel mit zwei unterschiedlichen Systemen gearbeitet wird. Diese werden im Verlauf der Aufstellung klar getrennt, sodass die Systeme nicht mehr (wie dies häufig der Fall ist) vermischt und damit Kontexte nicht mehr überlagert sind.

Dieses Format eignet sich besonders dann, wenn sich die Beschwerden schon in der Herkunftsfamilie gezeigt haben. Dabei kann es sich beispielsweise um Herzsymptome beim Patienten und einen Herzinfarkt beim Vater/Großvater handeln. Oder Magen-Darm-Probleme und entsprechende Erkrankungen in der Eltern- und/oder Großelterngeneration. Oder transgenerationale Wiederholungen von malignen Erkrankungen an den weiblichen oder männlichen Geschlechtsorganen (z. B. Brust- oder Eierstockkrebs, Hodenkrebs). Auch »weitergereichte« psychische Symptome und Erkrankungen können auf diese Weise überprüft werden.

Bei der *Körperstrukturaufstellung* sind folgende Elemente beteiligt:

- *der Patient* = die aufstellende Person (Anm.: diese wird bei SySt® »Fokus« genannt)
- *Teile aus dem Körpersystem:* Körperteile/Organe etc. Welche Körperteile aufgestellt werden, bestimmen die Patienten selbst. Dies können beispielsweise Teile des Bewegungsapparats (Arme, Beine, Hände oder Knochen, Muskeln) sein, innere Organe (Lunge, Magen, Darm, Leber, Gallenblase). Es kann sich aber auch um Sinnesorgane oder folgende Systeme bzw. Teile davon handeln: Herz-Kreislauf-System (Herz und Gefäße), Urogenitalsystem (Harn- und Geschlechtsapparat), Immunsystem. Paarige Organe werden meist zu zweit aufgestellt (Augen, Ohren, Lunge, Nieren etc.).

- *Familienmitglieder* als Kontext
- ggf. ein *Ziel* oder *»das Wunder«* (Sparrer 2021) mit Überprüfung des Zustands *nach* dem Wunder.

Vorgehensweise bei der Körperstrukturaufstellung

Zusammenfassend geht es darum, die Beziehungen zwischen den beteiligten Körperteilen/Organen und dem Patienten zu verbessern und die (mitgetragenen) Lasten der Körperteile und Organe an das Familiensystem zurückzugeben.

Im Einzelnen wird typischerweise folgendermaßen vorgegangen:

- Zunächst wird in einer kurzen Vorbesprechung vor Beginn der Aufstellung überprüft, ob alle *Körperteile/Organe*, die *zum Thema* gehören, genannt sind. Möglicherweise werden Körperteile/Organe, die bereits im Vorgespräch erwähnt wurden, jetzt »vergessen« und damit ausgeblendet. Diese werden dann im zweiten Schritt dazugestellt.
- Dann folgt die Klärung – sofern nicht schon aus dem Vorgespräch bzw. aus dem Genogramm bekannt –, *wer* die Probleme/Beschwerden im Familiensystem *ebenfalls* schon hatte. Diese Personen werden nacheinander dazugestellt.
- Schon im ersten Aufstellungsbild zeigt sich, welche Beziehung der Patient zu seinen Körperteilen/Organen hat und wie die Organe und Körperteile zueinander stehen.
- »Artfremde« Aufgaben von Körperteilen/Organen lassen sich z. B. daran erkennen, dass sie nicht beim Patienten, dem »Fokus«, sondern woanders im Familiensystem stehen oder weit weg mit abgewandtem Blick. Auch Äußerungen wie: »Ich muss immer auf ... schauen« oder »wenn der/die ... dazukommt, muss ich weinen /fange ich an zu frieren« weisen darauf hin.
- Im nächsten Schritt erfolgt die Trennung von Körpersystem und Familiensystem anhand von Umstellungen.
- Dann wird ein guter Kontakt zwischen den Körperteilen/Organen und dem Patienten hergestellt, z. B. durch Umstellungen, Blickkontakt und Rituale (Lösungssätze, Rückgaberituale etc.).
- Übernommene Lasten werden vom Patienten gemeinsam mit den Körperteilen/Organen an das entsprechende Familienmitglied zurückgegeben. Im Anschluss daran bewährt es sich,

noch mal daran zu erinnern, dass ein Körperteil/Organ »nur« ein Körperteil/Organ ist und keine anderen Aufgaben/Pflichten übernehmen muss. Eventuelle Kontextüberlagerungen von Familienmitgliedern und Körperteilen/Organen werden aufgelöst.
- Fehlende Organe werden immer dazugestellt (z. B. ein durch eine Operation oder einen Unfall verloren gegangenes Organ). Möglicherweise sind Abschiedsrituale oder eine Einbeziehung notwendig (»und auf eine gewisse Weise gehörst du immer dazu«).
- Bei Organtransplantationen werden »das alte Organ«, »das neue Organ« *und* der Organspender mit aufgestellt. Hier ist ein Dank an den Spender, auch wenn er nicht mehr lebt, besonders wichtig.[31]
- Es können auch Körperteile/Organe und Symptome, z. B. Schmerzen, zusammen aufgestellt werden, wenn es sinnvoll ist. Allerdings sollte sich der Schmerz, der nicht Mitglied des Systems ist, am Schluss entfernen oder wandeln.
- Im Schlussbild der Körperstrukturaufstellung können die Körperteile/Organe den Stellvertreter des Patienten und später auch den Patienten selbst (noch einmal) berühren und versichern, dass sie nur noch Körperteile/Organe sind.

13.4.2 Körperaufstellung

Bei diesem Aufstellungsformat geht es vor allem darum, weiterführende Hinweise aus dem *Körper*system zu bekommen. Daher werden entsprechend dem Patientenanliegen Teile aus dem Körpersystem aufgestellt. Im Gegensatz zur Körper*struktur*aufstellung werden hier *keine Familienmitglieder* einbezogen.

Das Prinzip des Vorgehens: Nach Befragung aller aufgestellten Körperteile werden sie in Bezug zum Patienten gebracht. Dann wird erarbeitet, was notwendig ist, um das Ziel zu erreichen.

Dieses sind die hier typischerweise beteiligten Elemente:

- *Patient*
- *Ziel*

31 Mahr (2016, S. 148–152) berichtet von Hinweisen, dass sogar *Erfahrungen* des Spenders »transplantiert« und diese vom Empfänger wahrgenommen werden können.

- *Teile aus dem Körpersystem* (ohne Familienmitglieder): Welche Körperteile aufgestellt werden, bestimmen die Patienten, wie oben unter »Körperstrukturaufstellung« beschrieben, selbst.
- *ggf. Kontextfaktoren:* Medikamente, Therapien, auslösende Elemente (z. B. Allergene).

Die allgemeine Vorgehensweise entspricht derjenigen, wie sie oben bereits für die »Körperstrukturaufstellung« beschrieben wurde.

13.4.3 Symptomaufstellung

Um Botschaften des Körpers zu entschlüsseln, kann man zusätzlich zu den betroffenen Körperteilen, Organen etc. auch die entsprechenden *Symptome* aufstellen. Wenn diese explizit in einer Aufstellung mit einbezogen werden, bekommen sie (wie bisher im Leben des Patienten) eine besondere Aufmerksamkeit. Das kann dazu führen, dass der Blick (zunächst) mehr auf das Problem als auf die Lösung gerichtet wird.

Oft reicht es, die betroffenen Organe/Organsysteme, Körperteile etc. ohne deren Symptome aufzustellen, um die Botschaften zu entschlüsseln.

Allerdings kann es auch angebracht sein – insbesondere dann, wenn dies von dem Patienten gewünscht wird –, Symptome mit aufzustellen. Sie sind wichtige Wegweiser in einer Aufstellung, wenn es sich z. B. um hartnäckige und immer wieder auftretende (rezidivierende) Beschwerden handelt oder um solche, die schon mehrfach in der Familie vorkamen, da diese häufig aus (unbewusster) »Loyalität« übernommen und »weitergereicht« wurden.

Auch kann ein *sekundärer Krankheitsgewinn* eine Rolle spielen. Dabei handelt es sich um einen Vorteil, der beispielsweise mit anhaltenden Symptomen oder einer »therapieresistenten« Krankheit verbunden ist. Dies mag ein Gewinn z. B. von mehr Aufmerksamkeit, Zuwendung, Mitgefühl sein oder auch die Möglichkeit zur Schonung (durch Krankschreibung oder weniger Pflichten im häuslichen Bereich u. a.).

Teile der Symptomaufstellung sind »traditionell« folgende Elemente:

- *Patient*
- *Symptom* (und Organ) = offizielles Thema
- ggf. ein *ausgeblendetes Thema* (»das, worum es auch noch geht«)
- ggf. weitere *Kontextfaktoren.*

Eine reine Symptomaufstellung kommt eher selten vor. Meistens gibt es in der Aufstellung Bezüge zu Körperteilen und/oder Familienmitgliedern.

Körperstrukturaufstellung, Körperaufstellung und Symptomaufstellung lassen sich gut mit anderen Aufstellungsformen verbinden, z. B. einer Aufstellung mit dem »ausgeblendeten Thema« oder einer »partiellen Lösungsaufstellung«, in der ein »Ziel« und das »Wunder« integriert sind. Möglicherweise ist eine Kombination einer »partiellen Problemaufstellung« mit z. B. Hindernissen/Blockaden, Ressourcen und dem verdeckten Gewinn der Krankheit sinnvoll.

Limitierende, »therapieresistente« Blockaden können sich auch aus verschiedenen Symptomen (Symptomenkomplex = Symptomatik) zusammensetzen. Diese stehen häufig im Zusammenhang mit ungelösten Schicksalsbindungen, was am folgenden Beispiel deutlich wird.

Fallbeispiel für eine Aufstellung mit dem Symptom »Blockade«

Eine 60-jährige Patientin kam in meine Praxis, um eine »Blockade« aufzulösen, die sie hat, solange sie sich erinnern kann. Sie merkt sie daran, dass sie nicht frei und »bei sich selbst« ist und unter Nackenschmerzen und unerklärlichen Traurigkeitsgefühlen leidet. Nach dem üblichen Vorgespräch und der Genogrammarbeit folgte die Aufstellung im Einzelsetting.

Das Ziel der Patientin ist es, »frei und befreit zu sein und hier drin [zeigt auf ihren Bauch] losgelöst und fröhlich«. Sie nennt Beispiele, woran sie merkt, dass sie dieses Ziel erreicht hat.

Die Patientin beginnt die Aufstellung mit einem Holzsymbol für sich selbst, einem stilisierten Männchen für »die Blockade« und einem Symbol für ihr Ziel.

Das Ziel steht zwischen der Patientin und der Blockade (s. Abb. 60).

Die Patientin fühlt sich zu der Blockade hingezogen, kann aber dort nicht hin, weil das Ziel dazwischensteht.

Sie begibt sich auf die Position der Blockade. Dort muss sie in die Hocke gehen, wird ganz klein, fühlt sich wie ein Baby. Dieses möchte zum Ziel.

Die Patientin – zurück in ihrer Position – stellt das Ziel zur Seite, sodass sie jetzt einen freien Blick auf die Blockade hat.

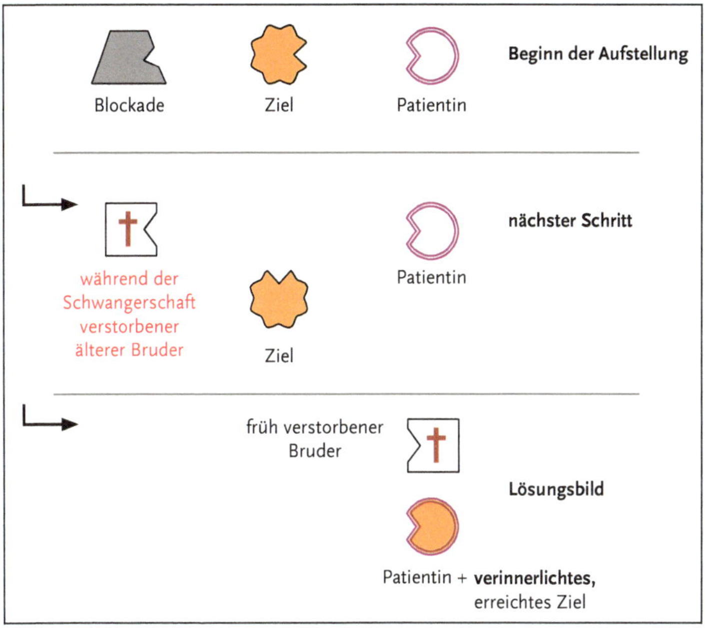

Abb. 60: Schritte in der Aufstellung mit einer »Blockade« als Symptom

In der Blockade sieht sie nun plötzlich ihren älteren, während der Schwangerschaft verstorbenen und totgeschwiegenen Bruder. Die Patientin beginnt daraufhin bitterlich zu weinen und sagt – zurück in ihrer Position – zur (ehemaligen) Blockade, jetzt ihrem Bruder: »Es ist schlimm, ich hätte so gerne einen Bruder gehabt, du hast mir so gefehlt, ich liebe dich …« Sie stellt ihn an ihre rechte Seite. Dann nimmt sie »das Ziel« in die Hände und innerlich an.

Mit dem Blick auf den Bruder aus ihrer eigenen Perspektive merkt sie, dass er »oft genug geklopft« hat in Form der ihr bekannten Symptome im Nacken, Rücken, in Form von Traurigkeit und vielen anderen Dingen, die für sie auf einmal einen Sinn ergeben. Auch versteht sie jetzt, warum sie sich bisher nicht »bei sich« gefühlt hat.

Sie kann sich nun auch erklären, warum sie sich schon als Kind wie ein Junge verhalten und später »Männerarbeiten« erledigt hat sowie versuchte, ihre weiblichen Attribute zu verbergen (kurzer Haarschnitt, flach gehaltene Brust und erst sehr spät im Leben Röcke etc.). So wird ihr auch klar, dass sie auf diese Weise den Eltern den fehlenden Jungen ersetzen wollte und gleichzeitig den Vater oft wie einen Bruder behandelte.

Ebenfalls noch in der Aufstellung fällt der Patientin auf einmal auf, dass sie ihren toten Bruder unbewusst in ihrem Exmann und Sohn gesucht hat, was für sie viele Probleme in diesen Beziehungen nachträglich erklärt.

Sie tauscht das kleine viereckige Holzsymbol, das sie ursprünglich für sich gewählt hatte, gegen ein jetzt für sie passenderes, größeres rundes aus. Mit dem Bruder an ihrer Seite und dem jetzt innerlich präsenten, erreichten Ziel geht es ihr schon in der Aufstellung »körperlich sehr gut« und sie fühlt sich »befreit, losgelöst und froh«. Einige Zeit später bestätigt sie, dass die positiven Veränderungen anhaltend geblieben sind.

Begleitende Fragen im Zusammenhang mit Symptom-/Organaufstellungen
Typischerweise können sich bei Aufstellungen mit Symptomen, Symptomträgern (Patienten) und betroffenen Organen/Körperteilen folgende Fragen stellen:
• An *welchen Platz* wurde das Symptom zu Beginn vom Patienten gestellt? Welche Entfernung hat es zum Patienten? Stimmt die Distanz? Steht es rechts oder links neben dem Patienten, hinter ihm oder zwischen ihm und z. B. seinem Ziel? Welche Blickrichtung hat es (im Vergleich zum Patienten)?
• Gibt es einen *Impuls* beim Patienten oder beim Symptom, sich zu bewegen oder etwas zu sagen?
• In einer Aufstellung im Einzelsetting: Welches *Symbol* hat der Patient jeweils für das Symptom und sich gewählt? Ist das Symptom größer oder kleiner als er? Wirkt es auf den Patienten eher anziehend oder abschreckend? Wurde ein Symbol – weil es dem Patienten nicht mehr passend erschien – während oder am Schluss der Aufstellung verändert oder ausgetauscht?
• Was *beobachtet* der Patient – häufig schon gleich am Anfang noch aus der Außenperspektive – zur Position der einzelnen Elemente und welche weiterführenden Interpretationen nimmt er ggf. vor?
• Welche *Rückmeldungen* gibt es aus der Position von Symptom und Patient: Wird es eher als »Feind«, als »etwas zu Bekämpfendes«, als »etwas Wohlwollendes« oder als »etwas Neutrales« wahrgenommen? *Gehört das Symptom zum Patienten* oder nicht? »Braucht« der Patient es (und wofür)? Oder fühlt es sich eher als etwas an, das »woanders/zu einer anderen Person (im System)« gehört?
• *Welche Personen/Ereignisse* müssen (schrittweise) mit *hinzugestellt/wieder einbezogen* und ggf. (in ihrem Schicksal) *gewürdigt/betrauert* werden, damit die Botschaft des Symptoms erkannt werden kann?
• *Welche Rituale/Lösungssätze* sind erforderlich, damit sich das Symptom (vom Patienten/dem betroffenen Organ) ablösen und z. B. dahin gehen kann, wo es hingehört/herkommt?

Oft ist an dieser Stelle ein vom Patienten zusammen mit dem betroffenen Organ/Körperteil durchgeführtes *Rückgaberitual* sinnvoll und hilfreich, in dem er (der Patient mit seinem Organ/Körperteil zusammen) symbolisch (z. B. mit einem Stein) das übernommene Symptom bzw. die mitgetragene Last, die zum Symptom geführt hat, an ein früheres Familienmitglied bzw. dessen Schicksal zurückgibt. Hier ist es wichtig, dass der betroffene Vorfahre davon nur behält, was ihm selbst gehört, und den Rest ins System (z. B. nach weiter hinten) zurückgeben kann, wenn das für ihn stimmig ist. Sonst besteht die Gefahr, dass der Patient das betroffene Familienmitglied durch die Übergabe des mitgetragenen Schicksals nicht noch mehr belasten möchte und dann dieses nicht zurückgeben *kann*, es stattdessen vorzieht, dies weiterhin selbst zu tragen.

→ Berührend wirkt und lösend trägt oft bei, die bisherige Funktion des Symptoms durch den Patienten *würdigen* zu lassen, beispielsweise mit einem der folgenden Sätze: »*Ich sehe* jetzt *(auch), dass du für mich da warst*«, oder: »*Du hast mich auf etwas Wichtiges aufmerksam gemacht*« oder »*Ich danke dir, dass du mich auf etwas Wichtiges aufmerksam gemacht hast*«.

Manchmal hilft der Hinweis der (jetzt nicht mehr betroffenen) Organe/Körperteile an den Patienten, dass sie jetzt nur noch das sind, was sie sind: Organ/Körperteil.

Dass es wichtig ist, auch (operativ) entfernte Organe/Körperteile oder transplantierte Organe und deren Spender mit einzubeziehen, wurde bereits erwähnt.

In weiteren Schritten wird geklärt:

- *Wo* findet das Symptom – meist zum Ende der Aufstellung – einen *passenden Platz*? Kann das Symptom den Raum jetzt verlassen? Oder tritt etwas anderes an seine Stelle?
- *Wandelt/verändert es seine Aufgabe/Funktion* und wird beispielsweise zum *Mentor/Aufpasser/guten Geist/Schutzengel* oder zu einer anderen Ressource für den Patienten?
- Stehen die (nicht mehr betroffenen) *Organe/Körperteile* (wieder und ggf. paarig) *beim Patienten*? Kann er sie sehen? Haben sie – untereinander und zum Patienten – einen guten Kontakt?
- Wo kann der Patient – möglichst symptomfrei – *seinen* Platz im System/im Lösungsbild einnehmen?

Oft zeigt sich, dass ein Symptom nicht mehr notwendig und nicht mehr als »etwas zu Bekämpfendes« anzusehen ist, wenn seine Aufgabe erkannt und die dahinterliegenden Schicksalsbindungen gelöst sind. Als Vermittler von Botschaften hat es dazu beigetragen, Lösungen zu finden, die seine Präsenz in der bisherigen Form überflüssig machen.

Entweder kann das Symptom dann das System gänzlich verlassen oder es ändert – wie schon beschrieben – seine Funktion vom ehemals leidauslösenden Symptom zu einer Ressource, beispielsweise zu einem Aufpasser/Mentor/Begleiter oder auch zu einem Warnsignal, wenn das gesunde Maß wieder überschritten wird.

Im Folgenden geht es um eine Patientin, die sich einen schon seit Jahrzehnten bestehenden Schmerz und dessen mögliche Verbindungen zum Familiensystem in einer Aufstellung anschauen möchte.

Fallbeispiel für eine Aufstellung mit dem Symptom »Schmerz«

Die Patientin, Mitte 50, die Mittlere von drei Schwestern, stellt sich wegen eines Schmerzes vor, den sie schon seit ihrer Kindheit kennt. Einerseits empfinde sie diesen am gesamten Körper, auch in den kleinen Gelenken, andererseits insbesondere am rechten Rücken. Dieser habe sich bis jetzt, trotz diverser Therapien bei Ärzten und Psychotherapeuten, nicht bessern lassen. Starke Schmerzmedikamente brächten zwar kurzfristig Milderung, aber sie versuche diese zu vermeiden, weil sie sich die damit verbundenen Nebenwirkungen wie Müdigkeit etc. beruflich nicht leisten könne. Auch leide sie an einer ständigen Anspannung und »Angst, dass etwas passieren könne«, obwohl sie eigentlich weder privat noch beruflich einen Anlass dazu habe. Medizinisch sei alles abgeklärt inklusive bildgebender Verfahren wie CT und MRT. Jetzt möchte sie anhand einer Aufstellung herausfinden, ob sich für den Schmerz, die Ängste und die Anspannung familiensystemische Zusammenhänge finden lassen.

In der Genogrammarbeit ließen sich – mit den wenigen Informationen, die die Patientin hatte – keine erklärenden Einschnitte herausfinden.

Die Patientin stellt in einer Aufstellung im Einzelsetting (s. Abb. 61) zunächst ein Symbol für den Schmerz und dann eines für sich im Raum auf. Der Schmerz steht vor ihr und blickt in dieselbe Richtung.

An *ihrer eigenen Position* spürt sie einen eher spitzen Schmerz, vor allem am rechten Rücken. Sie fühlt sich aufrecht, angespannt, kontrolliert, »wie sich das gehört«. Wenn sie sich zurücklehnt, kehrt etwas Entspannung ein.

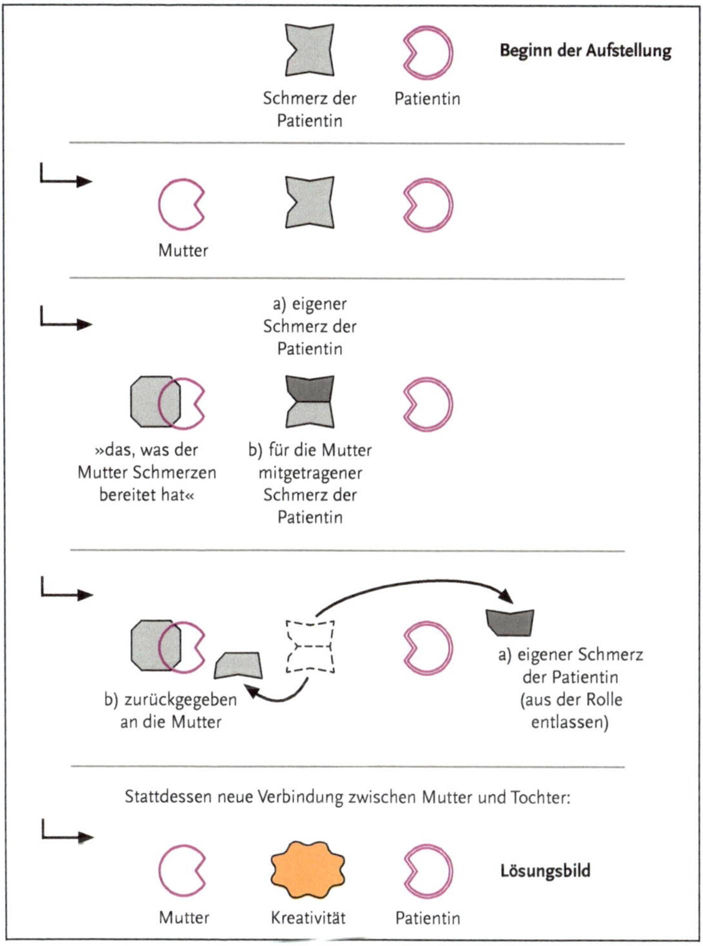

Abb. 61: Schritte in der Aufstellung mit dem Symptom »Schmerz«

In der *Position des Schmerzes* bemerkt sie einen eher dumpfen Schmerz, der nicht lokalisiert ist. Auf einmal fängt sie – immer noch an dem Platz des Schmerzes stehend – heftig an zu weinen, fühlt sich wie ein Kind, ca. acht Jahre alt. In diesem Moment fühlt sie den Schmerz maximal, sieht innere Bilder, wie ihre Mutter sie wegen eines minimalen Vergehens achtmal (entsprechend ihres damaligen Alters, daran erinnert sie sich noch ganz genau) mit einem Gegenstand heftig auf den nackten Rücken schlug, vor allem auf die rechte (!) Seite. Sie konnte sich damals nicht wehren oder weglaufen, sondern »spannte sich total an, um den Schmerz auszuhalten – bis zur Erstarrung«. Ihr fallen jetzt noch diverse andere Situationen ein, in denen ihre Mutter sie »außer sich vor Wut« verprügelt hatte. Ständig habe sie »Angst gehabt, dass etwas passiert«. Die meisten Schläge habe sie als mittlere Tochter bekommen, da ihre ältere Schwester sich wehren konnte und die jüngere weglief. Sie war »die Einzige, die das aushielt«.

Ihr wird in diesem Moment schlagartig klar, dass diese vielen schmerzhaften Situationen sich »in ihr, in ihrem Körper und auch in ihrer Seele« gespeichert haben und bis heute als Schmerzen, Ängste und Anspannungen zum Ausdruck kommen.

In der Annahme, dass in der Wut der Mutter eine ungelebte Trauer und etwas Schmerzhaftes/Traumatisierendes, das diese selbst erlebt hat, zum Ausdruck gekommen sein kann, frage ich die Patientin, »was der Mutter hätte Schmerzen bereitet haben können«. Die Patientin vermutet anhand andeutungsweiser Bemerkungen ihrer Mutter, dass diese als Kriegskind und auch in späteren Jahren »Schlimmstes erlebt« haben muss, aber nie darüber gesprochen und immer ein Geheimnis darum gemacht hat.

So rege ich an, ihre *Mutter* dazuzustellen. Die Patientin positioniert diese hinter dem Schmerz mit Blickrichtung auf den Schmerz und sie, sodass der Schmerz jetzt zwischen ihr und der Mutter steht.

Sowohl bei der Patientin als auch bei der Mutter schnürt sich jetzt der Brustkorb zu. Im nächsten Schritt wird *»das, was der Mutter Schmerzen bereitet (hat)«* dazugestellt, ein schwerer Stein, den die Patientin auf das Symbol der Mutter legt.

Dann spricht die Mutter zu ihrer Tochter (der Patientin): *»Liebe ... [Name der Tochter], das ist mein Schmerz, er gehört nicht zu dir. Das habe ich erlebt, auch wenn ich nie darüber sprechen mochte. Er zieht mich zu Boden und kostet Kraft. Lass den Schmerz bitte in Zukunft bei mir – damit hast du nichts zu tun.«*

Die Patientin sagt – nachdem sie die Worte ihrer Mutter gehört hat – zu ihr: *»Mama, jetzt sehe ich noch viel mehr deinen Schmerz, und vielleicht konntest du damals nicht anders als schlagen, aber das ist lange zurück. Vielleicht habe ich den Schmerz mitgetragen und wir waren über ihn verbunden, aber ich gebe ihn dir jetzt zurück. Was nicht zu dir gehört, kannst du auch weitergeben.«*

Dann spricht die Patientin zu ihrem Schmerz: »*Du hast mich über so viele Jahre begleitet und jetzt sehe ich, dass ein Teil davon nicht zu mir, sondern zu meiner Mutter gehört, ich habe ihn für sie mitgetragen.*« Diesen Teil gibt sie an ihre Mutter zurück. Zu dem Teil des Schmerzes, der ihr eigener ist, sagt sie: »*Du bist der andere Teil des Schmerzes, den ich gefühlt habe. Du hast mich auf etwas Wichtiges aufmerksam gemacht, aber jetzt brauche ich dich nicht mehr, lebe wohl.*« Mit diesen Worten stellt sie das Symbol für ihren eigenen Schmerz weg.

Ich frage die Patientin, womit sie ab jetzt und »in anderer Weise« als über den Schmerz mit ihrer Mutter verbunden sein könnte? Daraufhin antwortet sie spontan und freudig: »*Mit der Kreativität, dem Malen! Wir sind beide kreativ und können gut malen. Meine Mutter ist nun zwar alt, aber nicht dement, und ich male jetzt mit ihr zusammen!*«

Die Patientin legt daraufhin ein Symbol »*für das, was uns in Zukunft verbindet – die Kreativität, das Malen*« zwischen sich und ihre Mutter.

Sie fühlt sich schon direkt nach der Aufstellung sichtlich erleichtert. Der Schmerz, den sie vorher noch deutlich verspürt hat, ist auch in der Folge in den Hintergrund getreten und die körperliche Anspannung hat nachgelassen, sodass sie sogar häufig *ent*spannt ist. Auch »diese Angst, dass etwas passiert« ist nicht mehr so dominant.

13.5 Aufstellungen in einer vorgegebenen Struktur

Im vorigen Abschnitt ging es bei den Aufstellungen um Vorgehensweisen in einem freien Raum. In Abhängigkeit vom Anliegen kann es ratsam sein, die Aufstellung in einer vorgegebenen räumlichen Struktur durchzuführen oder zumindest zu beginnen. Es gibt einige Möglichkeiten dafür, z. B. in Form der Neun- und Zwölffelderaufstellungen (Sparrer 2021) oder des Lebensintegrationsprozesses (»LIP«, Nelles 2009).

Im Folgenden möchte ich nur eine kleine Auswahl von Formaten mit einer vorgegebenen Struktur vorstellen, die in meiner Praxis bei unterschiedlichen, auch gesundheitlichen Problemen zum Einsatz kommen.

13.5.1 Tetralemma-Aufstellung als Entscheidungshilfe

Oft kommt es auch bei medizinischen Themen vor, dass eine Entscheidung getroffen werden muss. Dabei kann es sich um das Finden der »richtigen« therapeutischen Maßnahmen wie Behandlungen oder Medikamente handeln. Oder um die Frage, ob eine Operation (jetzt schon) durchgeführt werden soll oder nicht, etc. Dabei spreche ich nicht von (lebensrettenden) Eingriffen, die zur Erhaltung oder Wiederherstellung der Gesundheit unumgänglich sind, sondern von Situationen, in denen zwei Entscheidungsmöglichkeiten gleichwertig im Raum stehen, die sich »vom Kopf her« schwierig lösen lassen.

Für einen solchen Fall hat sich beispielsweise die »Tetralemma-Aufstellung« – ebenfalls ein SySt®-Format – bewährt (vgl. Varga von Kibéd u. Sparrer 2020). Es geht darum, neue Perspektiven zu entwickeln und den Handlungsspielraum zu erweitern, in dem nicht nur das bekannte *Di*lemma »entweder ... oder« bzw. »das Eine oder das Andere« zur Option steht, sondern auch »beides«, »keins von beiden« und »das freie Element = das alles nicht und selbst das nicht/noch etwas darüber hinaus«. Dieses eröffnet oft erstaunliche und überraschende neue Möglichkeiten, die über das reine Nachdenken nicht in den Sinn gekommen wären und die auf diesem »anderen« Weg auch emotional abgesichert werden können.

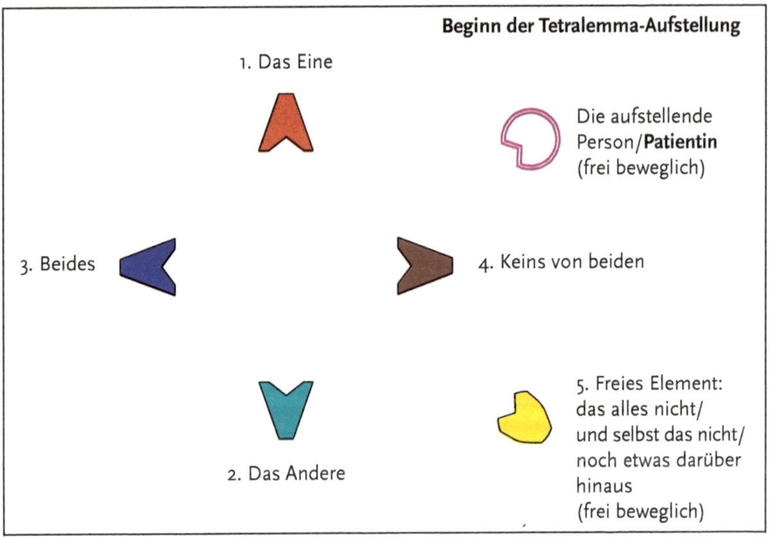

Abb. 62: Tetralemma-Aufstellung in einer vorgegebenen Struktur

Die Tetralemma-Aufstellung kann sowohl in der Gruppe als auch im Einzelsetting und entweder in einer vorgegebenen Struktur (dann sind die Positionen der ersten vier Elemente vorgegeben und das freie Element sowie der Patient frei beweglich) oder frei im Raum durchgeführt werden.

Gegebenenfalls wird die Aufstellung um weitere Elemente, Strukturen oder auch Personen/Ereignisse aus dem Familiensystem erweitert.

Die Skizze in Abbildung 62 stellt dar, wie der Beginn einer Tetralemma-Aufstellung mit den gerade angesprochenen Elementen in einer vorgegebenen Struktur aussehen kann.

13.5.2 Aufstellung in einer Körperstruktur: Systemischer Bodyscan

Folgende Ganzkörperaufstellung, die wie ein »systemischer Bodyscan« funktioniert, habe ich anhand spontaner Aufstellungen von Patienten weiterentwickelt. Dieser Bodyscan eignet sich besonders dann, wenn es um die Entschlüsselung der Botschaft von Symptomen und Krankheiten geht, die sich bisher einer Klärung entzogen haben, diffus oder nicht zuzuordnen sind und als therapieresistent gelten. Mit dieser Zugangsweise lassen sich sowohl an dem Symptom beteiligte, aber (noch) nicht bewusste Körperregionen aufdecken, als auch die mit den Problemen/Symptomen im Zusammenhang stehenden Personen oder Ereignisse im System orten, mit denen dann entsprechend weitergearbeitet wird.

Nachdem der Patient wie üblich sein Anliegen formuliert hat, legt er zunächst seiner eigenen Vorstellung entsprechend den gesamten Körper bzw. einzelne, für das Thema relevante Bereiche des Körpers, z. B. Kopf, Hals, Rumpf, Arme, Beine, Hände, Füße und ggf. weitere Details wie (innere) Organe, mit gegenständlichen Stellvertretern (Symbolen) auf dem Boden aus (s. Abb. 63).

Anschließend »durchwandert« der Patient – unterstützt durch passende und tranceinduzierende Worte der Aufstellungsleitung – innerlich gesammelt die einzelnen Körperbereiche und äußert die dort jeweils auftretenden Wahrnehmungen wie Assoziationen, innere Bilder und Gefühle. Mit diesen wird dann – entsprechend dem geäußerten Anliegen – weitergearbeitet. Dies kann durch Hinzustellen von relevanten Familienmitgliedern oder einschneidenden Ereignissen im Herkunfts- oder Gegenwartssystem geschehen oder durch Einbeziehung von belastenden/traumatisierenden privaten bzw. beruflichen Erfahrungen in der eigenen Biografie. Interessanterweise lassen sich Aufstellungen mit Körperteilen auch imaginär durchführen, wie ich es schon in den Anfängen meiner systemischen Arbeit mit Patienten anhand der »sprechenden Organe« erfahren konnte (Hickey 1994).

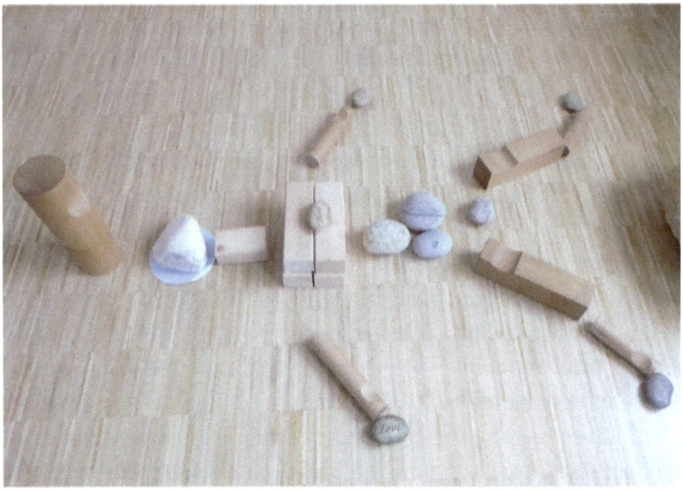

Abb. 63: Systemischer Bodyscan: Patientenbeispiel für ausgelegte Körperteile

Es gibt noch viele weitere Möglichkeiten, Aufstellungen zu Krankheiten und Symptomen durchzuführen, deren Darstellung hier den Rahmen sprengen würde. Einige Formate aus dem NLP-Bereich eignen sich ebenfalls dafür, z. B. die Arbeit mit der »Time Line« (James u. Woodsmall 2002) und die »Walt-Disney-Strategie« (Dilts 1994; Hickey 2018d).

Ein Format möchte ich hier noch explizit vorstellen, da es die Genogrammstruktur in erweiterter Form zur Anwendung bringt.

13.5.3 Aufstellung in einer Genogrammstruktur: Dynamische Ortung von Störungen – »DO-Methode«

Die Genogrammstruktur lässt sich – in den Raum verlagert – als Ausgangspunkt für Aufstellungen nutzen. Dabei wird eine Genogrammstruktur über drei bis vier Generationen zum Beispiel mit Holzelementen auf dem Boden ausgelegt. Jeweils ein Holzelement (entspricht einer breiten blauen Linie in Abb. 64) steht für ein Paar, also für die Eltern, die Großeltern mütterlicherseits, die Großeltern väterlicherseits etc., sodass bei drei Generationen insgesamt sieben Elemente aufgestellt sind. Das Aufstellungsformat arbeitet in drei Zeitfeldern für Vergangenheit, Gegenwart und Zukunft, wobei die Struktur des Genogramms im Vergangenheitsfeld ausgelegt wird (s. Abb. 64).

Diese Vorgehensweise wurde von meiner Kollegin Helga Mack-Hamprecht entwickelt unter der Bezeichnung: »DO-Methode – Dynamische Ortung von Störungen« (Mack-Hamprecht 2018).

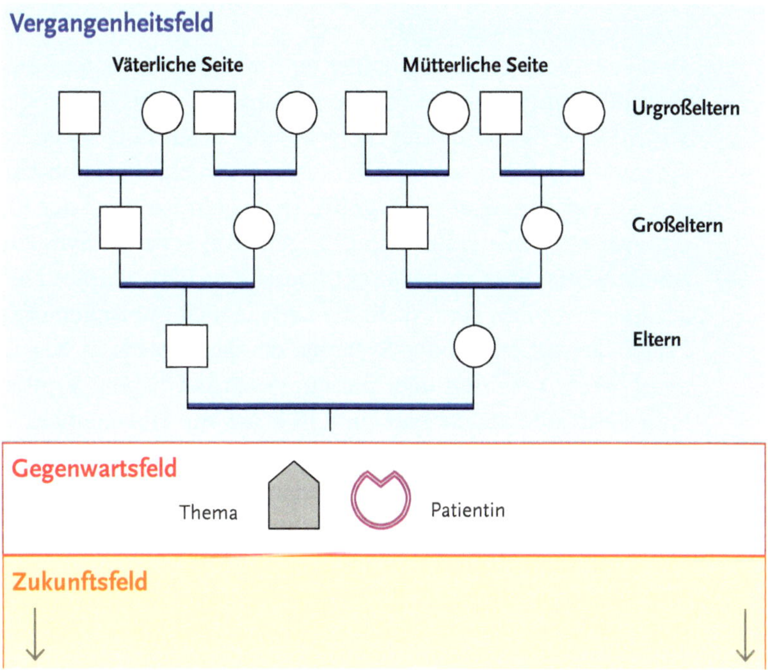

Abb. 64: Zeitfelder und ausgelegte Genogrammstruktur gemäß der »DO-Methode«

Vorgehen:

1. Zu Beginn stellt der Patient je einen (gegenständlichen) Repräsentanten für sich und sein Thema (z. B. ein Symptom) im *Gegenwartsfeld* auf. Hier wird sichtbar, wie beide zueinander stehen und welche Gefühle auftreten (alternativ kann auch eine weitere Person für das Symptom stehen).
2. Dann geht er in Kontakt mit dem Symptom und assoziert sich an dessen Platz. Oft zeigt sich, dass dieses dem Patienten gegenüber wohlwollend gesonnen ist und eher eine unterstützende,

mahnende statt einer schadenden Funktion einnimmt (erste Ressource).

3. Der Patient (wieder in seiner eigenen Position) wird eingeladen, sich erneut in sein Symptom einzuspüren und zusammen mit diesem den Blick zur ausgelegten Genogrammstruktur, d. h. in das *Vergangenheitsfeld (Ahnenfeld)*, zu richten. Dabei zeigen sich oft körperliche Reaktionen wie Bewegungsimpulse, Blickfixierungen, Schwindelgefühle etc.
4. Der Therapeut bittet den Patienten, mit dem Symptom den Bewegungsimpulsen zu folgen. Wie mit einen Navi wird der Patient bzw. das Symptom meist an eine bestimmte Stelle im Ahnenfeld geführt, wo eine Person ein Schicksal erlitten hat, mit der der Patient verbunden ist. In diesem Fall wird das für ein Paar stehende Holzelement gegen zwei separate Symbole für Mann und Frau ausgetauscht, sodass eine Person individuell adressiert werden kann (z. B. die GMv). Auch Menschen oder Ereignisse außerhalb des Systems, die das System in besonderer Weise gefördert oder diesem geschadet haben, können aufgespürt und zugeordnet (und in Form von Holzelementen einbezogen) werden.
5. An der so körpergeleitet aufgefundenen Verbindung zu einer Person auf der väterlichen oder mütterlichen Seite kann dann die Prozessarbeit, die zur Lösung führt, erfolgen.
6. Das Symptom entfernt sich meistens und kann dann aus seiner Rolle entlassen werden – oder es bleibt als »Mahner«, bei den Ahnen stehend, erhalten.
7. Anschließend geht der Patient auf seine Ausgangsstellung im Gegenwartsfeld zurück und sieht und spürt von da aus, was sich verändert hat.
8. Am Ende der Aufstellung dreht sich der Patient um 180 Grad, um *in die Zukunft zu blicken,* und lässt das, was ihn belastet hat, buchstäblich hinter sich. An dieser Stelle ist es wichtig für ihn, wahrzunehmen, dass das Belastende lange vorbei ist, jetzt in der Vergangenheit hinter ihm liegt und dort bleibt. Neue Gefühle, wie z. B. Wohlbefinden, Leichtigkeit, (Symptom-)Freiheit, kann er nun in Ruhe erspüren und ankern.

13.6 Weitere Fallbeispiele aus der Sicht spezifischer Symptome oder Krankheiten

An folgenden Patientenbeispielen möchte ich einige Fallbeispiele für besonders therapieresistente Symptome und Krankheiten aufführen, die anhand von Vorgespräch, Genogrammanalyse und Aufstellungsarbeit verbessert bzw. gelöst werden konnten. Diese stellen nur eine kleine Auswahl zahlreicher über die Jahre gesammelter verschiedener Krankheitsgeschichten dar, an denen typische Dynamiken und Muster deutlich werden.

1. Fallbeispiel: Neurodermitis

Ein 40-jähriger Patient stellt sich in meiner Praxis mit Neurodermitis vor. Schon seit der Säuglingszeit und solange er sich erinnern könne, habe er Neurodermitis, vor allem an den Ellenbeugen, besonders auf der linken Seite, und in den Kniekehlen, mittlerweile mit schon ausgiebig vernarbten Hautarealen. Er sei über die Jahrzehnte bei verschiedenen Ärzten in Praxen und Kliniken gewesen und habe auch Rat bei anderen Heilberufen gesucht, aber bisher erfolglos.

Auf meine Frage hin, was das Symptom verschlechtert bzw. verbessert, antwortet er spontan: »*Meine Mutter ist mein Problem: wenn ich in ihrer Nähe bin, verschlechtert sich die Symptomatik: Die Haut wird rot und fängt an zu jucken. Aber wenn ich keinen Kontakt zu ihr habe, gehen die Symptome zurück.*«

Während des Gesprächs streckt er seinen linken Arm über die Armlehne aus und in diesem Moment fällt ihm ein, dass er dies getan habe und noch immer tut, wenn er bei seiner Mutter ist, um in der Ellenbeuge gekratzt zu werden (sie saß früher auf dem Sofa immer *links* von ihm). Dies sei, solange er sich erinnern kann, der einzige Körperkontakt mit ihr gewesen. »*Sie hat mich am langen Arm verhungern lassen*«, sagt er spontan. Diese Erkenntnis wirkt tief und macht ihn gleichzeitig wütend und traurig.

Bei der nächsten Sitzung im Rahmen der Genogrammarbeit teilt der Patient mir u. a. mit, dass er von seiner älteren Schwester überraschenderweise erfahren habe, dass seine Mutter noch eine Zwillingsschwester hatte, die sie aber nie kennenlernen konnte.

Der Patient möchte dann eine Aufstellung im Einzelsetting durchführen mit folgendem Anliegen: »*Ich möchte mir ein Gefühl erarbeiten, sodass es mir mit meiner Ambivalenz zur Distanz zu meiner Mutter gut geht.*«

Zunächst wählt der Patient je ein Symbol für sich, für das Symptom (die Neurodermitis) und für seine Mutter. Er stellt die Mutter sich gegenüber und das Symptom zunächst zwischen sie beide, korrigiert dann aber die Position und rückt das Symptom an seine linke Seite, mit derselben Blickrichtung wie seine. Er fühlt sich groß und empfindet seine Mutter demgegenüber als sehr klein. Dies ändert sich in dem Moment, als ein Symbol für die Zwillingsschwester der Mutter rechts neben sie dazugestellt wird (s. Abb. 65).

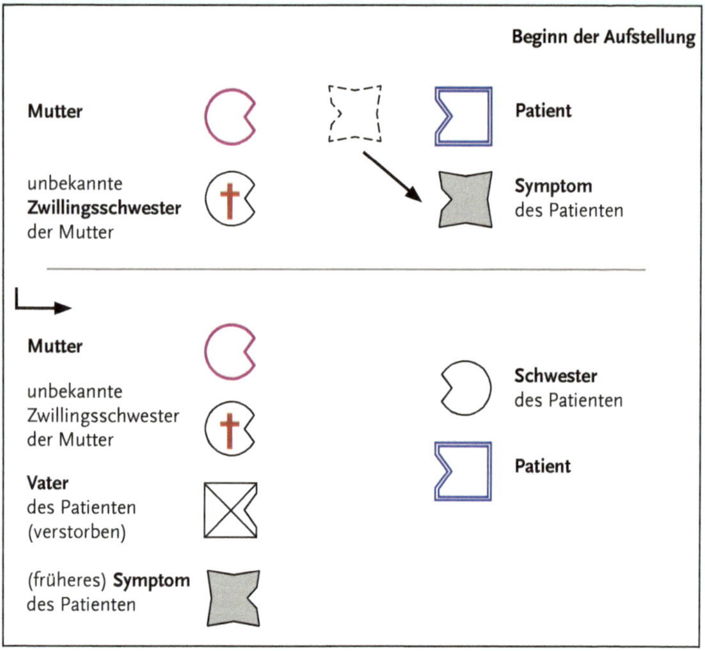

Abb. 65: Symptomaufstellung Neurodermitis

Die Mutter fühlt sich nun groß an, der Patient klein, sodass er sich erstmalig als Sohn wahrnehmen kann. Im weiteren Verlauf kommen auch Symbole für den Vater und die Schwester des Patienten dazu. Dem Patienten wird klar, dass seine Mutter in ihnen allen ihren Zwilling gesucht hat. Er drückt sein Erleben so aus: »*Meine Mutter war ein Leben lang Beifahrerin und ich wollte sie nicht kutschieren …*« Ihm wird spontan bewusst, dass dies die »Kernerkenntnis« der Aufstellung ist. Er merkt an dieser Stelle, wie dies sowohl das Verhältnis zu seiner Schwester als auch zu anderen Frauen wie Partnerinnen und Kolleginnen beeinträchtigt hat.

Der Patient kann zum Schluss der Aufstellung seinen eigenen Platz als Bruder und Sohn einnehmen – mit einem guten Gefühl bezüglich der Distanz zur Mutter. Er merkt, dass das Symptom nicht zu ihm gehört, dass es ihn aber auf etwas Wichtiges hingewiesen hat. Da es in seiner Wahrnehmung nicht gänzlich entlassen werden kann, sondern einen guten Platz in der Vergangenheit braucht, legt er es neben das Symbol des bereits verstorbenen Vaters.

Im weiteren Verlauf konnte der Patient einen für ihn angenehmen Kontakt ohne Ambivalenzgefühle zu seiner Mutter entwickeln. Die Neurodermitis ging deutlich zurück.

2. Fallbeispiel: Therapieresistentes Schielen

Eine 35-jährige Patientin, die noch einen jüngeren Bruder hat, schielt mit dem rechten Auge (nach rechts). Sie ist mit einem angeborenen Entwicklungsfehler an diesem Auge auf die Welt gekommen und die Fehlstellung konnte trotz mehrerer Augenoperationen im Kindes- und Jugendalter nicht korrigiert werden. Sie bekam von den Ärzten in Aussicht gestellt, dass sie weiterhin schielen würde und mit diesem Problem leben müsse.

Als besonderer Einschnitt im Familiensystem erwies sich der Verlust ihres älteren Bruders im Säuglingsalter, über den nicht gesprochen wurde. Zu dem Zeitpunkt war die Mutter der Patientin so alt wie die Patientin jetzt, Mitte 30.

Nachdem dieser früh verstorbene Bruder im Vorgespräch und Genogramm präsent wurde und seinen Platz bekam, konnte er in der nachfolgenden Aufstellung im Einzelsetting sowohl durch die Patientin als auch durch deren Mutter (stellvertretend durch die Patientin) betrauert werden.

Das Schielen der Patientin reduzierte sich schon nach dem Vorgespräch deutlich und verschwand infolge der Genogramm- und Aufstellungsarbeit vollständig und bleibend. Die Patientin erklärte sich die wundersame Entwicklung so, dass ihr rechtes Auge bisher in Richtung des toten, »nicht gesehenen« älteren Bruders geschielt habe. Immer wenn das Auge (sehr selten) noch mal Anstalten mache, zu schielen, beziehe sie ihren Bruder wieder bewusst ein, sodass sich das Auge dann wieder gerade richte.

3. Fallbeispiel: Ängste eines 13-jährigen Jungen

Eine Mutter kommt mit ihrem 13-jährigen Sohn in meine Praxis (der im folgenden Patient genannt wird), weil dieser seit zwei Jahren unter therapieresistenten Angstzuständen leidet.

Die Ängste traten zunächst nachts, aber dann auch tagsüber auf. Er spricht von »einem bösen Tier, das ihn holen will« und bewaffnet sich »bis auf die Zähne«: Er geht nicht mehr ins Bett, ohne einen Knüppel, ein Messer und ein Spielzeuggewehr in Reichweite zu stellen, die Fenster zu verbarrikadieren und das Licht brennen zu lassen. Außerdem bewacht ihn sein großer schwarzer Stoffhund auf der Bettdecke. Der Junge spürt nur die Angst, kann sie bzw. ihre Ursache jedoch nicht benennen. Familienanamnestisch gibt es keine Besonderheiten bzw. Auslöser, die die Ängste erklären könnten.

Der Patient stellt im Beisein seiner Mutter in der Gruppe auf: Er beginnt mit vier Stellvertretern für die Personen des Gegenwartsystems: Vater, Mutter, seinen jüngeren Bruder und sich selbst. Plötzlich deutet sein Stellvertreter auf einen leeren Stuhl und sagt: »Da fehlt noch jemand.« Bei der Überlegung, wen dieser Stuhl repräsentieren könnte, erinnert sich die Mutter, dass während der Schwangerschaft mit diesem Sohn ein intrauteriner Zwilling festgestellt wurde, der aber nach einigen Wochen bei der nächsten Ultraschallkontrolle nicht mehr sichtbar war.

Nun wird eine Person für diesen Zwilling dazugestellt. Sowohl der Patient selbst als auch dessen Stellvertreter in der Aufstellung erleben den Zwilling zunächst als Bedrohung. Für beide sind die Gefühle so überwältigend, dass sich der Junge hinter einem Schreibtisch versteckt und sein Stellvertreter über plötzliche Herzschmerzen klagt. Nur schrittweise kann sich der Stellvertreter des Patienten dem Zwilling nähern (und der Patient selbst sich aus der Deckung begeben) und sich dann an die rechte Seite des Zwillings stellen. Die Anerkennung des Zwillings und seine Integration in die Geschwisterreihe wird durch folgende Sätze – gesprochen vom Stellvertreter des Patienten – unterstützt: »Wir konnten nur eine kurze Zeit zusammenbleiben, dann wurden wir getrennt. Jetzt, wo ich dich sehe, weiß ich, woher meine Angst kam. Du gehörst dazu, auch wenn du nicht mehr da bist.«

Nach der Aufstellung zu Hause angekommen, räumt der Junge sein »Waffenarsenal« auf und kann fortan im Dunkeln schlafen. In den folgenden Tagen deckt er den Tisch mit einer zusätzlichen Tasse für seinen Zwilling, dem er einen Namen gibt. Für ihn legt er auch einen

Findling als »Erinnerungsstein« an den Gartenteich. Er erzählt oft von seinem Zwilling und dass dieser auf ihn »aufpasse«.

Viele Jahre nach der Aufstellung treffe ich die Mutter wieder und sie berichtet mir, dass die Ängste seit der Aufstellung nie wieder aufgetreten seien und dass ihr Sohn inzwischen seinen Traumberuf als Rettungssanitäter ausübe.

4. Fallbeispiel: Magersucht

Eine 32-jährige Patientin stellt sich vor, da sie seit vier Jahren an Magersucht (43 kg bei 175 cm, BMI = 14), Depressionen und Zukunftsängsten leidet. Sie hatte mehrfache Psychotherapien, zuletzt zwei Monate zuvor innerhalb einer fünfwöchigen Kur, die aus ihrer Sicht wiederum erfolglos war. Sie spürte: »Wenn ich jetzt nichts tue, sterbe ich auch – wie mein Vater. Ich habe das Gefühl, ich trete in seine Fußstapfen. Und ich habe Angst, auch meinen vierjährigen Sohn mit reinzuziehen.« Sie möchte aus systemischer Sicht klären, ob die Symptome mit ihrem Vater zu tun haben, und außerdem 20 kg zunehmen.

Folgende familienanamnestischen Daten sind für die Genogramm- und Aufstellungsarbeit relevant: Die Patientin ist die Jüngere von zwei Mädchen. Ihr Vater starb 15 Jahre zuvor an Magenkrebs. Er selbst hatte noch zwei Drillingsbrüder, von denen einer mit 28 Jahren verstarb, also in dem Alter, als bei der Patientin die Magersucht, Depression und Angststörung begann.

Die Aufstellung im Einzelsetting verläuft – in Kurzform dargestellt – folgendermaßen: Die Patientin stellt ihr Symbol ohne Abstand vor das Symbol des Vaters und fühlt sich ganz innig mit ihm verbunden, »wie ein Mehrling«. Sie spürt außerdem, dass sie an seinem Schicksal (dem Verlust seines Drillings) mitträgt, und gibt ihm dieses in Form eines großen Steins zurück. Dann wird der verstorbene Drillingsbruder dazugestellt. Der Vater reicht den Teil des von der Tochter zurückgenommenen Schicksals, der auch ihm nicht gehörte, an diesen Bruder weiter. Danach nimmt die Patientin Abstand von ihrem Vater mit den Worten: »Bisher habe ich auch den Platz deines verstorbenen Drillings eingenommen, aber ich bin deine Tochter und kann ihn dir nicht ersetzen, ich bin ich und er ist er. Er hat jetzt seinen eigenen Platz.« Danach kann sie sich umdrehen und in ihre Zukunft blicken. Dort sieht sie zum ersten Mal ihren Sohn, stellt auch für ihn ein Symbol auf und spricht zu ihm: »Du bist nur das Kind und du bist frei. Das, was ich noch mit meinem Vater und seinem Bruder zu klären hatte, habe ich getan, das brauchst du nicht zu tragen.«

Als die Patientin nach der Aufstellung nach Hause fährt, findet sie ihren Sohn »ganz anders als sonst, fröhlich und unbeschwert« vor. Im Laufe der nächsten Monate nimmt sie an Gewicht zu, sodass sie zehn Wochen später schon 6 kg mehr auf die Waage bringt und nach einem Jahr ihr Ziel von insgesamt 20 kg Gewichtszunahme erreichte. Vier Jahre später traf ich sie noch einmal wieder und erfuhr, dass sie bis dahin ihr Gewicht immer noch gehalten hatte.

Im Folgenden möchte ich über ein Fallbeispiel berichten, das aus schulmedizinischer Sicht ungewöhnlich ist.

Die Patientin, um die es hier geht, gab mir ausdrücklich die Erlaubnis, über ihre Geschichte detailliert zu berichten. Sie stellte sich im Alter von 25 Jahren in meiner Praxis vor.

5. Fallbeispiel: Essstörung (Magersucht, Binge-Eating) und Depressionen

Die Vorgeschichte: Der Leidensweg der Patientin begann mit Essstörungen und Depressionen, als sie 12–13 Jahre alt war. Damals nahm sie im Rahmen einer Magersucht 30 kg in wenigen Monaten ab. Seitdem war sie *kontinuierlich* in medizinischer und psychotherapeutischer Behandlung, ambulant oder in Kliniken (z. B. ein Jahr lang in einer Landesklinik), wurde teilweise sogar zwangsernährt und saß wegen des Untergewichts und körperlicher Schwäche zeitweise im Rollstuhl. Infolgedessen konnte sie über längere Zeiträume hinweg nicht am Schulunterricht teilnehmen und auch kein normales Sozialleben führen.

In späteren Jahren litt sie bis zur Vorstellung in meiner Praxis unter »Binge-Eating«, das sie als nicht verhinderbare, »überfallsartige Fressattacken« beschrieb. Bei diesen musste sie bis zu 7.000 kcal auf einmal und unkontrollierbar zu sich nehmen, bis ihr so schlecht wurde, dass sie sich für einige Tage ins Bett legte und nichts aß. Auf diese Weise nahm sie kein Gewicht zu und wurde immer wieder als »normalgewichtig« aus den Kliniken entlassen.

Ihre Partnerschaften und sonstigen sozialen Kontakte waren durch den damit verbundenen Stress so betroffen, dass die Patientin ihre Freizeit meist zu Hause, »wie weggesperrt« verbrachte (wenn sie nicht gerade Essen einkaufte), obwohl sie nicht gut alleine sein konnte. Ihre wechselnden beruflichen Tätigkeiten konnte sie gerade so erledigen. Die psychotherapeutischen Sitzungen der letzten vier Jahre hatten sie »wieder nicht grundlegend weitergebracht«.

Ein halbes Jahr, bevor sie sich in meiner Praxis vorstellte, war ihre gesundheitliche Situation noch einmal eskaliert. Ärztlicherseits wurden ihr erneut Psychopharmaka angeraten, die sie aber wegen der starken Nebenwirkungen nicht einnehmen wollte. Man gab ihr mit auf den Weg, dass sie mit diesem Problem leben müsse, austherapiert sei und man nichts mehr für sie tun könne.

Im Vorgespräch erkundige ich mich insbesondere, ob es irgendwelche Einschnitte bei Personen im Alter von 12/13 Jahren in ihrem Familiensystem, auch weiter zurückliegend, gegeben hat. Die Patientin ist über diese Frage überrascht, da sie in all den Jahren der Therapie »noch nie über ihre eigene Biografie und die Eltern hinaus« befragt wurde.

Genogrammerstellung: Es treten folgende für dieses Thema relevante Ereignisse in ihrem Familiensystem zutage:

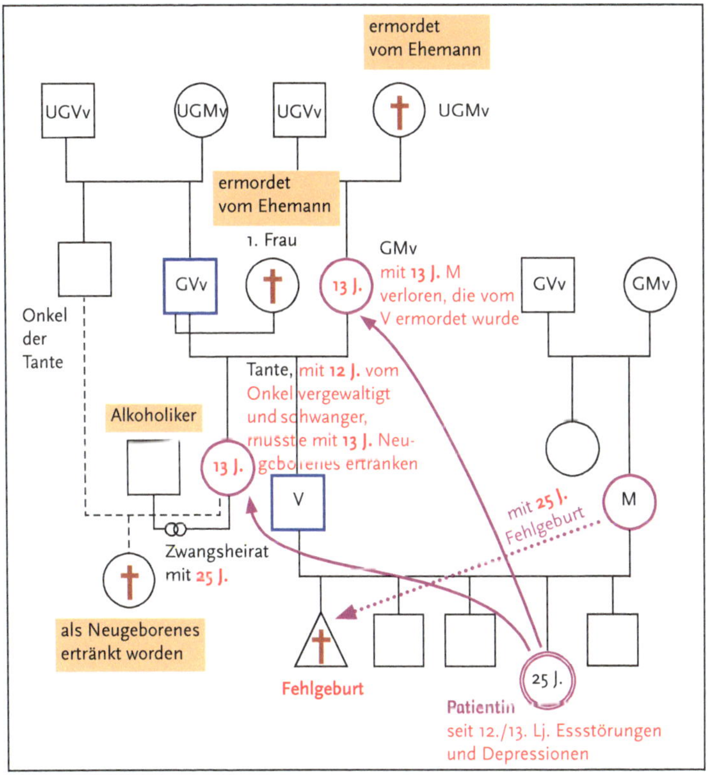

Abb. 66: Relevante Einschnitte im Familiensystem der Patientin mit Essstörungen und Depressionen

Die Großmutter väterlicherseits (GMv) verlor ihre Mutter (UGMv), als sie 13 Jahre alt war, weil der Vater (UGVv) seine Frau umbrachte.

Die Tochter der GMv (die Tante väterlicherseits der Patientin) wurde im Alter von zwölf Jahren von ihrem Onkel vergewaltigt und schwanger und musste dann im Alter von 13 Jahren ihr Neugeborenes auf Druck und im Beisein ihrer Mutter (der GMv) ertränken. Als Strafe dafür, dass sie ein uneheliches Kind bekommen und dieses ermordet hatte, wurde die Tante vor der Öffentlichkeit weggesperrt (!) und musste dann mit 25 Jahren einen Alkoholiker heiraten, der sie zeitlebens schlecht behandelte.

Die Mutter der Patientin wurde mit 25 Jahren erstmalig schwanger und verlor dieses Kind als Fehlgeburt.

In der Skizze sind die genannten Ereignisse dargestellt (s. Abb. 66, S. 271).

Genogrammanalyse: wichtige übernommene Stellvertretungsaufgaben und deren zeitliche Korrelationen

Die Patientin ist in ihrer Geschwisterreihe das einzige lebende Mädchen, sodass ihr alle Stellvertretungsaufgaben bzgl. der Schicksale der weiblichen Ahnen obliegen.

Sie kommt *jetzt,* mit 25 Jahren, in dem Alter, als die Tante den Alkoholiker heiraten musste und ihre Mutter das erste Kind als Fehlgeburt verlor.

Sie entwickelt die Symptome Essstörung und Depressionen im Alter von 12/13 Jahren, korrelierend mit der durch Gewalt entstandenen Schwangerschaft ihrer Tante mit 12 Jahren, der Ertränkung des Kindes im Alter von 13 Jahren und dem gewaltsamen Tod der Mutter der GMm, als Letztere 13 Jahre alt war.

Ihr übermäßiges Essen kann auch im Sinne eines unmöglichen Versuchs gedeutet werden, das ertränkte Kind (Kind der Tante väterlicherseits) »nachzunähren«. Die Phasen ihrer eigenen Mangelernährung stehen möglicherweise im Zusammenhang mit einer Nachfolgedynamik zu diesem getöteten Kind bzw. zu den anderen gewaltsam gestorbenen Frauen auf der väterlichen Seite.

Die Patientin fühlt sich »weggesperrt« wie ihre Tante, die mit 13 J. ihr Neugeborenes umbringen musste und dafür anschließend bis zu ihrem 25. Lj. weggesperrt wurde. Möglicherweise spiegelt sich in ihren bisher toxischen Partnerschaften stellvertretend das leidvolle

Eheleben ihrer Tante mit dem Alkoholiker wider.

Entwicklung: Als die Patientin sich sechs Wochen später für den zweiten Termin, die Genogrammarbeit, wieder vorstellt, berichtet sie freudestrahlend, dass seit unserem ersten Gespräch ihre Esssucht nicht wieder aufgetreten sei und sich auch diverse andere Verbesserungen eingestellt hätten. Auf meine Bitte hin fasst sie die Veränderungen drei Wochen nach der Genogrammanalyse, also neun Wochen nach dem Vorgespräch, noch einmal stichwortartig zusammen, die ich hier mit ihrer Erlaubnis ausschnittsweise aus den entsprechenden E-Mails wiedergebe.

»... Für alle Ärzte galt ich als austherapiert. Für mich existierten nur Extreme.

Nach dem ersten Termin mit Frau Dr. Hickey und den Impulsen in Bezug auf meine Oma und meine Tante, das Anschauen der Themen aus meiner Ahnenreihe und das Würdigen von deren Themen, nahmen die Extreme ab.

Die Fressanfälle und die Kompensation mit dem Essen gibt es so nicht mehr.

Seit über neun Wochen habe ich ein ganz normales Essverhalten und das Thema Essen rückt endlich in den Hintergrund. All die Jahre habe ich es nicht drei Tage geschafft, ›normal zu essen‹. Ich kann mich im Alltag endlich auf die wesentlichen Dinge konzentrieren und fühle mich frei.

Das Würdigen und das ›Sehen‹ waren der Schlüssel zu dieser Tür.

Auch spüre ich eine Wärme und kann allein mit mir sein – undenkbar in den letzten Jahren.«

In den anschließenden 2 3/4 Jahren folgten mehrere E-Mails und Gespräche, auch zu anderen Themen, in denen die Patientin das anhaltende Verschwinden der Essstörung bestätigte. Des Weiteren beschrieb sie, wie sie ihre Freiheit im Alltag wiedergewonnen hätte, Blockaden weggefallen seien und sie einen anderen, zufriedenstellenderen Job sowie einen neuen, viel passenderen Partner gefunden hätte (bisher kannte sie nur »toxische« Beziehungen), mit dem sie wenig später ihr Wunschkind bekam.

14 Kontaktabbrüche

Kontaktabbrüche sind ein relativ häufig geäußertes Problem und leidvoll für alle Beteiligten. Auch hier richtet sich mein Blick insbesondere auf familienbiografische Zusammenhänge.

Meist geht es dabei um Mütter oder Väter, die darüber klagen, dass ein Kind oder mehrere Kinder sich von ihnen abgewandt haben. Aber auch erwachsene Kinder, die den Kontaktabbruch zu beiden Eltern, einem Elternteil oder Geschwistern erlebt haben, stellen sich in meiner Praxis vor. Es geht dann häufig um den Wunsch, ein belastetes Verhältnis systemisch aufzuarbeiten und die Wiederholung von Kontaktabbrüchen in der nächsten Generation möglichst zu vermeiden.

Bei der Frage, ob oder welche »Gründe« es dafür gibt, werden zwar häufig damit in dem Zusammenhang stehende (aktuelle) Ereignisse genannt. Allerdings sind diese für Außenstehende und – insbesondere für denjenigen, der den Kontaktabbruch erleiden muss, – oft nicht nachvollziehbar oder zu verstehen. Aus dessen Sicht ist der Kontaktabbruch meist auch unverhältnismäßig im Vergleich zu dem vorausgegangenen Anlass. Der Betroffene überlegt, was er »getan« hat, wie er sich so »schuldig« gemacht haben könnte, dass er in einer solchen Form für etwas »Geringfügiges«, ohne für ihn erkennbaren Grund, »bestraft« wird, und kommt oft zu keinem Ergebnis.

Demgegenüber hat derjenige, der den Kontaktabbruch wollte und ausübt, aus seiner Sicht meist einen für ihn »schwerwiegenden« Grund, die Beziehung nicht mehr aufrecht erhalten zu können oder zu wollen. Es kommt jedoch auch vor, dass er als Begründung äußert, dass er »eigentlich nicht (mehr) weiß«, warum der Kontaktabbruch stattgefunden hat, dass er das eigene Verhalten nicht versteht, aber den Kontakt nicht mehr haben wollte, da es »einfach nicht mehr ging«. In Einzelfällen bereut er es sogar und entschuldigt sich vielleicht bei dem anderen. Aber es kann dann sein, dass der andere, der den Kontaktabbruch erleiden musste, die Entschuldigung aus verschiedenen Gründen (z. B. Verletzung, alter Groll, Machtausübung, sich mit dem »alten« Thema nicht mehr beschäftigen wollen, diese nicht als »echt« empfindend etc.), nicht annimmt bzw. annehmen kann und seinerseits den Kontakt(-Versuch) ablehnt.

Wenn nicht jede Konfliktpartei Bereitschaft zeigt, ihren Part des möglicherweise nicht angemessenen Verhaltens anzunehmen, dann gibt es auf dem konventionellemn Weg meistens keine Chance für eine Annäherung. Darüber hinaus steigt die Wahrscheinlichkeit, dass der Konflikt in die nächsten Generationen weitergetragen bzw. dort (auf andere Weise) reinszeniert wird.

Schaut man sich Kontaktabbrüche auch aus *transgenerationaler* Sicht an, fällt auf, dass sie oft nicht »zufällig« stattfinden, sondern mit leidvollen Einschnitten im Leben von Vorfahren, die zu Kontaktunterbrechungen führten – meist auch altersmäßig und manchmal sogar thematisch – korrelieren. Es scheint so, als wenn auch hier »alte Themen« aus vorigen Generationen in der jetzigen Generation reinszeniert würden – ohne dass diese den jetzt Betroffenen bekannt sein müssen. Oft geht es auch hier wieder um Nachwirkungen frühkindlicher Bindungstraumata (ggf. auch aus früheren Generationen) oder kriegsbedingter Kontaktabbrüche (Haarmann 2015, 2019).

Das erklärt auch, warum (therapeutische) Lösungsversuche, die sich lediglich auf die jetzigen Konfliktparteien und deren derzeitigen Anlass zum Kontaktabbruch beziehen, oft zu kurz greifen.

14.1 Typische transgenerationale »Auslöser« für Kontaktabbrüche

Es gibt typische, auch weiter zurückliegende, schicksalhafte und auch oft traumatisierende Kontaktunterbrechungen im Familiensystem, die mit Kontaktabbrüchen in nachfolgenden Generationen im Zusammenhang stehen können.

- Die *Auflösung einer Paarbeziehung/Verlobung/Ehe* gegen den Willen des anderen kann auch zu späteren Paartrennungen/Kontaktabbrüchen im eigenen Leben oder in nachfolgenden Generationen führen.
- Der *Verlust eines gemeinsamen Kindes:* Bedingt durch den Tod und einer oft unterschiedlichen Form der Trauer von Mann und Frau sowie infolge möglicherweise wachsendem gegenseitigen Unverständnis, kann es letztendlich zum Kontaktabbruch in der Paarbeziehung kommen, der weiterwirkt.
- Ein *Tod im Kindbett:* Wenn eine Mutter im Kindbett stirbt und das Kind überlebt, kann diese unterbrochene Hinbewegung noch

mehrere Generationen negative Folgen für Mutter-Kind-Kontakte haben und auch Symptome, wie z. B. Migräne auslösen.

- Der *frühe und unbetrauerte Tod eines Elternteils oder beider Eltern,* z. B. bedingt durch einen Unfall, Suizid, den Krieg, ein Verbrechen.
- Das Auf- und Verteilen und damit die *Trennung von Geschwistern* z. B. nach dem Tod der Eltern oder eines Elternteils als (Halb-) Waisen oder nach deren Trennung von den Eltern. Entscheidend für den weiteren Verlauf und die Verarbeitung ist der nachfolgende Umgang mit der Situation (Unterbringung bei verlässlichen Bezugspersonen und Weiterführung von sicheren Bindungen vorzugsweise bei nahen Verwandten oder Pflege-/ Adoptiveltern; nur im Notfall Verbleib im Waisenhaus/Kinderheim).
- Der *frühe und unbetrauerte Tod eines Geschwisters* und die unüberwundene Lücke kann zu (scheinbar) unüberwindbaren Kontaktabbrüchen innerhalb der Geschwisterreihe führen.
- Die *Unterbringung von Kindern in »Sicherheit«* (und damit die Trennung von Familien) im Rahmen von Kriegssituationen o. Ä., beispielsweise als »Kinderlandverschickung«, wie sie vor, während und noch nach dem Zweiten Weltkrieg häufig war: d. h. die (teils angeordnete) Unterbringung von Kindern in fremden Familien bzw. in Heimen, oft für längere Zeit, und damals mit nur minimaler Kontaktmöglichkeit zu Eltern und Geschwistern.
- Das Voraussenden von minderjährigen und alleinstehenden *Kindern,* d. h. *ohne Begleitung von Erwachsenen, in fremde Länder* im Rahmen z. B. einer Flucht.
- Das *(Über-)Leben* in Konzentrations-/Flüchtlings*lagern* ohne Eltern.
- Der Kontaktabbruch von Eltern zu einer Tochter als *Strafe* für die »Schande« einer *unehelichen* Schwangerschaft/eines unehelichen Kindes.
- Das *erzwungene Verlassen des Heimatlandes* z. B. aus politischen Gründen.
- Die *aus der Not geborene Auswanderung* (z. B. Hungersnöte) in ein anderes Land/auf einen anderen Kontinent (nach Nord- und Südamerika, Australien etc.) und den damit verbundenen Verlust der Familie, oft auch der Muttersprache.

- Der *Rückzug* aus dem gesellschaftlichen und dem Familienleben ins Kloster, z. B. als Nonne oder katholischer Priester[32], kann von anderen Familienmitgliedern wie ein Kontaktabbruch verstanden werden. Hier wird die Entscheidung, Kontakt aufzunehmen bzw. aufnehmen zu können oder zu unterlassen (teilweise) an eine Institution abgegeben.

14.2 Weitere »Auslöser« für Kontaktabbrüche

Auch die ungleiche und als *ungerecht empfundene Behandlung* eines Familienmitgliedes sowie *ungleiche Gelegenheiten* können zu Kontaktabbrüchen führen. Diese kommen beispielsweise aufgrund der aufgeführten Gegebenheiten zustande:

- *ungleiche Berufschancen:* Ein oder mehrere Geschwister durften studieren oder den gewünschten Beruf erlernen, ein anderer nicht. Dies kann z. B. bedingt sein durch Geldmangel der Eltern oder auch durch das Geschlecht. In früheren Zeiten gab es nicht wie heute eine selbstverständliche Gleichberechtigung zwischen Mädchen und Jungen, sodass den Frauen oft eine Ausbildung vorenthalten wurde, *»weil sie ja ohnehin eine Familie gründen und dann nicht mehr arbeiten gehen«.*
- *verhinderte berufliche Ausbildungen:* Wenn es *Unterschiede zwischen den Vorstellungen der Eltern und denen der Kinder* gab, was ein nützlicher und erstrebenswerter Beruf war, konnte es sein, dass Eltern einem Kind verboten, den von ihm gewünschten Beruf zu erlernen, bzw. Druck ausübten, die Ausbildung zu wählen, die sie als Eltern für »sinnvoll« hielten. Dies war auch oft der Beruf, den sie selbst nicht ergreifen konnten, aber gern gewählt hätten (s. Kapitel 15).

  Beispiele:
  Ein Kind möchte Künstler werden, der Vater aber hält nichts von der »brotlosen Kunst«; er träumte selbst immer davon, Lehrer zu werden, und will diesen Beruf jetzt von einem seiner Kinder verwirklicht sehen.

32 Dies gilt nicht für protestantische Pfarrer, weil sie heiraten und eine Familie gründen dürfen.

Der Sohn möchte zur See fahren, der Vater wünscht aber für ihn einen »sicheren« Beruf und nötigt ihn, eine Banklehre zu machen.

Eine Tochter darf studieren, die andere nicht, weil sie noch zu Hause gebraucht wird.

Ein Elternteil ist unzufrieden mit dem eigenen Beruf und möchte nicht, dass dies – bei gleicher Berufswahl – auch einem Kind widerfährt.

Die Eltern haben Angst um ihre Kinder, wenn diese in die »Ferne« gehen wollen, und verhindern dadurch die erwünschte Weiterentwicklung.

All die genannten Beispiele können zu Groll und nachfolgendem Kontaktabbruch führen. Weitere Anlässe:

- *ungleiche Verteilung des Erbes*: Haus und Hof konnten beispielsweise oft nur an *einen* Erben (entsprechend dem damals geltenden Erbrecht) weitergegeben und unter den Geschwistern nicht aufgeteilt werden. Wenn auch keine Ausgleichszahlungen des Alleinerbenden an seine Geschwister möglich waren und die Eltern keinen weiteren Besitz zu vererben hatten, war die Wahrscheinlichkeit gegeben, dass sich die anderen Geschwister (oder eines der Geschwister) ungerecht behandelt fühlten, neidisch waren und im Extremfall den Kontakt abbrachen (s. u.).
- *Ungerechtigkeiten*, die im Rahmen *der Sorge um die Familie* und/oder der Pflege der (alten/behinderten) Eltern entstehen können: Ein Kind bleibt zu Hause, »opfert« seine Weiterentwicklung/Berufsausbildung/Gründung einer eigenen Familie und kümmert sich um die restliche Familie, Geschwister oder später um die Eltern. Ein ältestes Kind sorgt beispielsweise für die jüngeren Kinder nach dem frühen Tod der Mutter. Oder ein Geschwister verausgabt sich jahrelang emotional und auch finanziell bei der Pflege der Eltern/eines Elternteils im Alter, die anderen Geschwister tragen nichts oder wenig dazu bei, möchten aber dann ebenbürtig – auch bei der Erbschaft – bedacht werden.
- *Nicht-Handeln* bzw. *Unterlassung* als Auslöser von Kontaktabbrüchen.

- Kontaktabbruch aufgrund des *Gefühls, »nicht dazuzugehören«* – oft in der Wiederholung/Identifizierung mit einer Person im System, die tatsächlich nicht dazugehören konnte/durfte bzw. ausgeschlossen wurde.
- Last, but not least können Kontaktabbrüche z. B. zu Eltern oder einem Elternteil auch *im Rahmen einer Psychotherapie* (ggf. übergangsweise) angeregt werden, um die Chancen auf ein Weiterkommen auf dem eigenen Weg zu verbessern.

Folgendes Beispiel verdeutlicht, wie der Kontaktabbruch eines Sohnes durch das Verhalten seiner Mutter mit initiiert wurde.

1. Fallbeispiel: Sorgen und Ängste einer Mutter um den erwachsenen Sohn

Eine 56 Jahre alte Mutter kommt mit dem Problem zu mir, dass sie sich von Anbeginn an so intensiv Sorgen und Ängste um ihren jetzt 28-jährigen Sohn gemacht hat, dass sie nachts nicht schlafen konnte und ihn ständig, z. B. mit Telefonaten und SMS, kontrollierte. Der Sohn hat deswegen mittlerweile den Kontakt zu ihr abgebrochen. Der Patientin ist bewusst, dass ihr Verhalten nicht adäquat war. Meine Frage nach »einer Mutter im System, die nicht (gut) für eines ihrer Kinder *sorgen* konnte«, deckt auf, dass die Großmutter (GMm) der Patientin sich nicht um ihre Tochter, die Mutter der Patientin, hatte kümmern können. Letztere war wegen einer im Krieg erworbenen Tuberkulose schon ab dem frühen Kindesalter in weit entlegenen Krankenhäusern und Heimen untergebracht gewesen, sodass die Großmutter ihre Tochter (die Mutter der Patientin) nicht besuchen konnte und sich »täglich unendliche Sorgen und Ängste um sie gemacht hatte«. Schon die Erkenntnis im Vorgespräch und während der Genogrammanalyse, dass ihr nicht nachvollziehbares Verhalten gegenüber ihrem Sohn in Stellvertretung zu ihrer Großmutter (GMm) erklärbar ist, entlastet die Patientin sehr. Infolge der Aufstellungsarbeit lösen sich die Ängste, Sorgen und Schlafstörungen sowie der Kontrollzwang völlig auf. Anschließend meldet sich der Sohn unerwartet bei der Patientin (spontan und ohne von ihrer systemischen Arbeit gewusst zu haben) und beide haben seitdem einen sehr guten Kontakt.

2. Fallbeispiel: Generationsübergreifende Mutter-Kind-Kontaktabbrüche

Eine Patientin stellt sich vor, weil sie auch vier Jahre nach dem Kontaktabbruch ihres Sohnes und mehrerer Psychotherapien noch stark unter »Herzschmerzen«, dem Gefühl, »nicht durchatmen zu können«, und depressiven Verstimmungen leidet. Sie habe sich zwar zu dem Zeitpunkt auch von ihrem Mann, dem Vater des Sohnes getrennt, aber das sei aus ihrer Sicht noch kein Anlass, dass ein 25-jähriger erwachsener Mann den Kontakt zu seiner Mutter komplett verweigere. Ihr Anliegen ist, »dass ich mit der Trennung von meinem Kind ohne Herzschmerz, ohne Verlangen und ohne Illusionen gut und verträglich weiterleben kann«.

Bei der Genogrammanalyse fällt auf, dass auf der mütterlichen Seite der Patientin über drei Generationen hinweg Frauen, einschließlich ihrer Mutter, früh gestorben sind, sodass jeweils schon frühzeitig Mutter-Kind-Kontakte unterbrochen wurden (s. Abb. 67).

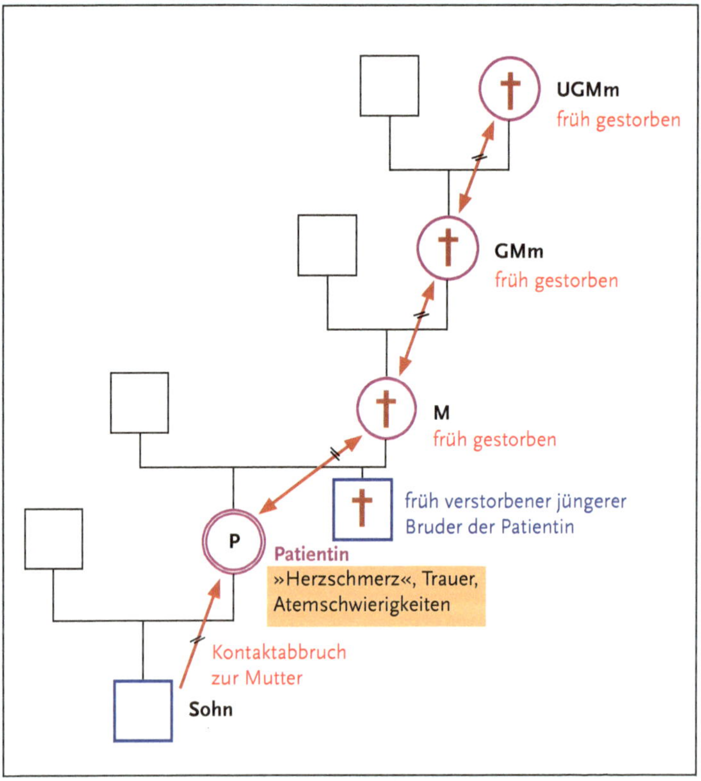

Abb. 67: Unterbrochene Mutter-Kind-Kontakte über mehrere Generationen

Schon bei der Visualisierung der vielen frühen Tode von Müttern im Genogramm über Generationen hinweg und damit der Kontaktunterbrechungen zu deren Kindern wird der Patientin klar, dass ihr Sohn offensichtlich in der (unbewussten und umgekehrten) Wiederholung der leidvollen Trennungen von Müttern und Kindern handelt und jetzt wieder einen entsprechenden Kontaktabbruch mit ihr, d. h. zwischen Kind und Mutter, »reinszeniert«.

Zwei Tage später meldet sich die Patientin bei mir mit der freudigen Nachricht, dass nach dieser Erkenntnis ihr »Herzschmerz« verschwunden sei, sie keine depressiven Verstimmungen mehr spüre und sie jetzt mit der Trennung zu ihrem Sohn gut umgehen könne. Auf die Frage, womit sie sich die plötzlichen positiven Veränderungen erkläre, antwortet sie mir: »Ich hatte bis zu unserem ersten Termin andere Gedanken zu meinem Sohn. Ich habe bis dato gedacht, dass ich ihn ›nie wiedersehen werde‹ und dass es nur an mir liegt, dass er sich nicht meldet. Dieser Gedanke, verbunden mit den so leidvollen Gefühlen, ist jetzt völlig verschwunden. Natürlich freue ich mich, wenn ich doch noch eines Tages etwas von ihm höre.«

Dennoch will sie in Form einer Aufstellung noch mehr verstehen, was möglicherweise zusätzlich zu dem Kontaktabbruch ihres Sohnes geführt haben könnte. Die Aufstellung zeigt, dass vor allem der früh verstorbene jüngere Bruder der Patientin eine besondere Rolle spielt. Diesen hatte die Patientin unbewusst – wie ihr jetzt klar wird – sowohl in ihren Partnern als auch in ihrem Sohn »gesucht«. Diese hatten sich dann, eine solche Rolle nicht erfüllen könnend, von ihr abgewandt. In entsprechenden Lösungsschritten gibt sie ihrem früh verstorbenen Bruder, ihren früheren Partnern, inklusive dem Vater des Sohnes, einen guten Platz.

Die Aufstellung deckt des Weiteren auf, dass sie das »Gefühl, mein Kind nie wieder zu sehen«, von den früh gestorbenen Müttern im System, v. a. auch von ihrer eigenen Mutter, übernommen hat. Letztendlich kann sie die entsprechenden Schicksalsbindungen lösen, ihren Sohn entlasten und ein stärkendes Mutter-Kind-Verhältnis herstellen.

Auch ein Jahr später teilt mir die Patientin noch einmal mit, dass die positiven Veränderungen bei ihr weiterhin anhalten.

15 Berufliche Probleme

Berufliche Probleme können viele Ursachen haben, die unter anderem in gesellschaftlichen Bedingungen, aber auch in der eigenen Persönlichkeit liegen. Oft stehen sie in Verbindung mit systemischen Hintergründen, die sich z. B. mit Organisationsaufstellungen lösen lassen (z. B. Alex u. Erb 2021; Groth u. Stey 2007; Weber u. Rosselet 2016). – Bei der Recherche im Familiensystem zur beruflichen Tätigkeit von Vorfahren begegnet man übrigens auch alten, teilweise nicht mehr bekannten Berufen. Detailwissen dazu findet sich bei Pies (2005).

Um den beruflichen Problemen zugrunde liegenden Themen im System auf die Spur zu kommen, eignet sich auch hier wieder besonders die Untersuchung von eventuell übernommenen Stellvertretungsaufgaben bei der Genogrammanalyse. Typische Stellvertretungen in diesem Kontext werden im Folgenden exemplarisch und anhand von Fallbeispielen aufgezeigt.

Es kann zum Beispiel passieren, dass eine *Mitarbeiterin Probleme mit ihrem Chef* bekommt, da sie ein »altes Thema«, das eigentlich zwischen ihr und ihrem Vater, Bruder oder Ehemann anzusiedeln ist, (unbewusst) an ihm auslebt. Der Chef wird dadurch zum Stellvertreter des Vaters, Bruders oder Partners der Mitarbeiterin.

Gleichzeitig ist es möglich, dass auch die Mitarbeiterin zur Stellvertreterin einer Person aus dem System des Chefs wird. So reinszeniert auch er (unbewusst) etwas Unerledigtes an ihr, das eigentlich in die Beziehung zu seiner Mutter, Schwester, Partnerin oder auch Tochter gehört (s. 1. Fallbeispiel).

Das Resultat ist dann häufig, dass diese Personen sich gegenseitig das Leben schwer machen und die scheinbar auslösenden Gründe nicht leicht aus der Welt räumen können, weil eigentlich etwas anderes, nämlich gegenseitig übernommene Stellvertretungsaufgaben, dahinterstecken.

Diese begründen nicht nur zwischenmenschliche Schwierigkeiten zwischen Vorgesetzten und Mitarbeitern, sondern auch *zwischen Kollegen oder Firmenchefs untereinander*, die sich auf *gleicher* hierarchischer Ebene befinden. Zwei Männer können beispielsweise ihren jeweiligen Bruderkonflikt miteinander reinszenieren: Einer der beiden fühlt sich benachteiligt, nicht gesehen und findet sich – trotz Arbeitsplatzwechsel – erneut in dieser Position wieder. Möglicherweise ist er schon von seinen Eltern benachteiligt worden, da diese einen seiner Brüder aus verschiedenen Gründen bevorzugt haben. Typischerweise hatte dann der Gegenpart schon bereits als Kind »das Sagen« und eine verantwortliche Position nicht nur in seiner Geschwisterreihe, sondern möglicherweise auch seinen Eltern gegenüber.

Ähnlich lassen sich *Konflikte in einem frauendominierten Team* (»Zickenkriege«) erklären, in dem möglicherweise an Kolleginnen, die (unbewusst und systemisch) mit Schwestern verwechselt werden, ein alter, schon seit der Kindheit bestehender »Kampf« in dieser Form weiter aufrechterhalten und stellvertretend ausgelebt wird.

Ein Konflikt kann auch in der Form zustande kommen, dass ein *Kollege das Gefühl* hat, sich immer (mehr als andere) *für andere einzusetzen*, viel zu geben, sich sogar beruflich zu verausgaben, aber nichts oder wenig dafür zurückzubekommen. Solche Themen können dadurch unterhalten werden, dass ein Betroffener beispielsweise ein krankes Geschwister oder gesundheitlich eingeschränkte Eltern hatte und schon als Kind sehr verantwortlich handeln und für dieses sorgen, dabei seine eigenen Bedürfnisse zurückstecken musste. Diese Dynamik sieht man ebenfallsbei Menschen, die ein Geschwister verloren haben und auf ihrer Fürsorglichkeit »sitzen geblieben« sind (s. Abschnitt 5.4.3). Schon früh gewohnt zu sein, sich beim Geben zu verausgaben, kann in einer extremeren Form auch zum Burn-out führen (s. u.).

Die eben angesprochene gegenseitige Übernahme von Stellvertretungsaufgaben kann auch erklären, warum bei denselben Problemen im Team manche Personen mehr involviert und im doppelten Sinne betroffen sind als andere.

Typischerweise ist diesen Konflikten oft nur schwierig durch Gespräche und/oder Verhaltensänderungen beizukommen, da das eigentlich Dahinterstehende mit diesen Maßnahmen nicht erkannt und gelöst wird. Derartige systemisch bedingte Konflikte haben ein größeres Verletzungspotenzial, da sie alte Wunden sowie deren oft unbewusste und bis in die Kindheit zurückreichende Themen wieder aufreißen und damit entsprechende – in dem aktuellen Kontext nicht mehr adäquate – Verhaltensweisen triggern können.

Zwei Fallbeispiele sollen dazu dienen, die gerade angesprochenen Zusammenhänge zu verdeutlichen.

Im folgenden ersten Beispiel wurde das berufliche Problem dadurch unterhalten, dass die Patientin und ihr Chef gegenseitig zu Stellvertretern eines Elternteils wurden.

1. Fallbeispiel: Probleme einer Mitarbeiterin mit ihrem Chef

Eine Patientin, Mitte 50, kommt in meine Praxis mit dem beruflichen Problem, dass sie sich bei ihrem Chef in Gesprächen immer klein macht, »kleiner als sie ist«, und dazu neigt, sich selbst für unwesentliche Dinge schuldig zu fühlen und sich zu entschuldigen. Außerdem hat sie das Gefühl, dass ihr Chef Macht über ihre Emotionen hat, sodass die Gespräche oft frustrierend verlaufen. Sie wäre lieber souverän, so wie sie das in anderen Kontexten auch sein kann.

Sie hat versucht, an sich zu arbeiten und bewusst in anderer Weise in die Gespräche mit ihrem Chef zu gehen, aber es gelang ihr nicht, sich angemessen zu verhalten.

Auf meine Frage, ob ihr das von ihr beschriebene Gefühl bekannt vorkäme bzw. ob sie es von früher kenne, fällt ihr spontan ihr Vater ein. Dieser war einerseits sehr dominant, sodass sie sich klein fühlte und es ihm »immer recht machen« wollte, andererseits bot er ihr in angenehmer Weise Schutz.

Statt mit der Patientin über die aktuelle Problematik bezüglich ihres Chefs und die frühere Situation mit ihrem Vater eingehender zu sprechen, schlage ich ihr ein Rollenspiel mit Stühlen vor, das ihr die Gelegenheit gibt, sich zunächst sowohl in ihre als auch in die Position ihres Chefs einzufühlen.

Weiterarbeit auf Stühlen (s. Abb. 68):

Die Patientin stellt zwei Stühle einander gegenüber auf, setzt sich auf den einen Stuhl und imaginiert auf dem anderen Stuhl ihren Chef. Dann stellt sie sich innerlich eine typische belastende Situation im Gespräch mit ihm vor. An ihrem Platz merkt sie, wie sie wieder klein wird und das Gespräch wie üblich in eine negative, emotionale Richtung geht. Bei meiner Frage nach einer hilfreichen Ressource nennt sie ihren Vater und stellt für diesen ein Symbol hinter sich. Sofort nimmt sie wahr, wie sich ihr Rücken erwärmt und aufrichtet und spürt eine authentische Stärke sowie ein echtes Selbstbewusstsein (nicht wie sonst ein »aufgerüstetes« Selbstbewusstsein). Auch fällt ihr ihre veränderte, positive Ausstrahlung auf.

In der Annahme, dass die Patientin auch dem Chef gegenüber (unbewusst) eine Person aus seinem Herkunftssystem repräsentiert – z. B.

seine Mutter – und in ihm triggert, stelle ich testweise ein Symbol für seine Mutter hinter ihn. In der Position des Chefs merkt die Patientin jetzt, dass er am liebsten weggehen möchte und in ihr gar nicht sie, die Mitarbeiterin, wahrnimmt. Der Wunsch seiner Mutter, die er hinter sich spürt, mit ihm zu reden und Erklärungen und Entschuldigungen abzuliefern, versetzt ihn in eine frühere Zeit und überfordert ihn.

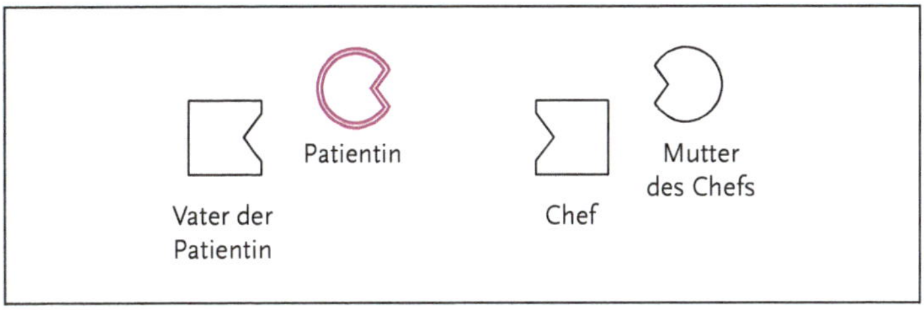

Abb. 68: Mitarbeiterin (Patientin) und Chef: Einbeziehung des jeweils gegengeschlechtlichen Elternteils

Wieder zurück in ihrer Position sagt die Patientin zu ihm: »Ich bin deine Angestellte, *sie* ist deine Mutter – was du noch mit ihr zu lösen hast, lasse ich bei dir.«

Der Patientin wird jetzt klar, dass sie unbewusst etwas an ihrem Chef reinszeniert und bei ihm gesucht hat, z. B. etwas Stärkendes, was eigentlich zur Beziehung zwischen ihr und ihrem Vater gehört. Umgekehrt hat auch der Chef etwas in ihr gesehen, was den Ursprung im Verhältnis zu seiner Mutter hat (s. Abb. 69).

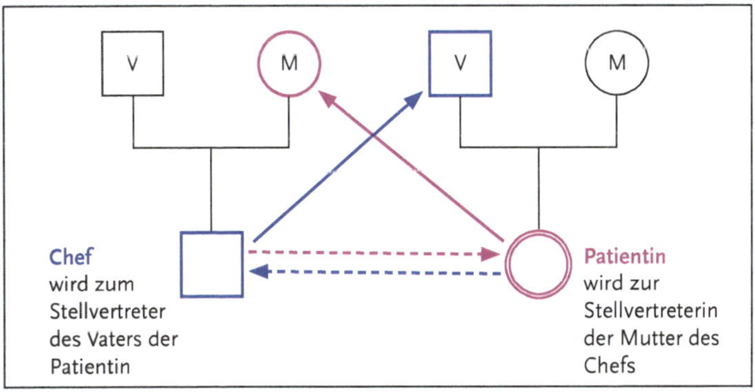

Abb. 69: Mitarbeiterin (Patientin) und Chef: gegenseitige Stellvertretung des gegengeschlechtlichen Elternteils

So kommt der Patientin die lösende Idee, bestimmte Anliegen nicht mehr mit ihm zu besprechen, sondern schriftlich einzureichen. Außerdem will sie bei den zukünftigen noch notwendigen Gesprächen mit ihrem Chef innerlich den Vater hinter sich stellen.

In der nächsten Sitzung berichtet die Patientin, dass der stärkende Vater im Rücken ihr sehr gut getan habe, sie konnte neutral mit ihrem Chef umgehen und musste nicht mehr schauen und erspüren, was er (von ihr) braucht und was sie für ihn tun kann. Auch sein Verhalten habe sich – ohne Kenntnis von der Aufstellung – zum Positiven verändert. So hat sich die berufliche Situation nach dieser nur einen systemischen Intervention sehr entspannt.

In einem ähnlichen und »klassischen« weiteren Beispiel wird deutlich, wie sich die unbewusste und unerfüllte Suche nach Anerkennung durch einen Elternteil langjährig und leidvoll sowohl im beruflichen als auch privaten Bereich widerspiegeln kann.

2. Fallbeispiel: Mangelnde Anerkennung einer Mitarbeiterin

Eine Patientin, Mitte 40, stellt sich auf Anraten ihrer behandelnden Psychotherapeutin bei mir vor, um ein »hartnäckiges«, berufliches Problem aus systemischer familienbiografischer Sicht zu betrachten. Mehrere Jahre Psychotherapie, insbesondere Verhaltenstherapie, hatten zwar zeitweilig Entlastung gebracht, aber das »eigentliche Problem«, das sich immer wieder in ähnlicher Weise zeigte, nicht lösen können.

Zusammengefasst ging es darum, dass die Patientin sich an ihrem Arbeitsplatz schon lange nicht mehr wohlfühlte und insgesamt »keine Entscheidungen treffen konnte« – auch nicht bezogen auf einen Berufswechsel. Sie hatte zwar einen gut bezahlten Job, wurde aber von ihrem Chef schlecht behandelt und regelmäßig abgewertet, obwohl sie »immer das Beste gab«. Auch Beiträge zum Wachstum des Unternehmens und regelmäßige unbezahlte Überstunden wurden nicht gewürdigt. Sie kam zu der Erkenntnis: »Ich überzeuge durch Leistung, aber es reicht nie.«

Auf meine naheliegende Frage, ob sie sich nicht woanders bewerben wolle, antwortet sie, dass sie dies schon häufig getan und auch diverse Zusagen zur Auswahl gehabt hätte. Sie habe diese aber dann doch nicht angenommen aus der Angst heraus, nicht zu genügen und die Erwartungen nicht erfüllen zu können. Ihr war selbst klar, dass dies –

gemessen an ihrer Kompetenz und Erfahrung – völlig irrational war, aber sie konnte nichts dagegen machen.

Abwertungen und mangelnde Anerkennung hatten sich auch in mehreren Paarbeziehungen wiederholt und dazu geführt, dass sie dort ebenfalls viel Leistung gezeigt, aber »nie gereicht« hatte.

Ihr wird klar, dass sie sich zwar für andere verausgaben, aber nicht für sich selbst einsetzen und Grenzen ziehen kann.

Auf meine Frage, mit wem in ihrem Herkunftssystem sie das damit verbundene *Gefühl* am ehesten assoziiert, fällt ihr spontan ihr Vater ein.

Dieser habe sich zeitlebens für andere statt für seine Familie eingesetzt und zu diesem Zweck auch seinen Kindern vieles abverlangt, zum Teil auch gegen deren Willen, aber »egal, was wir gemacht haben, *es* hat und *wir* haben nie gereicht«.

Der Patientin wird auf einmal klar, dass der Vater in seinem Handeln *selbst* immer wieder nach Anerkennung gesucht hat, die er – wie sich in der Genogrammarbeit zeigte – als überlebender Sohn nach zwei im Krieg gefallenen Brüdern von seinen Eltern offensichtlich nie bekam.

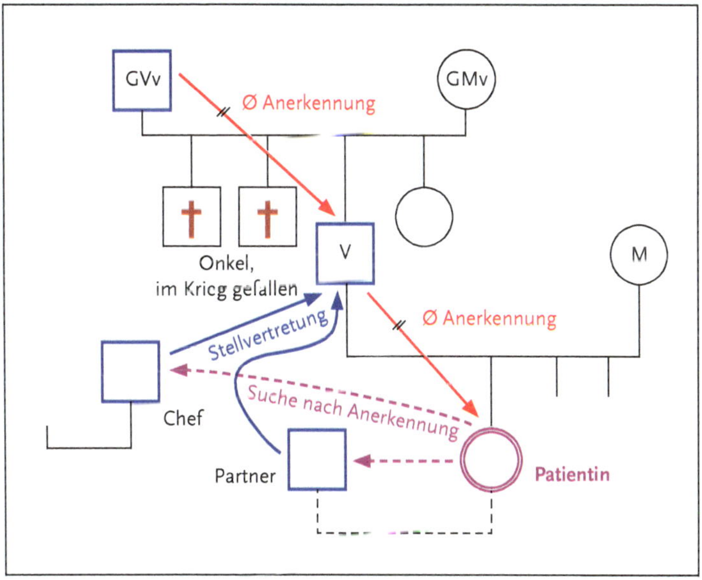

Abb. 70: Patientin mit Suche nach Anerkennung stellvertretend in Chef und Partner

Im weiteren Verlauf des Gesprächs kristallisiert sich heraus, dass die Patientin in ihrem Chef und ihren Partnern auch heute noch das sucht, was sie damals so dringend von ihrem Vater gebraucht hätte und nicht bekam: *Anerkennung* und *Würdigung* (s. Abb. 70).

Ihr wird bewusst: So wie sie früher versucht hat, um diese Anerkennung zu bekommen, es ihrem Vater immer recht zu machen, Leistung zu erbringen, zu erspüren und ihm zu geben, was *er* braucht, wiederholt sie dieses Verhalten deckungsgleich in Bezug auf ihren Chef und ihre Partner. Dieses Bedürfnis nach Anerkennung *kann* jedoch weder ein Chef noch ein Partner in Stellvertretung zu ihrem Vater stillen.

So möchte die Patientin im nächsten Schritt mit einer Aufstellung das Thema »Vater und Anerkennung« bearbeiten, um in Zukunft das alte Muster nicht mehr an einem Chef oder Partner reinszenieren zu müssen, sondern gut für sich selbst sorgen, eigene Entscheidungen treffen und damit auch die richtige berufliche Umgebung wählen zu können.

Diese Ziele erreichte sie infolge einer *Aufstellung* im Einzelsetting, in der es im Wesentlichen um folgende *Schritte* ging (diese sind *prinzipiell* auch auf andere, ähnliche Situationen *übertragbar*):

- *Betrauern* und *Einbeziehung* der im Krieg gefallenen beiden älteren Brüder des Vaters (Onkel der Patientin) durch die Großeltern väterlicherseits und den Vater
- *Würdigung* der Tatsache durch die Großeltern, dass ihr Sohn (Vater der Patientin) seine beiden toten Brüder nicht ersetzen und er es ihnen dadurch nicht recht machen konnte, infolgedessen auch keine Anerkennung durch sie bekam
- *Verständnis* des Vaters für die belastete elterliche und eigene Situation
- *Wahrnehmung* des Vaters, dass er Ersatz für die mangelnde Anerkennung durch seine Eltern im Außen, beispielsweise in seinen Ämtern, Wohltaten und »gut funktionierenden« Kindern – insbesondere in seiner Tochter (der Patientin) – gesucht hat und ebenfalls nicht in der Lage war, seinen Kindern sowie deren Verhalten und Handlungen eine echte Anerkennung als Vater zu geben
- *Realisierung* der Patientin, dass sie als älteste Tochter in Stellvertretung der Mutter des Vaters (ihrer GMv) versucht hat, diesem die nötige Anerkennung zu geben
- *Akzeptanz* und Verständnis der Patientin für die schicksalsbedingt entstandene fehlende Anerkennung über zwei Generationen

- *Annäherung* von Vater und Tochter (Patientin), denen bewusst wird, dass sie im Grunde genommen in einer sehr ähnlichen Lage waren, indem sie beide versuchten hatten, ihre fehlende Anerkennung im Außen zu suchen und zu kompensieren
- *Einbeziehung* von Chef und Partner. Ansprechen, dass eine unbewusste Verwechslung mit dem Vater stattgefunden hat und dadurch die fehlende Anerkennung ersatzweise bei diesen beiden gesucht wurde
- *Abgrenzung* der Patientin, spüren der *eigenen* Bedürfnisse und Ziele, abschließend Blick in die Zukunft.

An diesem Beispiel wird in typischer Weise deutlich, wie Vorgesetzte und Partner zu Stellvertretern von Elternteilen werden können. In diesem Fall steht als Thema im Vordergrund: Was die Patientin von ihrem Vater nicht bekommen hat (Anerkennung, Würdigung etc.) und was sie bei ihm Leidvolles erlebt hat (mangelnde Wertschätzung, Grenzüberschreitung etc.), reinszeniert sie mit den Chefs und Partnern. Trotz der damit verbundenen unangenehmen Gefühle und Erfahrungen kann sie nicht gehen – im Gegenteil: Möglicherweise trägt das wieder erlebte, altbekannte leidvolle Gefühl sogar (unbewusst) dazu bei, sich »wie zu Hause« zu fühlen und diese Umgebung erneut zu »suchen« – so lange, bis das eigentlich Dahinterliegende gesehen und bearbeitet ist und positive Veränderungen möglich sind.

Eine andere Ursache für berufliche Probleme kann beispielsweise darin liegen, dass ein Nachfahre den *unerfüllten Berufswunsch eines Vorfahren* spürt und das (unbewusste) Bedürfnis hat, diesen zu »erfüllen« oder zu »vollenden«. Dies mag zum Beispiel das Studium sein, das der Mutter oder Großmutter aus finanziellen oder anderen Gründen nicht ermöglicht werden konnte und zu dem sich jetzt das Kind oder der Enkel »verpflichtet« fühlt. Oder die gewünschte Berufsausbildung, die ein Mann nicht verfolgen durfte, weil er den elterlichen Hof weiterführen musste. Die Hofübernahme war – je nach Erbrecht – oft für den ersten Sohn vorgesehen oder ggf. für einen jüngeren Bruder, falls der Hoferbe – bedingt durch frühen Tod oder aus anderen Gründen – diese Aufgabe nicht übernehmen konnte oder wollte. Im Fall des »Nachrückens« kann ein Spannungsfeld entstehen zwischen dem eigenen Vorhaben einerseits, seinen erwünschten Beruf zu erlernen oder auszuüben, und dem Pflichtgefühl andererseits, die eigentlich für den Bruder vorgesehene Bestimmung fortführen zu müssen und damit auf seine eigene zu verzichten. Dies kann zusätzlich verbunden sein mit dem Empfinden von »Schuld« bzw. dem schlechten Gewissen, überlebt zu haben und im Sinne des (unbewussten) Ausgleichs dieses »Opfer« bringen zu müssen.

Infolgedessen bekommt dann möglicherweise ein Nachfahre in Stellvertretung das Gefühl (ohne von diesem Schicksal Kenntnis haben zu müssen), »unbedingt« den beruflichen Weg einschlagen zu wollen oder zu »müssen«, der ursprünglich für den gerade erwähnten nachgerückten Hoferben bestimmt war.

Natürlich kann die Berufswahl auch unter dem *Druck der Eltern* auf ein Kind zustande gekommen sein, die ihm vorschrieben, »was es zu werden hatte«, – vielleicht, weil sie es für die Persönlichkeit des Kindes für richtig hielten, weil es in das familiäre Umfeld bzw. zu den finanziellen Ressourcen passte oder weil es – wie bereits erwähnt – das Erbrecht verlangte.

Ein anderer Grund, vor allem für berufliche innere Konflikte, kann der Einfluss *familiärer Loyalitäten* sein. Wenn ein Kind (unbewusst) merkt, dass es die Eltern nicht »überflügeln«, »nicht besser sein darf« als sie oder Familienglaubenssätze spürt bzw. hört wie »Schuster, bleib bei deinem Leisten« oder »wer hoch fliegt, fällt tief«, dann kann sich das erschwerend auf die Wahl eines »besseren« oder »angeseheneren« Berufes auswirken (zum Beispiel ein Studium in einer Handwerkerfamilie). Dies äußert sich auch darin, dass immer dann, wenn gerade ein beruflicher Erfolg eintreten könnte, ein »innerer Saboteur« auftritt und es verhindert. Dies kann ebenfalls daran sichtbar werden, dass Prüfungen (mehrfach) nicht bestanden werden oder – trotz adäquaten Intellekts und Lernaufwands – schwierig zu bewältigen sind.

> Dazu fällt mir ein Patient ein, ein zweiter Sohn, der mehrfach Prüfungen nicht schaffte, obwohl ihn das Fach interessierte und er sich entsprechend vorbereitet hatte. Erst später im Rahmen der Genogrammrecherche fand er heraus, dass sein Vater durch die Abiturprüfung gefallen war und deshalb das gewünschte Studium nicht ergreifen konnte. Nach Bearbeitung seiner unbewusst übernommenen Stellvertretungsaufgabe, die offensichtlich zu einer Blockade geführt hatte, bestand er seine Prüfung.

Auch *kriegsbedingt* mussten oft Berufe ergriffen werden, die kurzfristig das Überleben der Familie sicherten, aber oft nicht dem eigentlichen

Wunsch entsprachen und möglicherweise auch unter den Kompetenzen der betroffenen Personen lagen.

Mobbing in der Schule oder am Arbeitsplatz ist eine leidvolle Erfahrung. Hier können natürlich die Persönlichkeit oder das eigene Verhalten mitverantwortlich sein. Beim näheren Hinschauen fällt jedoch auf, dass dieselbe Person oft wiederholt – z. B. auch nach dem Wechsel der Schule oder Arbeitsstelle – in eine Opferrolle gerät. Spätestens dann sollte die Frage geklärt werden, ob es sich um die Stellvertretung einer Person im System handeln könnte, die selbst Opfer geworden ist bzw. ausgegrenzt und entsprechend behandelt wurde.

Es gibt aber auch die Situation, dass sich jemand in einer »Umkehrbewegung« und zum (unbewussten) Ausgleich zu einer Person, die sich schuldig gemacht hat, »zur Verfügung« stellt. Er wird dann in Stellvertretung zum »Schuldigen« (gemacht). Bei Personen in solchen Schicksalsbindungen kann man z. B. gehäuft Grenzüberschreitungen – erlebte oder ausgeübte – beobachten. In dieser Schicksalsbindung besteht also die Gefahr, dass man sich (unbewusst) wieder zum Opfer macht und grenzüberschreitende Handlungen »zulässt« oder erfährt bzw. sich grenzüberschreitend anderen gegenüber verhält.

Burn-out kommt in vielen Berufsgruppen, insbesondere in helfenden Berufen, vor. Es gibt mittlerweile viele prophylaktische und therapeutische Maßnahmen, um ihn zu vermeiden bzw. zu bewältigen. Wenn Menschen dazu neigen, sich immer wieder zu überfordern in der (Für-)Sorge um andere, und es nicht schaffen, gut für sich selbst zu sorgen, lohnt sich der Blick auch auf systemische Hintergründe, die dafür mitverantwortlich sein könnten. Typischerweise laufen aus systemischer Sicht diejenigen Menschen Gefahr, einen Burn-out zu erleiden, die auf ihrer Fürsorglichkeit »sitzengeblieben« sind, indem sie z. B. jüngere Geschwister oder eigene Kinder (früh) verloren haben (s. Abschnitte 5.4.3 und 5.5). Allerdings gibt es dafür auch noch sehr viele andere Ursachen.

Nicht die Fürsorge an sich ist das Problem, sondern das unerschöpfliche »Geben und Geben«. Es kann kein Ende finden, ist nicht zu stillen und damit frustran, da es sich nicht an die eigentliche Person, z. B. das verstorbene Geschwister oder (eigene) Kind, richtet, sondern nur an dessen Stellvertreter. Die Lösung besteht darin, diejenigen, um die es eigentlich geht, zu betrauern, diesen Personen einen Platz zu geben, sodass dann die Wahrscheinlichkeit steigt, besser spüren zu können, wann die eigene Grenze bzw. das »Zuviel« für andere droht.

Das folgende Beispiel zeigt, wie ein Burn-out aus systemischer Sicht entstehen kann.

Fallbeispiel: Lehrerin mit Burn-out und Problemen mit dem Schulleiter

Eine 58-jährige Patientin leidet unter einem Burn-out. Die Vorzeichen haben sich schon seit Jahren angekündigt, aber jetzt ist sie nicht mehr in der Lage zu arbeiten. Als Grundschullehrerin fällt es ihr immer schwerer, sich für den Unterricht vorzubereiten und mit den Schülern umzugehen. Sie hat das Gefühl: »Ich gebe und gebe – aber es ist nie genug.« Gleichzeitig treten immer wieder Probleme mit ihrem Schulleiter auf. Sie hatte deswegen schon die Schule gewechselt, aber dennoch wiederholte sich dasselbe Thema: »Ich versuche immer, es ihm recht zu machen, aber es gelingt mir irgendwie nicht. Auch meine Erwartungen an ihn werden nur selten erfüllt.«

Bei der Genogrammanalyse fällt auf, dass die Patientin

- mit 58 Jahren jetzt das Alter erreicht hat, in dem ihre Mutter gestorben ist
- einen älteren, früh verstorbenen Bruder und
- ein jüngeres, fehlgeborenes Geschwisterkind hatte (s. Abb. 71).

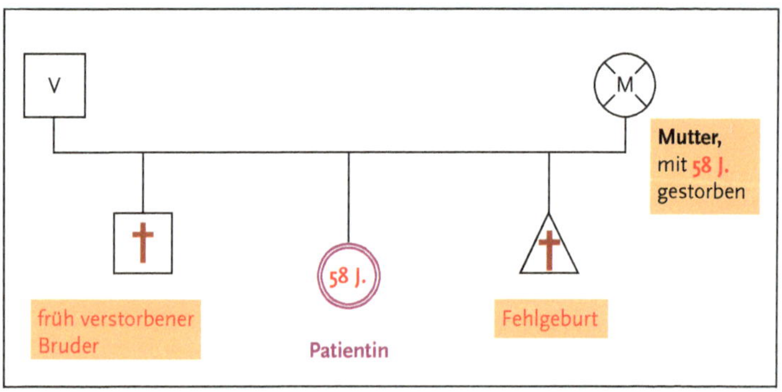

Abb. 71: Lehrerin mit Burn-out: relevante Schicksale in ihrer Herkunftsfamilie

Das Anliegen für die anschließende Aufstellung besteht darin, herauszufinden, ob es einen systemischen Zusammenhang zum Burn-out und den nicht erfüllbaren Erwartungen gibt.

Sie wählt zu Beginn jeweils ein Symbol für

- sich selbst
- ihren älteren, früh verstorbenen Bruder und
- das jüngere, fehlgeborene Geschwisterkind.

An ihrer eigenen Position (in der Mitte von beiden Geschwistern) wird sie direkt sehr traurig: Sie vermisst sowohl den älteren Bruder als auch das jüngere fehlgeborene Geschwisterkind, obwohl sie beide nicht kennt. Sie merkt, dass sie gerne für das jüngere Geschwister gesorgt hätte, aber es so nicht konnte. Auch hätte sie oft den Schutz des älteren Bruders gebraucht.

An dieser Stelle wird ihr auf einmal bewusst, dass sie die verausgabende Fürsorge stellvertretend an den Schülern auslebt, die eigentlich ihrem jüngeren Geschwisterkind hätte gelten sollen, aber nicht lebbar war.

Auch wird ihr klar, dass sie in ihrem Schulleiter etwas »sucht« (z. B. Schutz), was eigentlich zu ihrem älteren verstorbenen Bruder gehört und das der Schulleiter – in Stellvertretung des Bruders – ihr nicht geben *kann*.

Es bleibt noch ein ungelöster Anteil bzgl. der unerfüllbaren Erwartungen. Sie vermutet Zusammenhänge zu ihrer Mutter und stellt im nächsten Schritt ein Symbol für ihre Mutter hinter sich.

Die Patientin merkt sofort, dass – wie sie das von früher kennt – Erwartungen an sie gerichtet werden, die sie nicht erfüllen kann. Gleichzeitig geht ihr auf, dass dies im Zusammenhang mit dem Tod ihrer Geschwister steht: dass sie der Mutter bzw. den Eltern gegenüber die fehlenden Geschwister repräsentieren muss, was nicht gelingen *kann* und sie ebenfalls überfordert.

Nach mehreren Schritten, wie sie in Aufstellungen typisch sind (z. B. Spüren der eigenen Trauer, Rückgabe der übernommenen Trauer, »Erlaubnis«, das eigene Leben leben zu dürfen, und Einfühlen an dem eigenen Platz), kann die Patientin erstmalig klar und auch gestärkt ihre Position als Frau und sich »in Ordnung so, wie sie ist« wahrnehmen.

In der Folge spürte sie ihre eigenen Bedürfnisse viel deutlicher und war in der Lage, sich – sowohl den Schülern als auch dem Schulleiter gegenüber – klarer abzugrenzen und ihre Grenzen auch einzuhalten (s. Abb. 72).

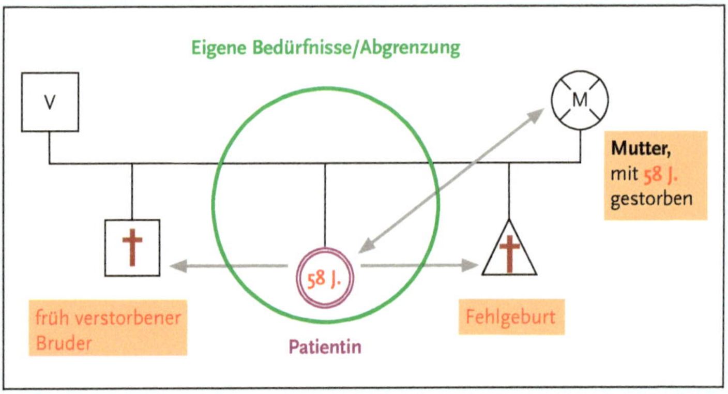

Abb. 72: Lehrerin mit Abgrenzung zu den Schicksalen in ihrer Herkunftsfamilie

»*Dreiecksbeziehungen*« wurden bereits im Zusammenhang mit Paarbeziehungen aus systemischer Sicht im Kapitel 9.5 betrachtet. Da diese auch *im beruflichen Umfeld* Probleme auslösen können, werden im Folgenden einige Hintergründe für die Entstehung in diesem Kontext aufgeführt.

Als klassisches Beispiel nehmen wir den verheirateten Chef, der ein Verhältnis mit einer Mitarbeiterin hat. Typischerweise ist er in einer defizitären Phase der Ehe, die eigentlich »zur Überarbeitung ansteht«, aus verschiedenen Gründen aber (noch) keine Chance dazu bekommen hat. So entsteht Raum für eine andere Partnerin, in diesem Fall eine Mitarbeiterin, die für ihn in vielen Punkten »passender« scheint als die Ehefrau. Bleiben möchte der Mann in der bisherigen Form nicht mehr in seiner Ehe – aber gehen will er auch nicht: »Das kann ich meiner Frau und den Kindern nicht antun, es ist alles so schwierig …« etc. Also versucht er – um sich unnötigen Stress zu ersparen –, die (Außen-)Beziehung zwar weiterzuführen, aber diese im Betrieb, unter den Kollegen und zu Hause möglichst geheim zu halten.

Die Mitarbeiterin als Geliebte/Freundin duldet diesen Zustand oft erstaunlich lange. Hat sie doch meist Verständnis für die »schwierige Situation« des Partners und ist möglicherweise generell ambivalent, was eine Partnerschaft mit vollem Commitment angeht. Typischerweise scheinen vor allem Frauen und Männer für eine solche Situation prädestiniert zu sein, die eine Triangulierung, »das Leben im

Dreieck«, schon aus früheren Zeiten kennen (s. Abschnitt 9.5): Oft kommen sie in eine Sonderrolle bei ihrem Vater (»Vaters Tochter«) – bedingt beispielsweise durch Stellvertretung einer früheren Partnerin/großen Liebe des Vaters als *zweite* Tochter. Dadurch geraten sie häufig in einen Konflikt bzw. in ein Konkurrenzverhältnis zu ihrer Mutter, die später durch die Ehefrau des verheirateten Chefs oder Kollegen in der Dreiecksbeziehung vertreten wird. Entsprechend spiegelbildliche Verhältnisse bringen Männer (z. B. als *zweite* Söhne) mit, die als »Mutters Sohn« – und möglicher Stellvertreter eines früheren Partners der Mutter – einen besonderen Platz bei der Mutter bekommen (hatten) und damit in Konkurrenz zum Vater treten (getreten waren). Diese werden typischerweise vom Ehemann der Geliebten in der Dreiecksbeziehung vertreten.

In berufliche Dreieckssituationen können, wie bereits erwähnt, auch Männer und Frauen geraten, die aus der Position eines *ersten* Kindes wichtige frühere Partner – bzw. das nicht oder unvollendet gelebte (berufliche) Liebesleben – eines *Groß*vaters bzw. einer *Groß*mutter vertreten.

Die Lösung besteht darin, das zugrunde liegende Thema im jeweils eigenen Herkunftssystem und ggf. auch im System der Schwiegereltern mithilfe der Genogrammanalyse zu klären, um sich dann frei für oder gegen eine solche Paarbeziehung entscheiden zu können.

16 Kriegsfolgen und Heimatverlust

16.1 Kriegsfolgen

Die Folgen von zwei Weltkriegen im letzten Jahrhundert (der Erste Weltkrieg 1914–1918, der Zweite Weltkrieg 1939–1945) und von anderen traumatischen Einschnitten, die im direkten oder indirekten Zusammenhang damit stehen, sind bis heute zu spüren.[33] Bei Radebold, Bohleber u. Zinnecker (2009) steht geschrieben:

> »Klar ist, dass von der ersten kriegsbetroffenen Generation (des Ersten Weltkrieges) an bis hin zu den Enkeln der Kriegskinder des Zweiten Weltkrieges als vierter Generation transgenerationale Auswirkungen zu beobachten sind, die auf einer Kombination von Leitbildern, Erziehungsnormen, belastenden, beschädigenden bis traumatisierenden Erfahrungen der neurotischen (Familien-)Strukturen beruhen.«

Kriege wirken sich auf allen Ebenen des Lebens aus, beispielsweise im sozialen, wirtschaftlichen und politischen Bereich. Dabei kann man zwischen sichtbaren und (zunächst) unsichtbaren Folgen unterscheiden. Die offensichtlichen Auswirkungen zeigen sich z. B. an zerstörten Häusern und körperlichen Verletzungen, die die Menschen erlitten haben. Zu den weniger sichtbaren Nachwirkungen lassen sich psychische Störungen, Traumafolgestörungen oder andere Erkrankungen zählen, die mit entsprechend verändertem Verhalten einhergehen. Diese Störungen und Krankheitsbilder treten möglicherweise erst nach längerer Zeit, also zeitverzögert, im eigenen Leben in Erscheinung und wirken in den nächsten Generationen nach.

Folgen von früheren traumatischen Erfahrungen – insbesondere bei traumatisierten Kindern – können sich im Laufe der Zeit wandeln, verschlimmern und in Form von chronischen Störungen und Externalisierungen zeigen (Starostzik 2017). Diese erscheinen oft in vielfältiger, auch indirekter Weise, zum Beispiel als (zunächst) körperliche Beschwerden.

---

33 Siehe z. B. Alberti (2019); Bode (2015); Gebhardt (2019); Hickey (2018e); Lohre (2018); Lorenz (2014); Nazarkiewicz u. Bourquin (2018).

Häufig fallen entsprechende Symptome und Erkrankungen erst in einem höheren Alter auf, wie beispielsweise bei den jetzt noch lebenden ca. 70- bis 90-Jährigen, den damaligen Kriegs- und Nachkriegskindern. Dabei kann es sich z. B. um Depressionen, Angststörungen oder auch körperliche Beschwerden handeln, die zunächst nicht im Zusammenhang mit Kriegserlebnissen gesehen werden.

Mögliche Gründe für eine späte(re) Manifestation könnten sein, dass in jüngeren Jahren entsprechende physische und psychische Symptome durch Arbeit überdeckt waren und jetzt, im Rentenalter, mit mehr Zeit und dem zunehmend in den Vordergrund tretenden Langzeitgedächtnis alte Erinnerungen wieder wach werden. Der Auszug der Kinder, die Beendigung des Berufslebens mit Umstellung auf das Rentnerdasein, der Tod des Ehepartners und andere alterstypische Veränderungen können zusätzliche Belastungen mit sich bringen.

Die Generation der heute noch lebenden Kriegskinder hat es zudem gelernt, »die Zähne zusammenzubeißen« und sich selbst nicht so wichtig zu nehmen. Oft hatten die Vertreter der Kriegskindergeneration in jungen Jahren auch keine Möglichkeit, ihre Ängste und Sorgen gegenüber den Eltern zu äußern, die damit beschäftigt waren, den täglichen Überlebenskampf zu bestehen. Nicht nur die Kinder und Jugendlichen waren auf sich gestellt, sondern auch die Mütter waren in den Kriegs- und Nachkriegsjahren mit ihren Kindern oft (und teilweise über Jahre) alleine zu Hause oder unterwegs, während die Männer an der Front kämpften. Häufig mussten sie sich auch noch später, während der Gefangenschaft der Männer oder dann als Kriegswitwen, (weiterhin) alleinerziehend durch das Leben schlagen. Gerade die Kriegskinder stellten – neben den Soldaten im Fronteinsatz – aufgrund ihrer altersbedingten Vulnerabilität eine Risikogruppe für die Ausbildung traumabedingter Folgestörungen dar.

Heute ist es kein Tabu mehr, über die eigenen Gefühle zu sprechen und sich therapeutische Hilfe zu holen, zumal in den letzten Jahren insbesondere auch die Schicksale der Kriegskinder und Kriegsenkel in den Fokus der Öffentlichkeit gerückt sind. Wenn sich Menschen trotz – möglicherweise trauma- bzw. kriegsassoziierter – psychischer und (manchmal »nur«) körperlicher Beschwerden dennoch nicht in Behandlung begeben wollen (wie mir das von deren betroffenen Kindern – den Kriegs*enkeln* – der 1950er- bis 1970er-Jahrgänge oft mit Unverständnis geschildert wird), dann ist das mit Respekt zu akzeptieren. Vielleicht schützen sich diejenigen, die Hilfe ablehnen und schweigen, auf diese Weise vor einer möglichen Retraumatisierung oder vor der Zerstörung einer eigenen inneren Welt und Sicht auf das Geschehen, mit der sie das Erlebte bisher einigermaßen überstehen konnten.

Die Eltern der Kriegskinder haben häufig nicht über deren Erlebnisse im Krieg gesprochen (Lohre 2018). Einerseits, um der nächsten Generation die schlimmen Dinge zu »ersparen«, andererseits aber auch, um diese hinter sich zu lassen und nach vorne zu schauen – in der Hoffnung, dass die Schrecken des Krieges dann »vergessen« seien. Vor allem die damals schon erwachsenen (heute nicht mehr lebenden) Väter der Kriegskinder waren für das »Vaterland« in den Krieg gezogen, einer Ideologie folgend, um dann häufig zu erkennen, dass ihr Einsatz einer Illusion und einem Verbrechen galt und die immensen Opfer verschiedenster Art völlig umsonst waren. Man führte »nur« Befehle aus, tat damit auch Dinge, die man im »normalen« Leben nie getan hätte, tötete im Auftrag, auch im Kampf um das eigene Überleben. So war man Opfer, Täter und Zeuge zugleich und lud unermessliche Scham und Schuld auf sich. – Nicht unerwähnt bleiben sollten die guten Taten, oft unter Einsatz des eigenen Lebens, die es auch gab und die meist im Verborgenen blieben.

Eine andere Umgangsweise mit den Kriegserlebnissen als das Schweigen bestand darin, die einschneidenden, belastenden Ereignisse – auch den Kindern und Enkeln – immer wieder zu erzählen, oft sogar zu »beschönigen« bzw. zu »heroisieren« mit möglicherweise der (unbewussten) Absicht, dem Ganzen noch einen gewissen Sinn abzugewinnen, damit das eigene und anderen zugefügte Leid sowie die geopferte Jugend und Gesundheit nicht gänzlich umsonst waren. Beides – das Schweigen oder das regelmäßige Rückblenden auf die traumatischen Situationen durch Erzählungen – hat bei den betroffenen Personen und auch den (zuhörenden) Angehörigen oft deutliche Spuren hinterlassen.

Wichtig ist, sich zu vergegenwärtigen, dass man früher das Wissen um mögliche Folgen von Traumatisierungen nicht hatte und es demnach keine posttraumatische psychologische Betreuung gab. Des Weiteren war es auch in späteren Jahren eher tabuisiert, therapeutische Hilfe in Anspruch zu nehmen. Viele Symptome wurden lange gar nicht als Folgen durchlebter Traumata erkannt. Dazu zählt die sogenannte »Kriegsneurose« (engl. *combat stress reaction*), eine gravierende Veränderung im Verhalten nach Kriegstraumata bei Soldaten/Veteranen, aber auch Zivilisten. Auch das »Kriegszittern« (engl. *shell shock*) ist als langfristiges Resultat traumatisierender Situationen vor allem im Ersten Weltkrieg bekannt geworden, wo die Kämpfe noch im großen Umfang von Mann zu Mann stattfanden und auch mit chemischen Waffen ausgetragen wurden.

Heute weiß man, dass physische und psychische Traumatisierungen nicht nur als »posttraumatische Belastungsstörungen« (PTBS; engl. *post-traumatic stress disorder,* PTSD) im eigenen Leben, sondern in der Folge auch über mehrere Generationen nachwirken können, selbst wenn dort keine Details zu den ursprünglichen Geschehnissen bekannt sind (Radebold 2004; Radebold, Bohleber u. Zinnecker 2009).

Auch in meiner Praxis hat sich über die Jahre bestätigt, dass viele körperliche und seelische Beschwerden direkt oder indirekt und meist unbewusst im Zusammenhang mit unbewältigten Kriegsthemen in der Familie stehen können. Dabei handelt es sich heutzutage meist um Schicksalsbindungen zu betroffenen *Vorfahren*. Bei Menschen älteren Jahrgangs kann die Symptomatik aber durchaus noch im Zusammenhang mit *eigenem Erleben* stehen, beispielsweise mit einem im Krieg zu Tode gekommenen Geschwister, der Vergewaltigung der Mutter oder späten Heimkehr eines psychisch und physisch völlig veränderten Vaters.

Entsprechend diesen Erfahrungen möchte ich dafür plädieren – insbesondere wenn sich ein Patient wegen seiner medizinisch nicht erklärbaren Symptome schon diversen Ärzten und Therapeuten vorgestellt hat und sich mittlerweile vielleicht sogar als »Simulant« fühlt –, den Blick zeitnah auch auf kriegsbedingte Einschnitte im Familiensystem zu richten. Oft sind mir Patienten nach langjährigen, nur kurzfristig wirksamen Therapien begegnet, die mithilfe des systemischen, transgenerationalen Blicks auf Kriegsthemen dauerhafte Lösungen für ihre Probleme finden konnten. »Ungelebtes Leben« bzw. »unbetrauerter Verlust« kann offensichtlich – insbesondere als Kriegsfolge – noch über Generationen hinweg im System weiterwirken und in entsprechender Symptomatik/Problematik von Nachfahren zum Ausdruck kommen.

Typische Symptome, die häufig von Patienten über Kriegsteilnehmer in deren Familiensystem beschrieben werden, unter denen auch die Nachfahren (in Stellvertretung) oft zu leiden haben, sind Wut, häufige cholerische Anfälle, »außer sich« und unberechenbar aggressiv sein – Sekundärgefühle für die nicht empfundene und nicht gelebte, aber eigentlich dahinterstehende Trauer. Auch Ängste und Depressionen, psychische Nichterreichbarkeit, Gefühlsarmut/-losigkeit oder diverse körperliche Symptome, wie sie bei posttraumatischen Belastungsstörungen beschrieben werden, können bei den Betroffenen in diesem Zusammenhang beobachtet werden.

Interessanterweise ist der Krieg heute noch, nach Jahrzehnten, auch in unserer Alltagssprache präsent. Meist unbewusst sagen wir beispielsweise über ein unaufgeräumtes Zimmer, es sehe ja aus, »als hätte eine Bombe eingeschlagen«, oder beim Aufruf zum Mithelfen: »Alle Männer an die Front!«, auch: »Treib mich nicht so – ich bin doch nicht auf der Flucht«. Bei einer unerwarteten beruflichen Kündigung: »Die haben den einfach ›abgeschossen‹.« Wenn sich jemand (im Gespräch) entgegenstellt, »hat er aber schweres Geschütz aufgefahren«. Wenn jemand nicht aufgeben soll, wird ihm zugerufen: »Wirf doch die Flinte nicht so schnell ins Korn!«

Ungelebtes und unbetrauertes Leben im Kontext von Krieg

Ungelebtes und unbetrauertes Leben mit auch transgenerational traumatisierenden Folgen im Kontext von Krieg kann beispielsweise verursacht werden durch:

- *einen frühen Tod:* gefallene oder vermisste Personen, bei Bombenangriffen (früh) umgekommene Familienmitglieder, auf der Flucht gestorbene Kinder/Erwachsene
- *den Verlust von Eltern/Geschwistern/Kindern:* z. B. im Krieg Gefallene, Vermisste oder auf der Flucht/Vertreibung »auf der Strecke Gebliebene«
- *eine Trennung:* z. B. durch den Verlust des Verlobten/Ehemannes im Krieg, durch »Kinderlandverschickung«, Gefangenschaft oder eine räumliche Verteilung der Familie nach Vertreibung und Flucht
- *einen Heimatverlust:* z. B. aufgrund von Vertreibung/Flucht, Bombardierung der Häuser, Enteignung
- *die Abwertung* als »Flüchtling«
- *eine Krankheit/eine Funktionseinschränkung:* z. B. bedingt durch Gefangenschaft/Kriegsverletzungen oder als Folge von schlechten Lebensbedingungen während des Krieges und danach
- *versäumte Gelegenheiten:* z. B. aufgrund des Verzichtenmüssens auf Schule/Ausbildung/Berufschancen, auf eine Paarbeziehung/Familie bedingt durch den frühen Tod eines Geschwis-

ters/Elternteils/Partners; Ausübung einer nicht geplanten/gewünschten Tätigkeit wie die Übernahme eines Familienbetriebs oder die Versorgung jüngerer Geschwister; Folgen von Zwangssterilisierung oder »falscher« Religionszugehörigkeit
- *tabuisierte Themen, Familiengeheimnisse:* z. B. ein Vorfahre, der desertierte/jemanden umgebracht hat, ggf. um selbst zu überleben; eine Geliebte im Krieg und ggf. ein Kind (»Soldatenkind«) mit ihr; Gefängnisaufenthalte (z. B. zur Entnazifizierung); Selbstmorde
- *Traumata* unterschiedlicher Genese (über die hier schon aufgezählten Beispiele, die alle traumatisch wirken können, hinaus): Zeugenschaft/Erfahrungen von Gewalt wie Plünderungen, (Beinahe-)Erschießungen, Vergewaltigungen, Folterungen, andere Gräueltaten, Lager-/KZ-Aufenthalte, Bombenangriffe, Todesängste im Luftschutzkeller
- *Entbehrungen anderer Art:* Hungersnöte/Mangelernährung (während der Kriege bzw. danach, z. B. Hungerwinter 1916/17 oder 1946/47); extreme Kälte- oder Hitzesituationen bei unzureichender Kleidung; mangelnde Hygienemöglichkeiten während des Krieges und danach; Armut, existenzielle Ängste.

Der Krieg verursacht auf unterschiedliche Weise Lücken in Familien und Beziehungen, die zu typischen Dynamiken führen können wie beispielsweise:

- dem Verbundensein der Überlebenden oder von lebenden Personen der nachfolgenden Generation mit den Toten/Verletzten
- dem Sog der Lebenden in den Tod
- dem Fühlen einer (Überlebens-)Schuld.

Diese Verbindungen bzw. Loyalitäten können sich bei Nachgeborenen auch in Form von Krankheiten oder Symptomen zeigen und werden offensichtlich erst gelöst, wenn die betroffenen Vorfahren »gesehen« und nicht wie so oft totgeschwiegen werden, wenn deren Leid angesprochen und ihr Schicksal (in dem entsprechenden Kontext) gewürdigt, dem Geschehen ein angemessener Platz in der Vergangenheit gegeben wird.

Dann können Ruhe und Frieden einkehren, sodass die bis dahin mit den Schicksalen der Vorfahren verbundenen Nachfahren in der Lage sind, sich ihrem eigenen Leben in aller Fülle zuzuwenden.

Wie sich unbearbeitete, leidvolle Kriegserfahrungen von Vorfahren in symptomauslösender und sogar krankmachender Weise auf Nachfahren auswirken können, sah ich in eindrucksvoller Weise im direkten Vergleich von Mutter und Tochter in meiner Praxis. Außergewöhnlich war in diesem Fall, dass beide *zeitgleich* zur Genogrammerstellung in die Praxis kamen und die Symptomatik der Tochter simultan zu den Erlebnisberichten der Mutter in Erscheinung trat.

1. Fallbeispiel: Multiple Symptome der Tochter und das Leiden der Mutter im russischen Lager

Eine 56-jährige Patientin stellt sich mit diversen psychosomatischen Symptomen und Diagnosen vor. Zu den Beschwerden, von denen sie spricht, zählen das Fibromyalgiesyndrom (chronische und oft therapieresistente Schmerzen in verschiedenen Körperregionen, allgemeine Schwäche, Konzentrationsstörungen, Müdigkeit, Depressivität etc.), das Restless-Legs-Syndrom, Multiple Sklerose und der Sachverhalt, dass ihr nach einem Tumor in der Gebärmutter Uterus und Eierstöcke operativ entfernt wurden. Des Weiteren leidet sie unter Dingen, die sie nicht erklären kann, wie unter einer starken Traurigkeit und extremer Schreckhaftigkeit bei plötzlichen lauten Geräuschen, z. B. einem Knall. Seit Jahren ist sie frühberentet und dennoch kaum in der Lage, ihren Alltag zu bewältigen und täglich auch noch für die verwitwete Mutter zu sorgen. Trotz jahrelanger Psychotherapien und Aufenthalte in psychiatrischen Kliniken hat sich ihre Situation kaum verbessert.

Sie kommt mit der Hoffnung zu mir, mit dem systemischen Ansatz doch noch Erklärungen und Lösungen zu finden. Auf meine Frage hin, ob sie selbst einen Zusammenhang zwischen ihren Symptomen und dem Familiensystem sehe, antwortet sie, dass sie einen »tiefen Familienschmerz« spüre. Ich empfehle ihr, wenn möglich, ihre Mutter zur Genogrammarbeit mitzubringen.

Entsprechend den Beschreibungen der Patientin erwarte ich eine gebrechliche, etwas verwirrte, leicht demente Frau, die der täglichen Fürsorge der Patientin bedarf. Weit gefehlt: Als die Patientin ihre Mutter mitbringt, sitzt mir eine rüstige, attraktive, selbstbewusste, sich klar äußernde 87-jährige Frau gegenüber, mit langen, dichten Haaren, glatter Haut und auffällig gut erhaltenen eigenen Zähnen. Die dreißig Jahre jüngere Tochter dagegen wirkte blässlich, schmächtig, eingefallen, gezeichnet von jahrelangen Schmerzen und Überforderung.

Als ich vorsichtig nach besonderen Ereignissen im Familiensystem frage, berichtet die Mutter »ganz normal« über ihre Kriegserlebnisse. Die Tochter dagegen bricht mehrfach in Tränen aus und während der Erzählungen der Mutter verstärkt sich ihre Symptomatik deutlich:

Ihre Mutter war im Alter von 20 Jahren von Russen in ein sibirisches Arbeitslager verschleppt worden und hatte hier unter den schlimmsten Bedingungen elf Jahre lang mit ihrem Mann und später auch den Kindern leben müssen: Je dreißig Frauen waren in Baracken auf engstem Raum zusammengepfercht gewesen, sie hatten sich in Erdlöchern versteckt, um Vergewaltigungen zu entkommen, Erschießungen erlebt bzw. die Bedrohung, erschossen zu werden, hatten schwer arbeiten müssen bei zweistelligen Minustemperaturen und ihre Kinder ohne weitere Hilfe geboren. Der Vater, der aus verschiedenen Gründen eine Waffe hatte tragen dürfen, war dem Alkohol verfallen und hatte täglich mit seiner Kalaschnikow um sich geschossen. Die Patientin und ihr älterer Bruder wurden dort geboren. Als sie ein Kleinkind war, verließ die Familie das Lager.

Es war – wie gesagt – beeindruckend, wie die Mutter – scheinbar völlig dissoziiert und abgespalten von jeglichen Emotionen – über ihre Erfahrungen berichtete und diese offensichtlich relativ gut überlebt hatte. Ich fragte sie, was ihr geholfen habe, diese schlimmen Jahre so zu überstehen. Wesentlich sei die Hoffnung gewesen, dass die Lage sich eines Tages bessern würde, dass sie aber zunächst die Situation so akzeptiert habe, wie sie gewesen sei, dass sie eine gute Verbindung zu den anderen, mitinternierten Frauen im Lager gehabt habe und dass sie – so gut wie möglich – die Dinge selbst in die Hand genommen hätten. Sie fasste ihr Leben abschließend sogar so zusammen, dass sie immer Glück gehabt habe, ihr sei es gut gegangen, sie sei nie richtig krank gewesen und sie habe in ihrem Mann (dem Vater der Patientin) den Traumpartner ihres Lebens gefunden.

Für die Patientin, die Tochter, ist es schon bei diesem zweiten Gespräch, der Genogrammanalyse in meiner Praxis, entlastend zu sehen, wie einige ihrer Symptome im Kontext der Familiengeschichte auf einmal »Sinn ergaben«: wie z. B. ihre Schreckhaftigkeit in lauten Situationen (»Knall der Gewehre«), ihre auffallend vielen Erkrankungen und Operationen – u. a. die Entstehung und Entfernung des Gebärmutter-Tumors, die mit dem Alter der Mutter korrelierte, als diese im Lager war. Hilfreich für die Patientin ist auch zu erkennen, dass ihre aufopfernde, kräftezehrende Fürsorglichkeit ihrer Mutter gegenüber möglicherweise in Stellvertretung der Großmutter mütterlicherseits zu erklären ist. Diese hatte ihre Tochter, die Mutter der

Patientin, bis zum Lageraufenthalt weitgehend schlecht behandelt, sodass es jetzt deren Tochter, der Patientin, oblag, ihrer Mutter das zu geben, was diese von ihrer eigenen Mutter damals nicht hatte bekommen können.

Der Patientin wird jetzt auch klar, dass das, was ihre Mutter nicht fühlte bzw. nicht fühlen konnte, sich in ihrer eigenen Symptomatik offenbart. Zum ersten Mal schöpft sie – auch bedingt durch die schon in der Praxis bei ihr eintretende deutliche Erleichterung – Hoffnung, sich von einigen sehr belastenden übernommenen Themen im System lösen und den Alltag schmerzärmer mit mehr Lebensqualität verbringen zu können.

Die nachfolgende Aufstellung in der Gruppe bestätigt u. a. die Zusammenhänge zwischen der Symptomatik der Tochter und den traumatisierenden Kriegserfahrungen ihrer Mutter und bietet die Gelegenheit, diese voneinander zu trennen. In der Folge besserten sich die Symptome der Patientin deutlich, sodass sie einen neuen Lebensweg inklusive erfüllender beruflicher Tätigkeit und freudvoller privater Kontakte gehen konnte.

Ich habe dieses Fallbeispiel gewählt, da es einerseits zeigt, wie in beeindruckender Weise Bewältigungsstrategien und Mechanismen der Resilienz entwickelt werden können, um schlimmste Situationen zu überstehen. Andererseits verdeutlicht es, was passieren kann, wenn traumatische Ereignisse im System nicht bearbeitet und betrauert werden und dann ein Nachfahre stellvertretend – in diesem Fall auch noch simultan – in Form seiner Symptomatik darauf hinweist.

Auch folgendes Beispiel zeigt in bemerkenswerter Weise, wie kriegsbedingte traumatisierende Erfahrungen im Herkunftssystem jahrelang andauernde Symptome bei Nachfahren auslösen können – und sich manchmal überraschend schnell beheben lassen.

2. Fallbeispiel: Was haben die Ängste des Sohnes mit dem U-Boot des Vaters zu tun?

Ein 56-jähriger Patient beschreibt sein Problem, dessen Bearbeitung ich mit seiner Erlaubnis detailliert wiedergeben darf, folgendermaßen:

»Es gibt irgendetwas aus der Vergangenheit, was mich permanent in irgendwelchen Ängsten festhält: Angst, dass was passiert; etwas nicht richtig zu machen; zu versagen und damit auch andere in Gefahr zu bringen. Das wirkt sich zurzeit vor allem im beruflichen Bereich aus: Ich habe jetzt end-

lich meinen Traumjob gefunden und obwohl ich für diese anspruchsvolle Arbeit sehr gut qualifiziert bin und mittlerweile langjährige Berufserfahrung habe, bleiben diese nicht zu begründenden Ängste und das Gefühl der Überforderung weiter bestehen. Auch konnten mehrere Psychotherapien daran nichts ändern.«

Die familienbiografische Frage – warum kommt der Patient gerade *jetzt,* in diesem Alter (56 Jahre)? – deckt die zeitliche Korrelation zu seinem Vater auf, der mit 56 Jahren erkrankt und mit 57 Jahren gestorben ist. Der Patient ist das einzige Kind seiner Eltern. Besonders auffallend in der Familiengeschichte ist der frühe Eintritt seines Vaters in den Zweiten Weltkrieg im Alter von 19 Jahren. Dort hat sein Vater mehrere Jahre auf einem U-Boot verbracht, das zweimal versenkt wurde. Beim letzten Angriff sei er fast gestorben, habe zwei Jahre im Koma gelegen und diverse andere körperliche und psychische Symptome davongetragen. Zu Hause bei den Eltern des Patienten war ständig die Befürchtung präsent, *»dass etwas Schlimmes passiert«*.

Während der Patient über die Erfahrungen des Vaters in dem U-Boot berichtet, merkt er auf einmal auch körperlich, dass seine Symptome im Zusammenhang mit diesem Thema stehen müssen. Ihm wird schlagartig klar, dass er in seinem beruflichen Umfeld die Situation wie auf einem U-Boot erlebt – und zwar auf allen Sinnesebenen:

- *visuell:* graugrüne Farbe der umgebenden Maschinen, schwarze Farbe des Fetts
- *akustisch:* laute Hydraulik- und Motorengeräusche bei den umgebenden Maschinen
- *olfaktorisch:* Geruch nach Hydrauliköl, Gummi
- *kinästhetisch* (Gesamtheit der Körperempfindungen): Enge im Maschinenraum, gebücktes Arbeiten, Herumkriechen unter den Maschinen, an Kabeln und Rohren vorbei, bei der Kontrolle nach oben schauen. Er erlebt die Motoren *»wie Feinde«*.

Zusätzlich breitet sich das Gefühl der Angst aus, nicht zu funktionieren. Dem Patienten wird jetzt klar, dass seine berufliche Situation der Arbeit im Team auf einem U-Boot gleicht: ein Team, das absolut aufeinander angewiesen ist beim Ineinandergreifen der jeweiligen Tätigkeiten. Wenn er einen Fehler macht, hat dieser auch physische und emotionale Folgen für seine Kollegen.

Der Patient kennt die systemische Arbeit bereits und möchte in einer Aufstellung im Einzelsetting die jetzt vermuteten »Ursachen« seiner Symptomatik überprüfen und Frieden mit seinem Vater schließen, dessen cholerisches und oft auch physisch verletzendes Verhalten in früheren Jahren ihm bis heute zu schaffen macht.

Aufstellung mit Symbolen im Einzelsetting:

Der Patient stellt zunächst ein Symbol für sich, seinen Vater und das U-Boot auf. Folgendes nimmt er stellvertretend an den einzelnen Positionen wahr:

- *als U-Boot:* Lärm, riesig, Klumpen Stahl, Wirrwarr von Leitungen und Rohren. Ich habe die Leute im Griff, da ich in einzelnen Komponenten gefertigt bin, die ineinandergreifen. Andererseits brauche ich die Maschinisten, weil ich sonst nicht funktionieren kann.
- *als Vater:* Das U-Boot ist wie ein Hai, der mich auffrisst, sehr bedrohlich, fühle mich ohnmächtig, Kabelgewirr, Höllenlärm, die Aufgabe überfordert mich: Wenn ich einen Fehler mache, kann es den Tod für uns alle bedeuten, die Belastung erdrückt mich, macht Druck im Nacken.
- *als Patient:* Er erkennt, dass er einen Teil dessen, was der Vater erlebt hat, erneut erlebt. Er würdigt das Schicksal des Vaters, kann viele von dessen negativen Reaktionen und Verhaltensweisen jetzt als posttraumatisch und damit anders einordnen, kann sogar stolz auf ihn sein. Er gibt seinem Vater symbolisch die übernommenen belastenden Gefühle und das mitgetragene Schicksal wieder zurück und genießt seine Freiheit, die er dadurch erhält. Er bekommt vom Vater die »Erlaubnis«, die 57 Jahre zu überschreiten und sein Leben in aller Fülle zu leben.

Im letzten Schritt stellt der Patient das Symbol für das U-Boot neben seinen Vater, holt ein Symbol für seinen Arbeitsplatz und stellt es an seine Seite.

Rückmeldungen des Patienten

Am Morgen nach der Aufstellung bekomme ich eine E-Mail von dem Patienten (mit Erlaubnis des Patienten wörtlich zitiert):

»*... Fühle mich wie neu. Bin gerade aufrecht durch die Maschinenabteilung* [an seinem Arbeitsplatz] *gegangen. Kein Druck, keine Last. Bin heute Morgen um 4:30 Uhr ausgeschlafen, voller Energie aufgewacht. Danke ...!*«

Vier Wochen später schreibt mir der Patient erneut eine E-Mail:

»*... Sie werden es nicht glauben: Als man meinen Arbeitsplatz vor Jahrzehnten gebaut hat, gab es keine Technik für Maschinen.*

Man hat dafür Maschinenteile aus U-Booten verwendet!!!!!! Unglaublich oder...?«

In einer weiteren E-Mail einige Zeit später beschreibt der Patient ausführlich, wie sich diese nur eine Sitzung (Anm.: das Genogramm lag bereits vor) auch positiv auf sein Selbstbewusstsein und die Beziehungen im Team ausgewirkt hat. Er kann erleichtert, befreit und mit Freude zur Arbeit gehen. Seine Symptome sind seitdem (mittlerweile seit mehreren Jahren) nicht mehr aufgetreten.

Nachdem im vorigen Fallbeispiel auch die entsprechende Aufstellung im Detail beschrieben wurde, möchte ich in den nächsten Beispielen insbesondere die problemauslösenden Zusammenhänge ansprechen.

Im folgenden Beispiel wird deutlich, wie ähnliche Symptome mit unterschiedlichen Situationen im Krieg verbunden sein können.

3. Fallbeispiel: Patientin mit drei verschiedenen Arten von Kopfschmerzen

Eine damals 40 Jahre alte Patientin (Einzelkind) hatte jahrzehntelang drei verschiedene Arten von Kopfschmerzen, die medizinisch abgeklärt waren und die sie sehr deutlich voneinander unterscheiden konnte. In den zu allen drei Kopfschmerzarten durchgeführten Aufstellungen zeigten sich jeweils Zusammenhänge zu unbetrauerten Kriegsschicksalen ihrer Vorfahren (s. Abb. 73).

1. »*Kopfschmerz links*« stand für den unbetrauerten Heimatverlust und die Flucht aus Ostpreußen der Großeltern mütterlicherseits (Aufstellung in der Gruppe)
2. »*Migräne*«: Stellvertretung eines Großonkels mütterlicherseits, der im Ersten Weltkrieg auf dem Schiff an einer Lungenentzündung gestorben war (Symptomaufstellung in Einzelarbeit)
3. »ein noch *andersartiger, alter Kopfschmerz*« entpuppte sich als Schicksalsbindung zu einer im Krieg früh gestorbenen Schwester (Totgeburt) des Vaters (Aufstellung in der Gruppe).

Interessant war, dass die Patientin mit 40 Jahren genau in demselben Alter war, als ihre Großmutter väterlicherseits (GMv) mit 40 Jahren ihre Tochter als Totgeburt während des Krieges verlor.

Nach Auflösung der einzelnen Schicksalsbindungen traten die Kopfschmerzen nicht wieder auf. Dies bestätigte die Patientin noch einmal, als ich sie 18 Jahre später wiedersah.

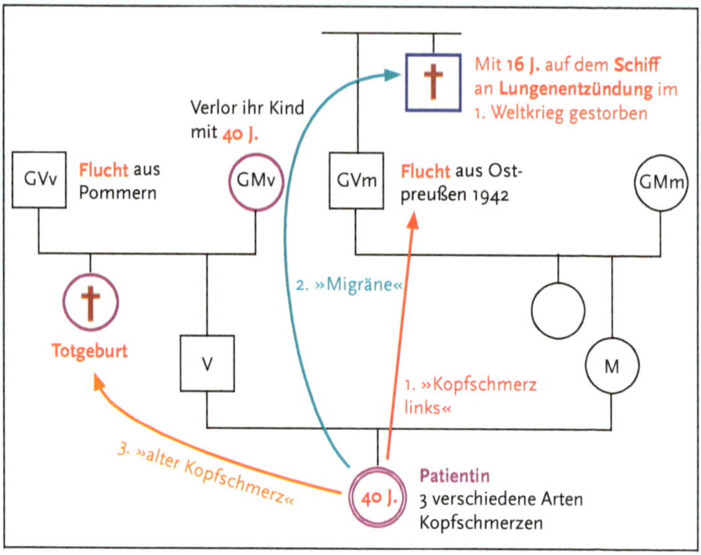

Abb. 73: Drei verschiedene Formen von Kopfschmerzen in Verbindung zu drei unterschiedlichen Kriegsschicksalen im Herkunftssystem

In dem folgenden Beispiel wird deutlich, dass sich kriegsbedingte Taten und Verletzungen offensichtlich in derselben Körperregion eines Nachfahren »festsetzen« können.

4. Fallbeispiel: Therapieresistente Nackenschmerzen und die Gewehr-Kugeln des Großvaters

Eine 53-jährige Patientin, die erste von zwei Töchtern, wurde von ihrer Physiotherapeutin mit therapieresistenten Verspannungen und Schmerzen, vor allem im Nackenbereich, zur systemischen Mitarbeit zu mir geschickt. In der Symptomaufstellung im Einzelsetting trat zutage, dass die Patientin am Platz des Symptoms »eine Kugel im Nacken spürt«, die zu »etwas Schlimmem und zum Großvater väterlicherseits im Krieg gehört«. Dieser hatte – wie sie erst bei der anschließenden Recherche herausfand – im Krieg Strafgefangene misshandelt und sie teilweise auch mit Nackenschüssen getötet. Nachdem sie letztendlich die übernommene Trauer und Schuld systemisch bearbeitet hatte, ließen ihre Symptome derart nach, dass sie mit Erfolg physiotherapeutisch weiterbehandelt werden konnte.

Ein Heimatverlust durch Vertreibung kann sich sowohl auf die Beziehung zum Vater als auch nachfolgend zum Ehemann auswirken und darüber hinaus indirekt zu Symptomen führen, wie man am folgenden Beispiel sieht.

5. Fallbeispiel: Therapieresistente Rückenschmerzen und Probleme mit Vater und Ehemann

Eine Patientin, 56 Jahre alt, stellte sich zum einen wegen therapieresistenter starker Schmerzen im unteren Rückenbereich und operationsbedürftiger Bandscheibenvorfälle und zum anderen wegen ihrer Probleme mit dem Vater und dem Ehemann vor.

Sie kam vor allem mit dem Wunsch, Frieden mit ihrem alten und kranken Vater zu finden, mit dem sie zeitlebens nur einen schlechten bis gar keinen Kontakt gehabt hatte. Durch die Genogramm- und Aufstellungsarbeit wurde ihr klar, dass ihr Vater – bedingt durch die Vertreibung aus Schlesien und den Heimatverlust – so geschwächt gewesen war, dass er seine Rolle als Ehemann und Vater nicht richtig hatte ausüben können. Die Mutter hatte ihn auf Abstand gehalten und ihre beiden Kinder – die Patientin und ihre ältere Schwester – an sich gebunden. Die Patientin merkte, dass sie dadurch keinen Zugang zu ihrem Vater finden konnte und ihn sogar bis heute abwertete.

Ihr wurde darüber hinaus in der Aufstellung bewusst, dass sie dieses Muster in ihrer jetzigen Familie wiederholte, indem sie ihren Mann ebenfalls auf Abstand hielt, ihn abschätzig behandelte und die drei Kinder an sich band. Nach der systemischen Arbeit besserten sich der Kontakt zum Ehemann und auch der zum Vater merklich. Sie fuhr sogar mit ihrem Vater und ihrer älteren Schwester zum ersten Mal in das väterliche Heimatland Schlesien. Auch die Rückenprobleme milderten sich – ohne Operation – deutlich.

Ungelebte Trauer manifestiert sich häufig an der Lunge, wie dieses Beispiel anhand eines kriegsbedingten Verlustes verdeutlicht.

6. Fallbeispiel: Asthma und die (ungelebte) Trauer der Großmutter

Eine 45-jährige Patientin, ältestes Kind in ihrer Geschwisterreihe, stellte sich bei mir mit zunehmender Verschlechterung ihres seit Jahrzehnten bestehenden Asthmas vor.

Vorgespräch und Genogrammanalyse legten Zusammenhänge zu ihrer Großmutter väterlicherseits nahe, die ihren Mann im Krieg mit

Mitte 40 verloren hatte. In der Aufstellung stand die Patientin rechts neben und eng verbunden mit ihrer Großmutter.

- Das Einbeziehen des gefallenen Großvaters
- das Betrauern seines Verlustes aus der Position der Großmutter und
- die Rückgabe des mitgetragenen Schicksals an Großmutter und Großvater durch die Patientin als Enkelin ermöglichte es der Patientin erstmals, »ihren« Platz, mit Abstand, einzunehmen. Dadurch konnte sie »durchatmen« und infolge der Aufstellung besserte sich die Asthma-Symptomatik deutlich – sowohl bei ihr als auch bei ihrem jüngeren, zweiten Sohn.

An dieser Stelle ließen sich noch viele weitere Beispiele anführen, die als Folge von Kriegsereignissen auf der physischen und psychischen Ebene oft auch alterskorrelierend zu Symptomen, Krankheiten, schwierigen Beziehungen bis hin zu Kontaktabbrüchen im privaten und beruflichen Bereich, zu »ungelebtem Leben« im weitesten Sinne geführt haben.

Wenn ich in aller Kürze mögliche Folgen des Krieges aus systemischer Sicht angesprochen habe, beziehen sich diese nicht nur auf die beiden Weltkriege im 20. Jahrhundert. Die Relevanz von Kriegsthemen bleibt leider weiter bestehen – insbesondere im Zusammenhang mit den weltweit immer noch vorhandenen (mehr oder weniger bekannten) diversen Krisenherden, in denen Konflikte in einen Krieg zu eskalieren drohen, und Kriegsschauplätzen, an denen Kriege bereits wüten, wie zuletzt in der Ukraine und im Nahen Osten. Wir müssen davon ausgehen, dass erneut entsprechende körperliche und seelische Schäden, Traumatisierungen etc. in allen Altersgruppen entstehen und – unbehandelt – langfristig bestehen bleiben. Wieder verlieren Menschen ihr Leben, ihre Gesundheit, Angehörige, ihre Heimat und vieles mehr und werden zu Flüchtlingen und Schutzsuchenden in für sie fremden Ländern. Es sind insbesondere die Kinder, die – selbst traumatisiert, mit traumatisierten Eltern und Angehörigen, häufig als Halb- oder Vollwaisen – mit dem ihnen verbleibenden Leben und den Lebensumständen zurechtkommen müssen. Es ist zu hoffen, dass möglichst vielen Menschen Bewältigungsmechanismen und -optionen zur Verfügung stehen oder gestellt werden. Auch hier kann die systemische Arbeit einen wertvollen Beitrag, mit Wirkungen bis in die nächsten Generationen hinein, leisten. Zu hoffen ist allerdings, dass die Menschen in Zukunft doch aus den Kriegsfolgen lernen und nicht mehr die Schäden reparieren müssen, sondern gewalttätige Konflikte möglichst ganz vermeiden.

16.2 Heimatverlust

Die direkten oder indirekten Folgen von Heimatverlust sind ein häufiges Thema bei der systemischen Arbeit. Insbesondere das *ungewollte* Verlassen der Heimat und die damit oft verbundenen nicht betrauerten und verarbeiteten Verluste wirken über Generationen weiter. Flucht, Vertreibung und Migration, wie sie im Zusammenhang mit Kriegen, Gewalt, Korruption und mangelnden Ressourcen (z. B. Wasser, Nahrung, Unterkunft, Arbeitsmöglichkeiten/berufliche Weiterentwicklung) vorkommen, führen dazu, das Land, die Heimat, die Sprache, die Kultur, die Traditionen, ggf. die Religion, die Familienangehörigen, die Freunde und ein Netzwerk von Verbindungen für immer zurückzulassen und sich entsprechend in einem anderen Land so gut wie möglich beruflich und privat einleben zu müssen. Das bedeutet, sich in eine fremde Kultur einfügen, sich anpassen und in der Regel eine neue Sprache erlernen zu müssen, es auszuhalten, mehr oder weniger erkennbar und hörbar anders zu sein als die »Einheimischen«. »Anders zu sein«, einen Migrationshintergrund zu haben, kann auch bedeuten, in vielen Bereichen des Lebens offen oder versteckt schlechter behandelt zu werden (Bade 2003).

Wenn wir in der Geschichte nur so weit zurückgehen, wie sich die jetzt noch Lebenden erinnern können, stoßen wir auf die Flucht und Vertreibung während des Zweiten Weltkriegs und im Anschluss daran in den Jahren 1944/45–1950. Hier wurden über 12 Millionen Deutsche aus deutschen Ostgebieten und deutschsprachige Bewohner aus Mittel-, Ost- und Südosteuropa vertrieben bzw. zur Auswanderung gezwungen als Folge der nationalsozialistischen Gewaltherrschaft und Kriegsverbrechen. Daraus resultierte der Verlust der deutschsprachigen Gebiete im östlichen Europa, der durch die Siegermächte (USA, Großbritannien, damalige Sowjetunion) auf der Potsdamer Konferenz 1945 besiegelt wurde.

Damit wurde eine Anknüpfung an diese und eine Rückkehr zu den vormals deutschen Gebieten nicht mehr möglich, da sie nach dem Zweiten Weltkrieg von den jeweiligen Staaten aufgelöst wurden.

Obwohl es sich um deutschsprachige Bürger handelte, die wieder in eine deutschsprachige Umgebung kamen, hatten sie es oft schwer, Fuß zu fassen und heimisch zu werden. Zu groß war der Schmerz über den Verlust der Heimat und von Hab und Gut, das bis auf Kleinigkeiten meist zurückgelassen werden musste, abgenommen wurde oder auf der Flucht verloren ging. Zu stark war die Trauer über Kinder oder Familienangehörige, die der Flucht zum Opfer fielen. Schlimmste Witterungsbedingungen, Nahrungsmangel, Vergewaltigungen, Verluste von Angehörigen durch Erschöpfung, Erfrierung, Erschießung etc. trugen zu weiteren Traumatisierungen im großen Stil bei. Viele damalige Erwachsene oder Kinder lebten zwar in der neuen Heimat »irgendwie« weiter, blieben aber emotional und auch mit ihren Sitten und Gebräuchen in ihrer alten Heimat »verwurzelt«. Die Heimat bestand danach nur noch in den Erinnerungen der Vertriebenen und wurde von ihnen teilweise – auch später, als die Möglichkeit bestand – nie wieder besucht. Die Nachfahren sind dann manchmal hingefahren, um zu sehen, wo und wie die Vorfahren gewohnt und gelebt haben. Ich erwähne das hier so ausführlich, weil es der *unbetrauerte* und *unbewältigte* Verlust ist, der weiterwirkt und zu Symptomen und Problemen im Leben der Kinder und Enkel der Betroffenen führen kann.

Ab Mitte der 1950er-Jahre setzte dann eine Einwanderungswelle von Menschen aus anderen europäischen Ländern nach Deutschland ein, denen als »Gastarbeitern« im Rahmen von Anwerbeabkommen zur Erzielung von Erwerbseinkommen ein zeitlich befristeter Aufenthalt in der Bundesrepublik bzw. der damaligen DDR genehmigt wurde. Solche Abkommen wurden – in chronologischer Reihenfolge – mit Italien (1955), Spanien, Griechenland, der Türkei, Marokko, Südkorea, Portugal, Tunesien und (dem damaligen) Jugoslawien (1968) getroffen. Die Anwerbung ging bedingt durch die wirtschaftliche Rezession 1966/67 zurück und war mit der Ölkrise 1973 beendet.

Viele der sogenannten Gastarbeiter sind in Deutschland sesshaft geworden, haben Familien gegründet und Kinder bekommen – sofern sie nicht zwischenzeitlich wieder zurück in ihre Heimat gegangen sind, um sich mit dem hier ersparten Geld dort z. B. ein Haus zu bauen oder sich beruflich weiterzuentwickeln.

Eine weitere Einreisewelle erreichte das Land 1978, als viele Menschen bedingt durch die Revolution aus dem Iran flüchten mussten. Später folgten Flüchtlinge im Zusammenhang mit dem Zerfall der

Sowjetunion 1990/91, den jugoslawischen Nachfolgekriegen gegen Ende des 20. Jahrhunderts und dem Bürgerkrieg in Syrien seit 2011.

Besonders einschneidend und spürbar wurde die Flüchtlingssituation im Jahr 2015/2016, als über eine Million Flüchtlinge und andere Schutzsuchende innerhalb kurzer Zeit in Deutschland ankamen. Sie ist Teil der europaweiten Flüchtlingskrise, die zu ausführlichen Diskussionen bezüglich des Umgangs mit den Schutzsuchenden führte, die sich zwischen Willkommenskultur und Fremdenfeindlichkeit bewegt.

Die meisten der Schutzsuchenden waren und sind physisch und psychisch polytraumatisiert, oft schon *vor* Antritt ihrer langen Flucht, die sie in vermeintlich bessere Verhältnisse bringen sollte; dann die oft lebensbedrohlichen Bedingungen zu Land und Wasser *während* der Flucht und der *anschließend* zeitlich nicht absehbare Aufenthalt in Lagern der Ankunftsländer unter z. T. unwürdigen Bedingungen, verbunden mit unsicheren Zukunftsaussichten. Auch bei den aktuellen Kriegen zwischen Russland und der Ukraine sowie im Nahen Osten muss man davon ausgehen, dass sie entsprechende Folgen bei allen Beteiligten und Betroffenen verursachen.

Es würde den Rahmen des Buches sprengen, weitere Details zu beleuchten oder Lösungsoptionen zu diskutieren.

Ich möchte hier lediglich den Anteil des Themas »Heimatverlust« ansprechen, der immer wieder bei der systemischen Arbeit in meiner Praxis zutage tritt. Dabei kann auch das ungewollte Verlassenmüssen des elterlichen Hofes oder der Heimatstadt im eigenen Land wie ein Heimatverlust wirken.

Zu den typischerweise mit Heimatverlust verbundenen Symptomen, die sich auch erst in der nächsten oder übernächsten Generation zeigen können, gehören die folgenden:

- allgemeine Ängste oder Existenz- und Verlustängste, die beispielsweise Geld, Hab und Gut, Kinder, Angehörige etc. betreffen – insbesondere solche Ängste, für die es im jetzigen Leben keine Gründe gibt
- Depressionen, die oft mit Ängsten vergesellschaftet sind und die für den Betroffenen nicht immer begründbar sind
- cholerische »Anfälle«, Wutausbrüche, ggf. verbunden mit körperlicher Gewalt als Ausdruck der unbearbeiteten Trauer über den Heimatverlust

- persönliche Hast und Unruhe, die sich auch in Unstetigkeit äußern kann
- häufige Umzüge, Wohnungs- und Ortswechsel, aber auch berufliche Veränderungen – verbunden mit dem Gefühl, nirgendwo anzukommen, sich nirgendwo zu Hause zu fühlen, nirgendwo hinzugehören
- mangelnde bzw. sich nicht verbessernde Sprachfähigkeit, die ein Hindernis für die gesellschaftliche Integration im »neuen« Land darstellt; diese besteht allerdings in der nachfolgenden zweiten und dritten Generation meist nicht mehr, da dann die Sprache als Muttersprache erworben und gesprochen wird
- körperliche bzw. psychosomatische Symptome wie Schmerzen verschiedenster Art und im weitesten Sinne (insbesondere Kopfschmerzen/Migräne, Schmerzen im Knochen-, Muskel-, Gelenksystem wie Rücken-, rheumatische Beschwerden), chronische Magen-Darm-Probleme; auch Schilddrüsen-Unter- oder Überfunktionen habe ich im Zusammenhang mit Heimatverlusten schon gesehen.

Besonders betroffen sind diejenigen, die das Verlassen der Heimat selbst er- und überlebt haben mit den damit verbundenen Traumafolgestörungen. Aber auch deren Kinder sind meist noch in die Folgen des Heimatverlustes ihrer Eltern bzw. Vorfahren involviert, obwohl sie teilweise in dem »neuen Land« schon geboren und sozialisiert wurden und die dortige Sprache als Muttersprache beherrschen. Dennoch fühlen sie sich oft zwischen den Welten hin- und hergerissen: Sie befinden sich einerseits – insbesondere zu Hause – in der Welt der Eltern, die innerlich noch sehr stark mit deren eigenen Heimatland, Sprache, Kultur, Religion etc. verbunden sind und entsprechende Erwartungshaltungen an die Kinder richten. Andererseits stehen sie in ihrer eigenen, heutigen Welt in dem Land, in das sie hineingeboren wurden. Sie sprechen oft noch die Sprache ihrer Eltern und beherrschen gleichzeitig die Landessprache als Muttersprache. Sie fühlen sich zum Beispiel als Deutsche, werden aber – möglicherweise bedingt durch ihre äußere Erscheinung oder einen ungewohnten Namen – nicht immer vorbehaltlos als ebenbürtige Landsleute behandelt und akzeptiert.

Zusätzliches Konfliktpotenzial ergibt sich, wenn jemand sein Herkunftsland abwertet oder wenn ein Partner den »Migrationshintergrund« bzw. das Heimatland seines Partners, dessen Landsleute und Sprache ablehnt.

> So erlebte ich es bei einer Patientin, die wegen einer Ehekrise in meine Praxis kam. Sie war mit einem türkischstämmigen Mann verheiratet und weigerte sich, mit ihm in die Türkei zu fahren und dort seine Eltern zu besuchen. Gleichzeitig verbot sie den gemeinsamen Kindern, mit diesen – deren Großeltern väterlicherseits, den Schwiegereltern der Patientin – Kontakt aufzunehmen oder insbesondere türkisch zu sprechen.

Nach langjähriger Erfahrung erlaube ich mir zu sagen, dass Probleme oder sogar eine Trennung vorprogrammiert sind, wenn das Heimatland, die Sprache, die Kultur, die Familie des Partners nicht akzeptiert und gewürdigt werden.

17 Traumata

Erlittene psychische Traumata und deren Auswirkungen sind bei der systemischen Arbeit ein häufiges Thema. Daher soll hier eine kleine Auswahl an wichtigen Punkten in aller Kürze angesprochen werden, auch wenn die Traumaarbeit kein Schwerpunkt meiner Praxis ist.

Um es gleich vorwegzunehmen: Die gezielte Behandlung von Psychotraumata gehört in die Hände fachlich kompetenter Traumatherapeuten. Ein nicht adäquater Umgang mit traumatisierten Patienten kann zur Verschlimmerung der Situation und zur Retraumatisierung führen.

Es ist möglich, dass sich Patienten mit Symptomen vorstellen, die nicht – oder zumindest zunächst nicht – im Zusammenhang mit einem Trauma zu stehen *scheinen*. So kann es sein, dass verschiedene körperliche Probleme so dominant sind, dass der Gedanke an ein früheres Trauma (vorerst) nicht aufkommt. Im Nachklang eines selbst (mit)erlebten Traumas können die Ereignisse so abgespalten werden, dass keine oder kaum noch eine Erinnerung daran besteht. Erst im Verlauf einer Therapie – so z. B. im Rahmen der systemischen Arbeit – können sie dann (wieder) bewusst und zugänglich werden (Bourquin u. Nazarkiewicz 2017; Radebold 2004).

Es kann sein, dass jemand kein eigenes Trauma erlebt hat, sich aber so *fühlt* und entsprechende Symptome präsentiert. Dies mag ein Hinweis auf eine transgenerationale Weitergabe eines Traumas sein (Drexler 2020; Fischer u. Riedesser 2020; Radebold, Bohleber u. Zinnecker 2009; Salvador 2018). Die Erfahrung zeigt, dass auch Traumata, die von Vorfahren (z. B. im Krieg) erlebt wurden, über die Generationen weiterwirken und in der Symptomatik eines jetzt lebenden Nachfahren zum Ausdruck kommen mögen (Nazarkiewicz u. Bourquin 2018). Dieser Nachfahre kann sich also *in Stellvertretung* zu einer Person aus seinem System so (traumatisiert) fühlen wie diese, die das Trauma tatsächlich erlebt hat. In diesem Zusammenhang kann die Frage und Recherche nach traumatisierenden Ereignissen im Familiensystem auch im Rahmen der Genogrammarbeit wegweisend sein. Oft zeigt sich bei der Genogrammanalyse, dass sich Traumata sogar alterskorrelierend oder inhaltlich ähnlich wiederholen bzw. entsprechend innerlich wahrgenommen werden. Es können sogar sehr realitätsnahe innere Bilder oder Träume des damaligen Geschehens bei Nachkommen von Überlebenden auftauchen (Schützenberger 2018).

Ich habe es häufiger erlebt, dass für Patienten wie auch für Therapeuten unerklärliche und »therapieresistente« Symptome erst »Sinn« ergaben und sich besserten oder sogar auflösten, als deren Zusammenhänge zu (bisher unbekannten bzw. verschwiegenen) traumatischen Ereignissen im System aufgedeckt wurden.

17.1 Was ist ein Trauma?

Das Wort »Trauma« (Plural: Traumata, engl. *trauma*) kommt aus dem Griechischen und bedeutet ganz allgemein Verletzung, Wunde. In der somatischen Medizin ist damit eine *körperliche* Verwundung gemeint, die z. B. durch einen Unfall oder eine Gewalttat entstanden ist. In der Psychologie/Psychotherapie geht es um eine starke psychische Erschütterung/Verletzung und deren *Folgen*, die durch ein traumatisierendes Ereignis hervorgerufen wurden, daher auch Psychotrauma genannt. Der Begriff bezieht sich also nicht auf das Ereignis selbst, sondern auf dessen *Erleben* mit vielfältigen unterschiedlichen Auswirkungen, d. h. Traumafolgestörungen verschiedener Art und Intensität (z. B. als Posttraumatische Belastungsstörung [PTBS], die schwerste Ausprägung einer Traumafolgestörung [engl. *Posttraumatic Stress Disorder* (PTSD)]).

In der Alltagssprache findet man mittlerweile eine inflationäre Verwendung des Begriffes »Trauma«. Dieses wird oft schon für »einfache« negative oder leidvolle Erfahrungen verwendet. Im medizinischen und psychologischen Kontext ist der Begriff sehr viel enger gefasst. In diesem Sinne ist ein Trauma eine Reaktion auf belastende Lebensereignisse, die nach Art und Ausmaß deutlich über das nach allgemeiner Lebenserfahrung zu Erwartende hinausgehen und denen aufgrund ihrer Ausprägung oder Folgen Krankheitswert zukommt (Möller, Laux u. Kapfhammer 2017). Charakteristisch für ein Trauma ist, dass es als (lebens)bedrohlich empfunden wird und ein Missverhältnis zwischen den Situationsfaktoren und den eigenen Bewältigungsmöglichkeiten besteht. Es ist mit den Gefühlen der Hilflosigkeit, Ohnmacht und schutzloser Preisgabe verbunden und kann eine dauerhafte Erschütterung von Selbst- und Weltverständnis bewirken (Fischer u. Riedesser 2020; Ruf 2013; Hanswille 2012).

17.2 Einteilung der Traumata

Es gibt verschiedene Ereignisse, die traumatisierend wirken können. Insgesamt gilt, je schwerer die belastende Situation und je länger sie anhält, desto größer die Wahrscheinlichkeit einer Traumafolgestörung. Entsprechend werden Traumatisierungen anhand von *Ereignisfaktoren* und der *Dauer* klassifiziert:

- *Typ-I-Traumata* (einmalig, kurzfristig): plötzliche, zeitlich abgegrenzte Ereignisse, bei denen akute Lebensgefahr für einen selbst oder andere besteht oder diese zumindest angenommen wird (z. B. Unfall)
- *Typ-II-Traumata* (wiederholt, langfristig): entweder eine Reihe von Einzelereignissen oder ein lang anhaltendes traumatisches Geschehen (z. B. wiederholte Kindesmisshandlung)

Darüber hinaus wird zwischen *akzidentellen* (zufällig auftretenden, schicksalhaften) und *interpersonellen* (vorsätzlich durch andere Menschen verursachten) Traumata unterschieden.

Die verschiedenen Arten von Traumata werden weiter folgendermaßen differenziert:

- Traumata durch *aktive Handlungen:* z. B. körperliche/sexualisierte Gewalt, Entführung, Haft, Folter
- Traumata durch *Unterlassung:* z. B. von Zuwendung, Beaufsichtigung
- *kollektive Traumata:* wenn viele Menschen einer Gesellschaft gleichzeitig betroffen sind (z. B. Kriegserleben, Flucht)
- »nur« *miterlebte, beobachtete* Traumata (z. B. als Zeugen, Ersthelfer) und *einschneidende Situationen* wie Unfälle, Gewalttaten oder Tötungen: Diese können ebenfalls traumatische Wirkungen entfalten.

Letzteres lässt sich z. B. anhand der *Spiegelneuronen* erklären, die als Nervenzellen im Gehirn des Menschen beim *Betrachten* eines Vorgangs die gleichen Aktivitäten zeigen, wie wenn man diesen *selbst ausführt* oder *erlebt*.

17.3 Traumafolgen

Ob ein Mensch aufgrund einer traumatischen Situation mit einer psychischen Störung reagiert und welche Begleit- und Folgeerscheinungen bzw. -erkrankungen er entwickelt, hängt also nicht nur von der Art des Traumas und den äußeren Umständen ab, sondern wird sehr vom inneren Erleben, den persönlichen Bewältigungsstrategien und anderen Faktoren beeinflusst.

So ist es einerseits möglich, dass ein traumatisches Ereignis nach einer relativ kurzen Zeit der Belastung nicht selten ohne weiter bestehende Störungen überwunden werden kann. Einige Menschen sagen in der Rückschau sogar, an der Bewältigung dieser schlimmen Erfahrungen gewachsen zu sein (»posttraumatisches Wachstum«, Joseph 2015).

Andererseits können Ereignisse, die an sich nicht traumatisierend sind, im ungünstigen Fall traumatisch wirken, wenn ein Zustand von starker Hilflosigkeit und Ohnmacht erreicht oder überschritten ist und die eigenen Bewältigungsmöglichkeiten erschöpft sind. Dazu zählen beispielsweise Verluste von wichtigen Menschen (oder auch Tieren!), Trennungen, Scheidungen, nicht lebensbedrohliche Verletzungen, traumatisierende Operationen oder Verläufe während bzw. nach der Geburt. Auch häufig wiederkehrende Ereignisse wie persönliche Angriffe, Mobbing, emotionaler Missbrauch können traumatisierend wirken. Hier geht es um die Erkenntnis, dass erst die *Summe* der Ereignisse, die nicht einzeln eine traumatisierende Wirkung haben, eine traumatisierende Qualität erreicht (Barbash 2017).

Erfahrungsgemäß hinterlassen in wichtigen Phasen der Gehirnentwicklung – also in der Kindheit und Jugend – erlebte Traumata stärkere und länger anhaltende Spuren, da Kinder und Jugendliche je nach Alter von dem Schutz der Erwachsenen noch mehr oder weniger komplett abhängig sind und über keine oder nur geringe Bewältigungsmechanismen verfügen.

17.4 Traumafolgestörungen

Wenn die physiologischen Stressreaktionen – verbunden mit Gefühlen von Ohnmacht und Hilflosigkeit und oft auch entsprechenden inneren Bildern sowie schmerzlichen Erinnerungen – über einen längeren Zeitraum bestehen bleiben und keine adäquate Möglichkeit der Bearbeitung und Integration der belastenden Erfahrungen besteht, kann es zur Ausbildung von psychischen und auch psychosomatischen Symptomen kommen, die entsprechenden *Traumafolgestörungen* zugeordnet werden. Nach ICD-10 sind sie in vier Gruppen eingeteilt:

Einteilung:
1. akute Belastungsreaktion
2. Anpassungsstörung
3. posttraumatische Belastungsstörung, PTBS (engl. *Posttraumatic Stress Disorder,* PTSD)
4. andauernde Persönlichkeitsstörung nach Extrembelastung

Das Thema »Traumafolgestörungen« und entsprechende Anzeichen ist sehr umfangreich und kann hier nicht umfassend behandelt werden. Mein Anliegen an dieser Stelle ist lediglich, dazu beizutragen, dass auf Traumafolgestörungen hinweisende typische psychische und physische Symptome möglichst früh erkannt und entsprechende Maßnahmen eingeleitet werden können.

Symptome:
1. **ungewolltes Wiedererleben (Intrusion):**
- z. B. als *Flashbacks:* durch bestimmte, teils unbewusste Trigger wird die Erinnerung an das Ereignis erneut wachgerufen. Das Ereignis wird so erlebt und es wird ggf. auch danach gehandelt, als wenn man wieder in der traumatischen Situation wäre.
- weiter gehören dazu: *zwanghaftes Denken an das Ereignis, Albträume, Panickattacken, Depressionen, Ängste und mehr.*
- *Dissoziation:* Extremform von Vermeidung, wobei die Seele die »Notbremse« zieht. Sie kann in unterschiedlichem Ausmaß fakultativ hinzukommen. Eine Extremform der Dissoziation ist die *dissoziative Identitätsstörung* (früher: multiple Persönlichkeitsstörung, MP/MPS). Dissoziationen müssen nicht von Traumata herrühren, sondern können auch andere Ursachen haben.

2. **Vermeidung traumarelevanter Reize (Konstriktion)**
- Vermeidung von *Gedanken, Gefühlen* und *Erinnerungen* an das Trauma
- Vermeidung von *Triggern (Auslösern),* die an das Trauma erinnern, wie
  - Orte, Situationen, Menschen, Gespräche (bis hin zur sozialen Isolation)

- *Unfähigkeit,* sich an das Ereignis bzw. bestimmte Details zu *erinnern* (Verdrängung), darüber zu *sprechen* und/oder *Empfindungen* dazu zu haben
- gedankliche *Vorwegnahme des Schlimmsten* (»Dauerpessimismus«)
- Gefühle von *Hilflosigkeit/Ausgeliefertsein*
- *Verlust von Selbstsicherheit* und früheren *Grundüberzeugungen*

3. **vegetative Übererregung (chronische Dauerstressreaktion)**
Mögliche Ausdrucksformen umfassen:
- Herzrasen, innere Unruhe
- Atemnot
- Schlafstörungen
- Konzentrations- und Gedächtnisprobleme
- erhöhte Schreckhaftigkeit *(Hyperarousal)*, übersteigerte Wachsamkeit *(Hypervigilanz)*
- Reizbarkeit, Wutausbrüche
- Schmerzsymptome, somatoforme Störungen, Taubheitsempfindungen.

Wichtig ist, eine Retraumatisierung zu vermeiden bzw. das Risiko dafür zu minimieren. Dies geschieht u. a. dadurch, dass der Patient nicht überfordert wird, d. h. sein Limit der (momentanen) Verarbeitungskapazität berücksichtigt wird – sowohl im Gespräch als auch bei der Genogramm- und Aufstellungsarbeit.

17.5 Traumatherapie

Das Verständnis von psychischen Traumata (Psychotraumatologie) und deren Wirkmechanismen und Auswirkungen hat in den letzten Jahren durch die Ergebnisse der neurowissenschaftlichen Forschung rapide zugenommen. Dementsprechend haben sich auch die therapeutischen Ansätze weiterentwickelt. Da die Möglichkeit zur Selbsthilfe schnell an ihre Grenzen stößt, wie das Deutsche Institut für Psychotraumatologie (DIPT) meint, gilt es, schon in der Akutphase professionelle Unterstützung anzubieten, um zusätzliche Traumatisierungen, Belastungen und die Wahrscheinlichkeit für eine PTBS zu verhindern, Angst und Hilflosigkeit zu vermindern und adäquat Informationen zu geben. Eine ggf. das Trauma aufarbeitende, emotionsaktivierende Behandlung (Debriefing) darf erst später angeboten werden, da diese im Akutstadium zu einer Verstärkung des Traumaerlebens führen kann. Je früher eine Psychotherapie nach dem traumatischen Vorfall in Angriff genommen wird, desto kürzer dauert sie. Je länger das Ereignis zurückliegt, desto größer ist die Wahrscheinlichkeit, dass sich das Trauma bereits verfestigt hat, desto mehr Zeit kann dann die Behandlung in Anspruch nehmen (Deutsches Institut für Psychotraumatologie, DIPT). Für eine kurzfristige Versorgung Betroffener stehen z. B. Traumaambulanzen zur Verfügung.[34]

Im Rahmen einer Therapie besteht z. B. die Chance, dass eigene Bewältigungsstrategien entwickelt werden können und das Trauma einen angemessenen Platz in der Wahrnehmung bekommt. Wichtig zu wissen ist, wie schon erwähnt, dass einige Symptome auch erst zeitlich verzögert zum Traumageschehen auftreten können.

Es gibt verschiedene Konzepte, die sich mit der Bewältigung und Überwindung von Traumata und Folgestörungen beschäftigen, die hier nicht im Einzelnen besprochen werden können.[35] Insbesondere kommen auch systemische Methoden (z. B. Hanswille u. Kissenbeck 2014; Ruf 2013; Langlotz 2015) zum Einsatz. Ein Konzept, dass sich in Abwandlung in meiner Praxis bewährt hat, bezieht sich auf die Arbeit mit verschiedenen Persönlichkeitsanteilen. Die These lautet, dass jeder Mensch über verschiedene Persönlichkeitsanteile verfügt, die miteinander interagieren (Schwarz u. Sweezy 2021; Ruppert 2013).

Traumatisierte Persönlichkeitsanteile bei der systemischen Arbeit einzubeziehen, bewährt sich meiner Erfahrung nach (testweise) auch bei Aufstellungen, wenn diese ins Stocken geraten.

17.6 Transgenerationale Weitergabe von Traumata

Im Rahmen der familiensystemischen Arbeit, die nicht nur die eigene Biografie von Patienten, sondern auch die Schicksale von Vorfahren einbezieht, zeigt sich immer wieder, dass einschneidende Ereignisse, insbesondere Traumata, die die Eltern, Großeltern oder sogar Urgroßeltern (und auch z. B. deren jeweilige Geschwister oder Partner)

34 Aktuelle Standorte sind verfügbar unter: https://projekt-hilft.de/liste/kategorie/traumaambulanz [29.10.2023].

35 Als wichtige Beispiele seien hier nur genannt: EMDR *(Eye Movement Desensitization and Reprocessing)* von Francine Shapiro (Shapiro u. Trunk 2022), PITT® *(Psychodynamisch Imaginative Traumatherapie)* von Luise Reddemann (Reddemann 2021) sowie *Somatic Experiencing* (SE) von Dr. Peter A. Levine (Levine 2016).

erlebt haben, in den Schicksalen und Symptomen von Nachfahren weiterwirken (Serpelonie et al. 2017) und affektive Muster inter- und transgenerational in Familien weitergegeben werden können (Britten 2021). Umgekehrt ausgedrückt bedeutet das, dass oft noch mehrere Generationen später Familienmitglieder an unerledigten leidvollen Themen der Vorfahren (mit)tragen (Radebold, Bohleber u. Zinnecker 2009; Salvador 2018, S. 79–93). Häufig »reinszenieren« sie sogar fast deckungsgleich und im gleichen Lebensalter Muster bzw. Verhaltensweisen oder psychische bzw. körperliche Erkrankungen. Dies wird auch an vielen Fallbeispielen in diesem Buch deutlich, wo traumatische Einschnitte über mehrere Generationen weitergewirkt haben (s. z. B. in Abschnitten 5.5.1 die Abb. 31, in Abschnitt 13.6 die Abb. 66 und in Abschnitt 14.2 die Abb. 67). Ein Trauma, das über mehrere Generationen reicht und noch die Kinder und (Ur-)Enkel betrifft, obwohl diese das traumatisierende Ereignis nicht selbst erlebt haben, nennt man *historisches* oder *transgenerationales Trauma* (engl. *transgenerational transmission of trauma,* TTT) (Radebold, Bohleber u. Zinnecker 2009).

Wie lässt sich dieses generationsübergreifende Weiterwirken erklären – vor allem, wenn man das Trauma nicht selbst erfahren bzw. beobachtet hat und die betroffenen Vorfahren weder kannte noch (Detail-)Wissen zu deren Schicksalen hatte?

Um Antworten auf diese Fragen zu bekommen, wurde in den letzten Jahren viel geforscht und entdeckt. Interessante Erkenntnisse, auch zur Weitergabe von Traumata, gibt es beispielsweise im Bereich der *Epigenetik* (s. Kapitel 18).

V Ausblick

18 Epigenetik – ein mitwirkender Faktor?

Bei der Genogrammarbeit und in Aufstellungen wird immer wieder deutlich, dass einschneidende, unbearbeitete Ereignisse aus der Vergangenheit nicht nur über eine, sondern oft sogar über drei oder vier Generationen weiterwirken und in der Symptomatik *heute* lebender Personen zum Ausdruck kommen können. Erklärungen dafür lassen sich zumindest teilweise in der *Epigenetik* finden, einem relativ jungen Forschungsgebiet z. B. der Tier- und Humanbiologie. Da die Erkenntnisse in diesem Bereich zunehmend an Bedeutung gewinnen und da es mir nicht nur als Ärztin, sondern auch als Biologin ein Anliegen ist, zumindest die Basis für ein Grundverständnis epigenetischer Mechanismen zu vermitteln, erlaube ich mir an dieser Stelle einen Exkurs in diesen Themenbereich.

Während sich die *Genetik* (Vererbungslehre) auf die in der DNA (in Form von Genen) gespeicherten und kodierten Erbinformationen bezieht, beschäftigt sich die *Epigenetik* mit der Frage, wie Umwelteinflüsse die *Aktivität* der Gene beeinflussen. Lange Zeit dachte man, dass die in den Genen festgelegte Erbinformation unbeeinflusst von der Außenwelt zur Wirkung kommt. Doch konnte ein Wechselspiel zwischen Genen und äußeren Einflüssen, denen Lebewesen, insbesondere auch Menschen, im Laufe des Lebens ausgesetzt sind, von Wissenschaftlern anhand verschiedener Untersuchungen festgestellt werden.

Anfang der 2000er-Jahre – also ca. 100 Jahre nach der Entdeckung der Gene und 50 Jahre nach der Entdeckung der DNA –, als die Entschlüsselung des menschlichen Erbguts *(Genoms)* durch Ermittlung der Reihenfolge der Gene auf der DNA (= Sequenzierung) gelang, musste man feststellen, dass der DNA-Code nicht alles erklären kann. Erst die Aufdeckung epigenetischer Mechanismen trug dazu bei, zu verstehen, wie Umwelteinflüsse, Erfahrungen (negative und positive), *erlernte* und *erworbene* Eigenschaften, Fähigkeiten, Ernährungsgewohnheiten, körperliche Aktivität etc. bleibende Veränderungen in unserem Leben hervorrufen und sogar über die Keimzellen von einer Generation zur nächsten weitergegeben werden können.[36]

36 Siehe z. B. Kleine-Gunk u. Hobelsberger (2023); Lipton (2016); Mansuy, Gurret u. Lefief-Delcourt (2020); Spork (2011); Rossi (2002).

Diese bahnbrechenden Erkenntnisse erfordern ein Umdenken in vielen Lebensbereichen, insbesondere auf dem Gebiet der Erhaltung und Wiederherstellung von Gesundheit.

Mansuy, Gurret und Lefief-Delcourt (2020, S. 42) wählen eine eingängige Metapher: Sie vergleichen das Genom, das gesamte Erbgut, mit einer Musikpartitur, die für sich genommen lediglich eine Abfolge von Punkten und Strichen ist. Erst durch das Lesen, Interpretieren und Spielen der Musiker – das sich von einem Menschen oder Orchester zum anderen und von einem Moment zum anderen unterscheidet – entsteht ein Musikstück. Das Umsetzen der Partiturinformationen durch die Musiker entspricht der Funktion des *Epigenoms,* der Gesamtheit aller epigenetischen Informationen.

18.1 Grundlagen zum Verständnis epigenetischer Mechanismen

Um epigenetische Mechanismen und Wirkweisen verstehen zu können, ist es hilfreich, sich zunächst noch einmal einige Grundlagen der Genetik in Erinnerung zu rufen. Die genetische Information ist bekanntlich in der DNA (engl. *deoxyribonucleic acid;* dt. Desoxyribonukleinsäure, DNS) im Zellkern gespeichert, die platzsparend zu Knäueln aufgewickelt ist und (angefärbt) unter dem Mikroskop in Form von Chromosomen (griech. »Farbkörperchen«) sichtbar gemacht werden kann. Die Kodierung der genetischen Information erfolgt in einer für jedes Lebewesen einzigartigen Abfolge von sogenannten *Nukleotiden,* den Grundbausteinen der DNA. Diese bestehen jeweils aus einer der vier organischen *Basen* zusammen mit einem *Phosphat*rest und dem *Zucker* Desoxyribose.

Die Nukleotide sind wie in einer Kette zu einem Strang aufgereiht. Zwei Stränge, die man auch als Seiten einer Leiter betrachten kann, fügen sich zusammen, indem sich jeweils zwei komplementäre Basenpaare (Adenin [A] – Thymin [T] und Guanin [G] – Cytosin [C]) miteinander verbinden und so die Sprossen dieser Leiter bilden. Die Leiter dreht sich um sich selbst und bildet auf diese Weise die bekannte *Doppelhelix* (griech. ἕλιξ [hélix] »Windung«), s. Abbildung 74.

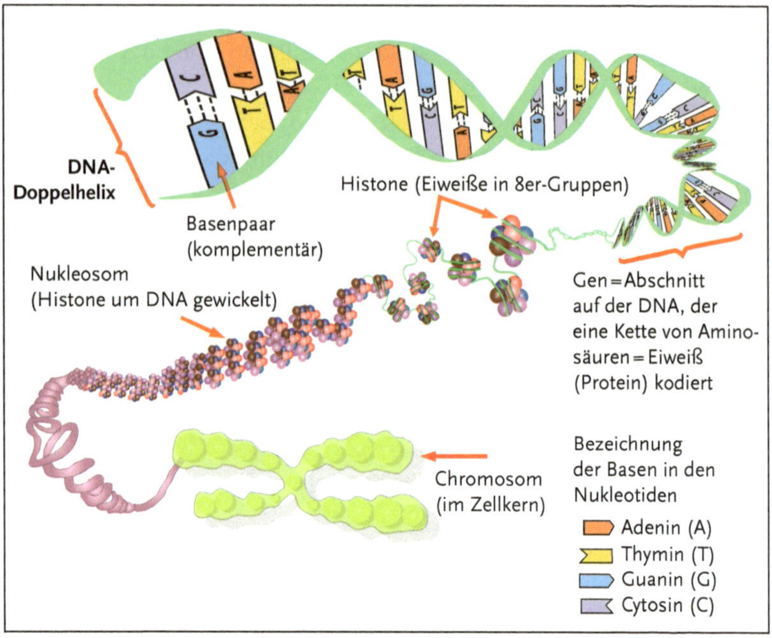

Abb. 74: Aufbau und »Verpackung« der DNA

Bestimmte Abschnitte dieser Leiter, also Abfolgen von Basenpaaren der DNA, werden abgelesen *(Transkription)* für die Herstellung von körpereigenem Eiweiß. Das heißt, es wird ein komplementärer, sogenannter *m-RNA-Strang* als DNA-Kopie hergestellt (m-RNA = engl. *messenger Ribonucleicacid* »Boten-RNA«), der anstelle von Thymin die Base Uracil enthält.

Die m-RNA ist beweglich und verlässt – wie der Name sagt – als Bote mit einer Kopie des DNA-Codes den Zellkern, während die DNA im Original im Zellkern verbleibt. Die m-RNA bewegt sich zu den *Ribosomen* (große, komplexe Proteine) in der Zelle, wo die Information ihres m-RNA-Strangs als Vorlage für die Übersetzung *(Translation)* in Aminosäuren, den Bausteinen für körpereigene Proteine, dient. Die »Verkettung« und dreidimensionale Anordnung der einzelnen Aminosäuren und damit die Neubildung von Eiweißen wird *Proteinbiosynthese* genannt und findet in der Zellflüssigkeit der Ribosomen statt.

Der Abschnitt auf der DNA, der ein Eiweiß (also eine Kette von Aminosäuren) kodiert, wird *Gen* genannt. Die Gesamtheit der Gene des Erbguts heißt *Genom*. Jedes Lebewesen hat seine eigene, charakteristische Abfolge von Genen, die *Gensequenz*. Die Ermittlung dieser Sequenzen wird als *(Gen- oder DNA-)Sequenzierung* bezeichnet.

Nicht alle Abschnitte auf der DNA kodieren Gene für die Bildung von Proteinen (»kodierende« DNA), sondern ein Großteil der DNA besteht aus »nicht kodierender« DNA, die z. B. die Genom*aktivität* steuert. Dies wurde erst in jüngerer Zeit entdeckt.

Die DNA ist um sogenannte *Histone* wie um Spulen gewickelt, die aus Achtergruppen von Eiweißen bestehen und die wie in einer Perlenkette aufgereiht sind. Die einzelne Struktur aus Histon und DNA wird *Nukleosom* genannt, die Gesamtheit aller Nukleosome als *Chromatin* bezeichnet. Je nach *Verpackungsgrad* des Chromatins erfolgen die Ableseprozesse an der DNA unterschiedlich: Ist es dicht verpackt und geschlossen *(kondensiert)*, können bestimmte Abschnitte auf der DNA (Gene) nur schwierig oder gar nicht abgelesen werden. Ist das Chromatin aufgelockert und offen *(dekondensiert)*, sind die Gene mehr oder weniger aktiv. So können sie abgelesen und die durch sie kodierten Proteine gebildet werden (s. Abb. 75).

Dies ist einer der epigenetischen Mechanismen, mit denen die Genaktivität reguliert werden kann. Eine weitere Möglichkeit, Einfluss auf die Aktivität von Genen zu nehmen, besteht im Anheften von kleinen Molekülen (Methylgruppen) an der DNA (s. u. 18.2). So kann reguliert werden, welche Proteine entstehen und als Folge davon, welche Art von Zellen, Gewebe, Organen, Merkmalen usw. eines Lebewesens sich ausbilden. Das verändert aber nicht den genetischen Code selbst, denn die Abfolge der Basenpaare (DNA-Sequenz) und damit der Bauplan der körpereigenen Proteine bleibt erhalten. Die DNA wird lediglich *modifiziert*. Daher wird der Teil, der sich auf die *Aktivität* der Gene bezieht und sozusagen zur Genetik dazukommt, *Epi*genetik genannt (griech. ἐπί [epi] »auf, dazu, außerdem«).

18.2 Steuerung epigenetischer Prozesse

Die Steuerung epigenetischer Prozesse erfolgt durch das Setzen und Entfernen sogenannter epigenetischer Modifikatoren (chemischer Moleküle, s. u.), z. B. an der DNA bzw. den Histonen.

Es gibt verschiedene epigenetische Mechanismen. An dieser Stelle möchte ich lediglich zwei der Hauptmechanismen für die Modifikation von DNA bzw. Histonen, die die Epigenetik ausmachen und die am bekanntesten sind, etwas genauer ansprechen.

Modifikation der DNA durch Methylierung

Werden *Methyl*gruppen (-CH_3, chemische Gruppen aus je einem Kohlenstoffatom und drei Wasserstoffatomen) an bestimmte Stellen der DNA angelagert (»Methylierung der DNA«), sind die nachfolgenden Gene »stummgeschaltet«. Das Anheften von Methylgruppen vermittelt ein bestimmtes Enzym (DNA-Methyltransferase), das z. B. durch Medikamente beeinflusst werden kann.

Histonmodifikation

Histone werden an ihren Seitenketten z. B. durch Methylierungen und Acetylierungen (= Anheften einer *Acetyl*gruppe: -CO-CH_3) modifiziert.

In Abhängigkeit vom Acetylierungs- und Methylierungsgrad und damit Verpackungsgrad des Chromatins sind die Genabschnitte dort mehr oder weniger zugänglich für Ableseprozesse, sodass auch über diesen Weg die Aktivität der Gene gesteuert werden kann. In der folgenden Abbildung sind eine DNA-Methylierung und eine Histon-Acetylierung vereinfacht dargestellt (s. Abb. 75).

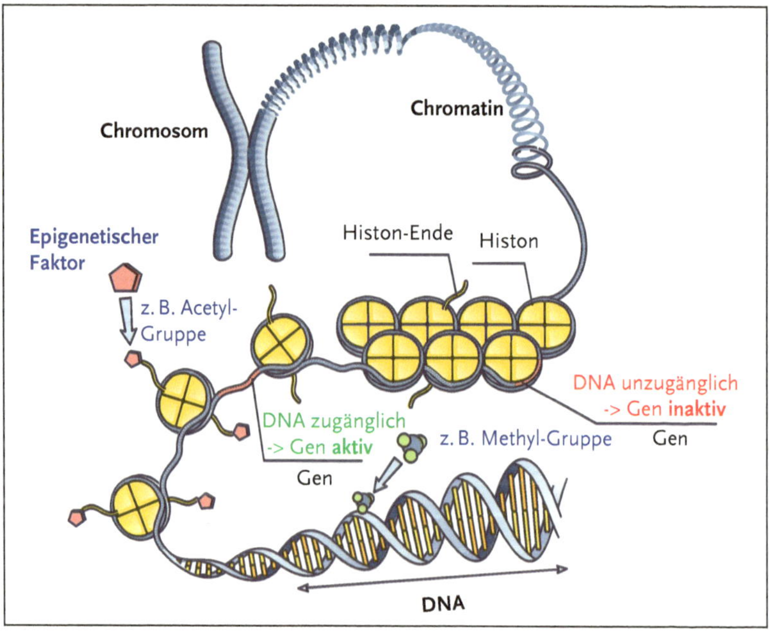

Abb. 75: Beispiele für epigenetische Mechanismen: DNA-Methylierung und Histon-Acetylierung

Epigenetische Markierungen durch Modifikatoren wie Methyl- oder und Acetylgruppen, sind stabil und werden bei der Zellteilung sowie zum Teil bei der Vererbung über die Keimzellen (Spermien des Mannes und Eizellen der Frau) weitergegeben.

Die Mechanismen der Stumm- und Aktivschaltung von Genen auf der DNA führen dazu, dass nicht alle Gene aktiv sind. Von der Gesamtheit der genetischen Information, die in jeder Zelle auf der DNA gespeichert ist, kommt also nur ein bestimmter Teil zum Tragen. Die Verteilung der Methylgruppen auf der DNA führt zu unterschiedlichen und charakteristischen »Methylierungsmustern«/»Genexpressionsmustern«, die dann darauf Einfluss nehmen, welche Proteine und in Folge davon welche Zell-/Gewebetypen etc. sich bilden sowie welche Merkmale entstehen und vererbt werden. Dabei kann es sein, dass ein Gen für die Ausprägung mehrerer Merkmale verantwortlich ist *(Polyphänie)*, z. B. bei manchen Erbkrankheiten, oder mehrere Gene zu einem Merkmal führen *(Polygenie)*, z. B. der Körpergröße.

18.3 Beispiele für epigenetische Auswirkungen

Epigenetische Mechanismen wirken sichtbar oder unsichtbar, im eigenen Leben und auch bis in die nächsten Generationen. Im Folgenden möchte ich zunächst hauptsächlich diejenigen ansprechen, die bekannte Erscheinungen im täglichen Leben erklären und unsere eigene Entwicklung betreffen.

Epigenetik und Zellentwicklung

Grundsätzlich setzen epigenetische Mechanismen sowohl an den *Körper*zellen an als auch an den Zellen, die während der Embryonalzeit zu *Keim*zellen heranreifen. Epigenetische Veränderungen bei der Entstehung von Körperzellen wirken sich schon im Leben des Individuums aus, betreffen also den eigenen Lebenslauf. Epigenetische Prägungen an Keimzellen dagegen haben Folgen für die nachkommenden Generationen. Interessanterweise werden kurz nach der Befruchtung vererbte epigenetische Markierungen teilweise wieder aufgehoben und damit ein partieller »Reset« bewirkt. So können dann wieder neue epigenetische Modifikationen beim Embryo (und auch später) entsprechend den äußeren Bedingungen und Erfahrungen etc. stattfinden.

Richten wir zunächst einen Blick in den Mutterleib und somit an den Anfang unserer Individualentwicklung. Haben Sie sich schon einmal gefragt, wie es sein kann, dass aus Zellen mit identischen Genen verschiedene Gewebe, also Ansammlungen differenzierter Zellen, und Organe mit ihren unterschiedlichen Funktionen entstehen können? Denn jede Körperzelle eines Menschen/Lebewesens hat exakt die gleiche, für dieses Individuum typische und einmalige genetische Ausstattung, die gleiche Gensequenz, da sie ja aus derselben befruchteten Eizelle, die sich immer weiter geteilt hat, entstanden ist. Die unterschiedliche Zellentwicklung lässt sich über die An- und Abschaltmechanismen von Genabschnitten auf der DNA erklären:

Diese führen dazu, dass sich im Mutterleib während der Embryonalentwicklung aus Zellen mit gleicher genetischer Ausstattung ganz unterschiedliche Zell*typen* (ca. 200 beim Menschen) entwickeln, die sich zu den unterschiedlichsten Geweben, Organen und Organsystemen passend zusammenschließen. Sie bilden beispielsweise das Gehirn und Nervensystem, Herzkreislaufsystem, Urogenitalsystem, die Knochen und Muskeln, Haut und Sinnesorgane, den Magendarmtrakt usw.

Ein weiteres Beispiel für epigenetische Auswirkungen bei identischen Genen liefern eineiige Zwillinge.[37] Diese sollten theoretisch in ihrem Aussehen, Verhalten, in Bezug auf das Auftreten von Krankheiten usw. absolut gleich sein, da sie aus nur *einer* befruchteten Eizelle entstanden sind (die sich in einem sehr frühen Entwicklungsstadium geteilt und zu zwei Individuen geführt hat) und damit identisches genetisches Material besitzen. Dennoch können sie sich im Laufe des Lebens immer mehr unterscheiden, beispielsweise in ihrem Aussehen, ihren (Ernährungs-)Gewohnheiten, den Anfälligkeiten für Krankheiten usw. Dies geschieht insbesondere dann, wenn sie unterschiedlichen äußeren Einflüssen ausgesetzt sind, z. B. durch frühe Trennung und/oder das Aufwachsen unter jeweils anderen Lebensumständen.

Biologisch gesehen ist diese Möglichkeit, sich kurzfristig an sich verändernde äußere Bedingungen anpassen zu können, eine sinnvolle Einrichtung. Bei festgelegten Genen müssten wir sehr lange, möglicherweise Generationen, darauf warten, bis Mutationen – also Veränderungen des Genmaterials selbst – zu (oft überlebensnotwendigen) Anpassungen führen.

---

37 Vgl. »Epigenetische Unterschiede bei eineiigen Zwillingen«. Deutsches Ärzteblatt, 16.7.2012. Verfügbar unter: https://www.aerzteblatt.de/nachrichten/50910/Epigenetische-Unterschiede-bei-eineiigen-Zwillingen [13.10.2021].

Mittlerweile ist bekannt, dass viele Einflüsse des täglichen Lebens, wie Ernährung, Bewegung, Wohlbefinden, Stress, negative Erfahrungen, Krankheiten, Medikamente und andere Therapien, die epigenetischen Markierungen sowohl im Negativen als auch im Positiven beeinflussen – teilweise mit Wirkungen bis in die nächsten Generationen hinein.

Weil diese Aspekte sowohl für unsere eigene Gesundheit als auch für das Verständnis transgenerationaler Wirkweisen – insbesondere im Kontext der familienbiografischen Arbeit – so relevant sind, möchte ich hier einige detaillierter ansprechen. Da in diesem noch relativ jungen Gebiet einige Forschungsergebnisse zunächst bei Tieren vorliegen, habe ich diese ebenfalls mit einbezogen.

Epigenetik und Ernährung

Im Tierreich: Die Qualität und Quantität der Nahrung haben einen entscheidenden Einfluss auf den Aktivitätsgrad der Gene – insbesondere in frühen Entwicklungsstadien. Ein eindrucksvolles Beispiel dazu findet sich bei den Bienen. Hier entscheidet die Zusammensetzung der Nahrung, ob sich aus einer Bienenlarve eine Königin oder eine Arbeiterin entwickelt: Wer als Larve mit Gelée Royale (dieses enthält eine Fettsäure, die demethylierend wirkt) gefüttert wird, wächst zu einer größeren, fruchtbaren Bienenkönigin heran. Wer dagegen ab einem bestimmten Larvenstadium nur Pollen und Honig bekommt, wird eine kleinere, unfruchtbare Arbeiterbiene.

Auch bei Mäusen wirkt sich die Art der Nahrung bedingt durch epigenetische Einflüsse sichtbar aus (Waterland a. Jirtle 2003, Spork 2011). In Abhängigkeit vom Methylierungsgrad eines Gens schwankt die Fellfarbe dieser Mäuse von hell (gelb) bis dunkel (grauschwarz). Es gibt verschiedene Gene, die die Fellfarbe beeinflussen, so auch das »Agouti-Gen«, das die Verteilung von schwarzen Pigmenten steuert. Wenn dieses Gen wenig Methylierungen aufweist, ist es aktiv und die Fellfarbe wird gelblich. Diese Mäuse haben ein höheres Risiko z. B. für Fettleibigkeit, Diabetes und Krebs. Wenn das Agouti-Gen stark methyliert ist (was sich durch eine »epigenetische Diät« der schwangeren Mäusemütter mit Methylgruppenlieferanten wie Betain, Folsäure, Vitamin B12 und Cholin beeinflussen lässt), haben die Mäuse eine dunkle Fellfarbe, Normalgewicht und keine gesundheitlichen Probleme, obwohl sie das gleiche (Agouti-)Gen tragen wie die hellfarbige Maus.

Beim Menschen: Mittlerweile ist bekannt, dass auch der Mensch über seine Nahrung Einfluss auf sein Epigenom und damit auf seine Gesundheit nehmen kann. Dabei spielen bestimmte Nährstoffe bei der Genexpression eine Schlüsselrolle, wie z. B. die essenzielle Aminosäure Methionin (die eine zentrale Funktion bei der Methylierung hat), Mineralien, Vitamine, Antioxidantien, sekundäre Pflanzenstoffe usw. Weitere Details dazu und eine ausführliche Auflistung einzelner Nahrungsstoffe/-klassen inklusive einer »epigenetischen Diät« finden sich bei Mansuy, Gurret und Lefief-Delcourt (2020, S. 141).

Auch mangelnde bzw. mangelhafte Ernährung wirkt sich epigenetisch aus – bis in die nächsten Generationen hinein. Dies zeigt die bekannte *Niederländische Hungerwinterstudie:* Bedingt durch das deutsche Nahrungsmittelembargo im Winter 1944/45 litten Millionen Niederländer unter extremem Hunger, was insbesondere die damals schwangeren Frauen betraf. Die Studie zeigt, dass die Mangelernährung im Mutterleib sich auch noch im späteren Leben dieser Kinder negativ auswirkt: Sie sind kleiner als andere und haben u. a. ein erhöhtes Herzkreislauf-, Allergie- und Diabetes-Risiko (Spork 2019). In einer späteren Untersuchung konnten Forscher sogar epigenetische Unterschiede auf den Abschnitten der DNA ausfindig machen, die für das Wachstum und den Körperstoffwechsel wichtig sind (Spork 2019). Interessanterweise waren auch die Kinder der Hungerwinter-Babys (also die Enkel der hungernden Schwangeren) bei ihrer Geburt klein, obwohl ihre Mütter im Gegensatz zu ihren Großmüttern während der Schwangerschaft genug zu essen hatten. Darüber hinaus hatten die Kinder der männlichen Hungerwinter-Babys ein höheres Risiko für Übergewicht.

Eine weitere bekannte Studie bei einer kleinen Gruppe von Menschen in dem nordschwedischen Ort *Överkalix* zeigt ebenfalls den Einfluss der Ernährung auch auf die Gesundheit bei den nachfolgenden Generationen (Spork 2019): Hatten die Väter oder Großväter der männlichen Överkalixer *vor* der Pubertät, also wenn die Samenvorläuferzellen gebildet werden, übermäßig zu essen, bekamen die Söhne und Enkel häufiger Diabetes und Herzinfarkte und starben früher als andere Menschen dieses Ortes. Dieses Muster des Auftretens von epigenetischen Veränderungen lässt auf die Weitergabe über die Geschlechtschromosomen schließen.

Biologisch gesehen ist die Anpassung an das Nahrungsangebot durch Stummschalten oder Aktivieren von Genen sinnvoll, da durch das Einstellen z. B. auf einen Hungerstoffwechsel das Überleben gewährleistet wird. Gibt es allerdings in der nächsten Generation gute Nahrungsbedingungen, können die weitervererbten epigenetischen Anpassungen an den ursprünglichen Mangel in der Gegenwart negative Folgen haben und ggf. zu Krankheiten führen.

Auch bestimmte Nahrungs- und Genussmittel, Alkohol (und andere Drogen), Pflanzenschutzmittel usw. können sich negativ auf die Gesundheit auswirken, und zwar mit Spuren auch auf epigenetischer Ebene, die bis zu den Nachkommen reichen können (Spork 2019; Mansuy, Gurret u. Lefief-Delcourt 2020).

Epigenetik und Wohlbefinden

Neben der Ernährung haben auch andere Faktoren über Genaktivierungen einen Einfluss auf Gesundheit und Wohlbefinden. So ist nachgewiesen worden, dass regelmäßige körperliche Aktivität, die Freude bereitet (und damit die Chance hat, auch länger anzuhalten), sich positiv auf das Epigenom z. B. in Muskel- und Fettzellen auswirkt und in der Folge auch die Stimmung, Essgewohnheiten und Schlafqualität positiv beeinflussen kann. Des Weiteren ist bekannt, dass Musik und Meditation die Gene des Gehirns modulieren. Auch familiäre und freundschaftliche Beziehungen können auf die Regulierung unserer Gene einwirken (Mansuy, Gurret u. Lefief-Delcourt 2020, S. 164–168).

Epigenetik und Stress

Auch Stress übt einen Effekt auf die Genaktivität aus. Dabei geht es insbesondere um das Stresshormon Cortisol. Äußere Einflüsse können sich diesbezüglich bereits im Mutterleib auswirken. Je nachdem, welchen Bedingungen eine schwangere Frau und damit ihr ungeborenes Kind ausgesetzt ist, werden die Weichen gestellt, wie sich das Kind später physisch, psychisch und emotional entwickelt. Ist die Mutter während der Schwangerschaft häufigen Stress-, Gefahren- und Gewaltsituationen ausgesetzt, führt dies zum Beispiel zu Veränderungen bei der Ablesung der DNA-Abschnitte, die u. a. für die Gehirnentwicklung und das Immunsystem des Ungeborenen zuständig sind (Müller 2016). Diese Mechanismen sind wahrscheinlich dazu geeignet, das Kind an eine gewaltgeprägte Umgebung möglichst gut anzupassen: Das Immunsystem wird darauf ausgerichtet, besser mit Verletzungen und Entzündungen umzugehen, und das Nervensystem soll Gefahren schnell erkennen und vermeiden.

So mag sich eine Person entwickeln, die eher ängstlich ist, aber dafür eine Bedrohung rasch wahrnimmt und bei (vermeintlicher) Gefahr schnell (und oft automatisch und unüberlegt) reagiert. Dieser Weg wird in der frühen Entwicklung verstärkt, wenn das Kind auf der Welt ist und tatsächlich Stress und Gewalt erfährt. Das Risiko für mangelnde Stressresistenz, Depressionen und andere Probleme steigt. Diese auf epigenetischem Wege erlangten Anpassungen können dann später zusammen mit weiteren Adaptationen – z. B. infolge von selbst erlebten Erfahrungen im sozialen Umfeld – auch in den nächsten Generationen zum Tragen kommen. Insbesondere chronischer Stress (bei dem Cortisol eine wichtige Rolle spielt) hat einen entscheidenden Einfluss auf das psychische und physische Gleichgewicht, indem er auf das Verhalten, die Stresshormone, den Blutzucker, das Herzkreislauf-/Verdauungssystem usw., aber auch auf die Lebenserwartung und das Krebsrisiko einwirkt. Hier kommt ein Zusammenspiel von genetischen und epigenetischen Faktoren zur Wirkung.

In Studien an Mäusen konnte gezeigt werden, dass bei der Reaktion auf Stress drei epigenetische Mechanismen eine Rolle spielen: Methylierung, Histonmodifikation und nicht kodierende DNA. Dies geschieht in unterschiedlicher Weise – je nach Art des Stresses, seiner Häufigkeit, Lebensalter des Tieres, Gewebe, Zelltyp –, sodass Hirn-, Blut-, Leber- oder Keimzellen verschieden beeinflusst sein können. Die Reaktion auf Stress (stresssensibel oder stressresilient) hängt insbesondere von der Aktivität eines bestimmten Gens (engl. *glial cell line derived neurotrophic factor,* GDNF) ab, das durch Methylierung beeinflusst werden kann (Mansuy, Gurret u. Lefief-Delcourt 2020, S. 125).

Diese Erkenntnisse können auch zum Verständnis beitragen, warum manche Menschen gut mit Stress umgehen oder sogar stressresilient sind und andere eher nicht. Wie schon erwähnt, werden schon im Mutterleib die Weichen für den Umgang mit Stress gestellt. Auch die Art der Versorgung des Neugeborenen nach der Geburt durch die Mutter spielt eine entscheidende Rolle für die weitere Entwicklung. In Untersuchungen bei Tieren konnte nachgewiesen werden, dass sich die Versorgung bzw. Vernachlässigung von Nachkommen kurz nach der Geburt epigenetisch, über den Methylierungsgrad eines bestimmten Anti-Stress-Gens, auswirkt: Häufiges Lecken der Jungen durch die Rattenmütter nach der Geburt führt zur Aufhebung der bei der Geburt noch vorhandenen Methylierung dieses Anti-Stress-Gens. Vernachlässigung bewirkt, dass das Anti-Stress-Gen durch deutlich mehr Methylgruppen stummgeschaltet ist. Interessanterweise kann eine Demethylierung am Anti-Stress-Gen noch erreicht werden, wenn die vernachlässigten Ratten spätestens zwölf Stunden nach der Geburt einer anderen, fürsorglichen Ratte zugeführt und mindestens acht Tage gut bemuttert werden (Rüegg 2017; Drexler 2020, S. 45). Diese Untersuchungsergebnisse zeigen, dass sich die Art des Kontaktes zwischen Ratten(ersatz)müttern und ihren Jungen sogar auf der Ebene des Erbgutes widerspiegelt (Weaver et al. 2004; Drexler 2020, S. 46).

Epigenetik und Therapien

Auch Psychotherapien sollen das Epigenom beeinflussen können. Hier gilt der Begriff der »neuronalen Plastizität«, der anhaltenden Fähigkeit des Gehirns, sich zu verändern und die Verbindungen zwischen den Nervenzellen entsprechend neuen Erfahrungen zu reorganisieren (Mansuy, Gurret u. Lefief-Delcourt 2020, S. 171–172).

Mittlerweile gibt es auch Medikamente, z. B. in der Krebstherapie, die die Genaktivität beeinflussen können. Sie hemmen als sogenannte DNA-Methyltransferasehemmer (DNMT-Hemmer) die Enzyme, die Methylgruppen an die DNA anlagern. Dadurch werden stummgeschaltete Gene wieder ablesbar.

Transgenerationale Auswirkungen

Für die systemisch-familienbiografische Arbeit sind epigenetische Auswirkungen und Veränderungsmöglichkeiten im individuellen Leben insbesondere im Hinblick auf die nächsten Generationen interessant. Wie beispielsweise unterschiedliche Nahrungsbedingungen und Stress bei den Vorfahren, aber auch im eigenen Leben zu epigenetischen Anpassungsmechanismen auf zellulärer Ebene mit Auswirkungen bis in die nächsten Generationen führen können, hatte ich bereits im vorigen Abschnitt angesprochen.

Bei Studien, die mit Tieren durchgeführt wurden, ließen sich transgenerationale epigenetische Einflüsse auch nach negativen Erfahrungen nachweisen. Untersuchungen an Mäusen haben gezeigt, dass negative Erfahrungen eines männlichen Elternteils sogar ohne direkten Kontakt, nur über die Spermien an die nächste Generation weitervermittelt werden (Spork 2014). Solche Erkenntnisse sind zwar anhand von Untersuchungen bei Tieren gewonnen worden, aber man darf die Frage stellen, ob ähnliche Mechanismen nicht auch beim Menschen zum Tragen kommen.

Es sei hier noch einmal betont, dass entsprechende Anpassungsmechanismen sowohl negative als auch positive Folgen haben können. Da es in diesem Buch vor allem um Lösungen für leidvolle Lebensthemen (bzw. deren Vermeidung) geht, möchte ich das Augenmerk abschließend noch auf weitere Untersuchungsergebnisse richten, die sich auf die transgenerationale Weitergabe von negativen Erfahrungen bis hin zu Traumata im Zusammenhang mit epigenetischen Mechanismen beziehen. So sind Gewalterfahrungen, die bereits während der Schwangerschaft der Großmutter stattgefunden haben, in der DNA der Enkelgeneration nachweisbar (Serpeloni et al. 2017). Auch gibt es Hinweise darauf, dass Kinder die Ängste ihrer Eltern erben (Spork 2016). Andere Untersuchungen legen nahe, dass Holocaustüberlebende Spuren im Erbgut ihrer Nachkommen hinterlassen haben (Schneider 2015).

Die Erkenntnisse der Epigenetik bieten Denkansätze dafür, wie sich die Phänomene der transgenerationalen Weitergabe erklären lassen könnten, die wir oft in regelhafter Form bei der Genogrammanalyse sehen und die auch in systemischen Aufstellungen zutage treten. Des Weiteren stimmen sie hoffnungsvoll, da wir offensichtlich Möglichkeiten haben, selbst Einfluss auf diverse Aspekte unseres Lebens zu nehmen, mit verändernder und anhaltender Wirkung zumindest in Teilbereichen sogar bis in die nächsten Generationen hinein.

19 Die positive Aussicht

Es ist interessant zu sehen, dass Menschen gleich belastende – auch traumatische – Situationen offensichtlich unterschiedlich erleben und verarbeiten.

So ist es nicht vorhersehbar, ob eine einschneidende negative Erfahrung (wie z. B. ein Verlust- oder Kriegserlebnis) zu einer (Trauma-) Folgestörung in der eigenen Lebensgeschichte mit ggf. weiteren entsprechenden Auswirkungen in der nächsten Generation führt.

19.1 Resilienz und Ressourcen

Es gibt Menschen, die selbst nach traumatischen Ereignissen oder starker Dauerbelastung psychisch gesund bleiben, ihr Leben insgesamt als positiv und sinnvoll ansehen und sich ihren Aufgaben bewusst stellen.

Wie lässt sich das erklären? Es gibt verschiedene Ansätze, Antworten darauf zu finden. An dieser Stelle möchte ich beispielhaft nur zwei Modelle ansprechen.

Das Modell der *Salutogenese* (nach Antonovsky, s. Antonovsky 1997) beschäftigt sich mit der Frage:

Wie entsteht Gesundheit, was erhält Menschen gesund?

Hier wird dem *Kohärenzgefühl* (engl. *sense of coherence,* SOC) eine besondere Bedeutung beigemessen. Dieses setzt sich vor allem aus folgenden drei Aspekten zusammen (Wydler, Kolip u. Abel 2010):

- der Fähigkeit, die Lebenszusammenhänge zu verstehen (Gefühl der *Verstehbarkeit)*
- der Überzeugung, das eigene Leben gestalten zu können (Gefühl der *Handhabbarkeit* bzw. Bewältigbarkeit), sowie
- dem Glauben an den Sinn des Lebens (Gefühl der *Bedeutsamkeit* bzw. *Sinnhaftigkeit*).

Es gibt »salutogene Aufstellungen«, die sich mit der Frage beschäftigen, was Menschen gesund erhält und auf welche Weise durch Aufstellungen heilsames Potenzial in den Systemen Individuum und Familie entfaltet werden kann (Mayer u. Hausner 2014).

Ein weiteres Modell, das *Resilienz-Modell,* versucht unter anderem die Frage zu klären:

Wie werden Menschen mit extremen Belastungen fertig?

Das Wort »Resilienz« stammt aus dem Lateinischen (*resilire* »zurückspringen, abprallen«). Es wurde ursprünglich in der Physik verwendet und beschreibt die Fähigkeit hochelastischer Werkstoffe, nach jeder Verformung ihre ursprüngliche Form wieder einzunehmen. Resilienz stellt entsprechend die Fähigkeit dar, negativen Einflussfaktoren, stressvollen Lebensumständen standzuhalten, Krisen zu bewältigen, ohne psychische Störungen zu entwickeln, und sie durch Rückgriff auf persönliche und sozial vermittelte Ressourcen als Anlass für Entwicklungen zu nutzen.

Für die Entwicklung psychischer Stärke und seelischer Widerstandskraft (Resilienz) spielen viele Faktoren eine Rolle, so vor allem auch frühkindliche Bindungserfahrungen: Wer geliebt worden ist und Vertrauen in andere Menschen entwickelt hat, kann schwere Situationen leichter akzeptieren und/oder sogar meistern. Zudem wird ein Ereignis als nicht so schlimm empfunden, wenn es mit anderen geteilt wird (Prieß 2015).

Für die Entstehung von Resilienz haben sich *sieben Schlüsselfaktoren* als wichtig erwiesen: Akzeptanz, Optimismus, Selbstwirksamkeit, Verantwortung, Netzwerk-, Lösungs- und Zukunfts-Orientierung. Diese sind in einem Schaubild zusammengestellt (s. Abb. 76).

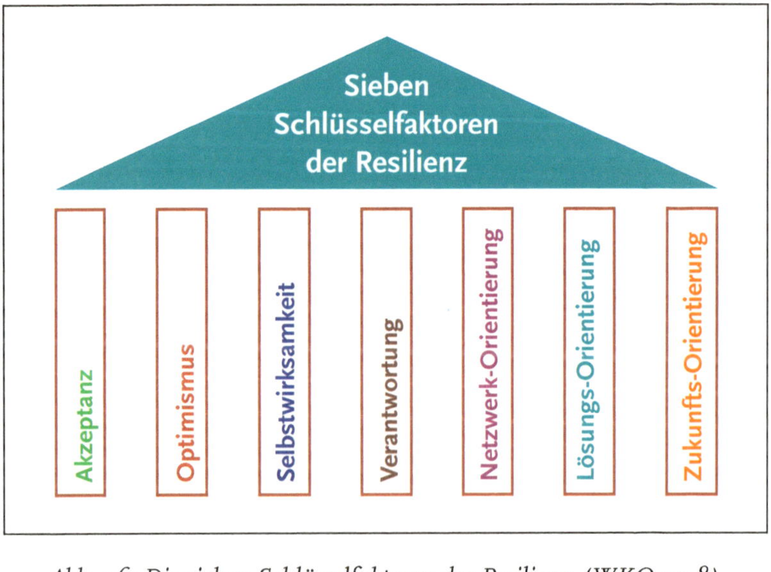

Abb. 76: Die sieben Schlüsselfaktoren der Resilienz (WKO 2018)

Folgende Inhalte sind mit den genannten Begriffen verbunden:

- *Akzeptanz:* akzeptieren, was geschehen ist, loslassen
- *Optimismus:* darauf vertrauen, dass es besser wird; Krisen sind zeitlich begrenzt; einen neuen Blickwinkel einnehmen (ist das Glas halbleer oder halbvoll?) und daraus Lösungen entwickeln
- *Selbstwirksamkeit:* sich der eigenen Stärken, Fähigkeiten und Bedürfnisse bewusst werden
- *Verantwortung* für sich und sein Handeln übernehmen, eigene Leistungsgrenzen erkennen, Selbstreflexion üben
- *Netzwerk-Orientierung:* Was kann man selbst aktiv angehen, wo benötigt man Unterstützung? Entsprechend mit anderen Kontakt herstellen, Hilfe annehmen
- *Lösungs-Orientierung:* proaktives Vorgehen, Fokus auf die Lösung richten, nicht auf das Problem
- *Zukunfts-Orientierung:* auf die Möglichkeiten und in die Zukunft schauen, Pläne schmieden und Ziele formulieren.

Im »Wiener Systemischen Resilienz-Modell (WSRM)« sind die klassischen Resilienzmodelle um die Faktoren »Systemklarheit«, »Bewusstsein« und die Aufstellungsarbeit ergänzt (Klein u. Meerwald 2020). Alle Faktoren lassen sich insbesondere auch durch die systemische und transgenerationale Arbeit positiv beeinflussen, die u. a. auf Lösungsfokussierung, Erreichbarkeit von Zielen, Eigenverantwortlichkeit und Selbstwirksamkeit an einem stärkenden Platz im Netzwerk Familiensystem abzielt.

19.2 Zum guten Schluss

Wenn wir noch einmal auf das Beispiel der 87-jährigen Mutter einer Patientin zurückblicken (s. Abschnitt 16.1) und uns vergegenwärtigen, wie diese ihre äußerst belastende Zeit im sibirischen Lager überstanden hat, sehen wir, dass sie so gut wie alle Schlüsselfaktoren der Resilienz beschreibt. Menschen, die in der Lage sind, schwierige Lebenslagen gut zu meistern, besitzen oft die Fähigkeit des *Reframings.* Sie können einer (negativen) Situation oder Erfahrung einen neuen Rahmen geben. Als Folge der Wahrnehmung aus einem anderen Blickwinkel bekommt dieselbe Situation dann eine weitere, oft positivere Bedeutung, durch die sich die eigenen Verarbeitungs- und Wahlmöglichkeiten erhöhen.

Allerdings scheint die persönliche Resilienz nicht vor der transgenerationalen Weitergabe von traumatischen Erfahrungen zu schützen. Insbesondere verschwiegene oder abgespaltene, emotional nicht bearbeitete leidvolle Ereignisse – die dem Betroffenen und seinem Umfeld wie »erledigt« erscheinen können – wirken offensichtlich weiter. Oft führt erst das Anerkennen und Betrauern des Geschehenen (ggf. später stellvertretend durch einen Nachfahren) dazu, dass Ruhe und Frieden einkehren können und das Unbearbeitete nicht von einem Familienmitglied oder in der nächsten Generation wiederholt bzw. in Form einer Symptomatik in Erinnerung gebracht werden »muss«.

Bei dem gerade erwähnten Fallbeispiel konnte die Tochter, die ja im Gegensatz zu ihrer Mutter an multiplen Symptomen litt, durch Auflösung der von ihr übernommenen Schicksalsbindungen ihre Probleme deutlich und dauerhaft reduzieren und einen kraftvollen und gesünderen Platz in ihrem Leben einnehmen.

Die Erfahrung, dass Menschen aus schwierigen Situationen gestärkt hervorgehen können, und die Erkenntnisse der Epigenetik und jüngeren Hirnforschung lassen den hoffnungsvollen Schluss zu, dass wir offensichtlich nicht – wie lange gedacht – »starren« Genen und unveränderbaren Bedingungen ausgesetzt sind. Vielmehr haben wir die Chance und auch die Verantwortung, *selbst* und *aktiv* Einfluss auf unser Schicksal und unsere körperliche und psychische Gesundheit zu nehmen. Viele und unterschiedliche therapeutische Wege stehen uns dafür zur Verfügung – so auch der in diesem Buch angesprochene systemisch-familienbiografische Ansatz. Dieser nimmt zusätzlich das Schicksal unserer Vorfahren mit in den Blick, das das Leben unserer Eltern und infolgedessen auch unser eigenes beeinflusst hat. Diese hatten – vor allem in Kriegs- und Nachkriegszeiten – kaum Möglichkeiten, intensive Diagnostik und Therapie oder andere Unterstützung in Anspruch zu nehmen. Daher gebührt ihnen und vor alledem, was sie unter den oft so erschwerten Bedingungen geleistet und zustande gebracht haben, Respekt und Anerkennung.

Für die Nachfolgenden, die eine Symptomatik aufweisen, kann es hilfreich sein, *zuerst* noch einmal den Blick zu Belastendem in der *Vergangenheit* auch des Familiensystems zu richten. Nach dem Lösen von Schicksalsbindungen und verbunden im Friedvollen oder sogar im Guten lässt sich der eigene, gestärkte Platz in der *Gegenwart* einnehmen. Auf dieser Basis kann dann die *Zukunft* ins Visier genommen und das bisherige Denken, Fühlen und Handeln in die gewünschte Richtung gelenkt werden.

Verzeichnis der Abbildungen

Verzeichnis der Fallbeispiele

Literatur

Achleitner, K. (2020): Die Macht früherer Partnerschaften. Wie Trennungen auf die Kinder der nächsten Beziehungen wirken können. Heidelberg (Carl-Auer).

Adamaszek, R. (2016): Familienbiographik. Therapeutische Entschlüsselung und Wandlung von Schicksalsbindungen. Berlin (epubli), 2. korr. Aufl. 2001.

Adamaszek, R. (2021): Warum gerade jetzt? Warum gerade hier? Warum gerade so? Berlin (epubli).

Ahlers, C. (2014): Fortsetzungsfamilien: Alleinerziehende, Stieffamilien, Patchworkfamilien. In: T. Levold u. M. Wirsching (Hrsg.): Systemische Therapie und Beratung – das große Lehrbuch. Heidelberg (Carl-Auer), S. 336–342.

Alberti, B. (2019): Seelische Trümmer. Geboren in den 50er- und 60er-Jahren: Die Nachkriegsgeneration im Schatten des Kriegstraumas. München (Kösel).

Alex, K. u. K. Erb (2021): Die Ordnungen des Erfolgs. Einführung in die Organisationsaufstellung. Herzogenrath (VA-Verlag).

Antonovsky, A. (1997): Salutogenese. Zur Entmystifizierung der Gesundheit. Tübingen (DGVT).

Arnold, R. (2014): Wie man liebt, ohne (sich) zu verlieren. 29 Regeln für eine kluge Beziehungsgestaltung. Heidelberg (Carl-Auer).

Austermann, A. u. B. Austermann (2013): Das Drama im Mutterleib. Der verlorene Zwilling. Liebe und Tod am Beginn des Lebens, vom Trauma zum Segen. Berlin (Königsweg).

Bade, K. J. (2003): Migration – Integration – Sicherheit. In: A. Mahr (Hrsg.): Konfliktfelder – Wissende Felder. Systemaufstellungen in der Friedens- und Versöhnungsarbeit. Heidelberg (Carl-Auer), S. 249–260.

Barbash, E. (2017): Different types of trauma: Small ›t‹ versus large ›T‹. An accumulation of smaller or less pronounced events can still be traumatic. *Psychologie today* , 13. 3. 2017. Verfügbar unter: https://www.psychologytoday.com/us/blog/trauma-and-hope/201703/different-types-trauma-small-t-versus-large-t [7.7.2022].

Bausewein, C. (2020): 99 Fragen an den Tod. Leitfaden für ein gutes Lebensende. München (Droemer).

Becker, U., C. Hawellek u. R. Zwicker-Pelzer (2018): Eindeutig uneindeutig. Demenz systemisch betrachtet. Göttingen (Vandenhoeck & Ruprecht).

Behren, D. v. (2019): Kurze Geschichte des Paragrafen 218 Strafgesetzbuch. Bonn (Bundeszentrale für politische Bildung).

Bergner, T. M. H. (2009): Wie geht's uns denn? Ärztliche Kommunikation optimieren. Stuttgart (Schattauer).

Bernstein, A. C. (1990): Die Patchwork-Familie. Wenn Väter oder Mütter in neuen Ehen weitere Kinder bekommen. Zürich (Kreuz).

Beushausen, J. (2012): Genogramm und Netzwerkanalyse. Die Visualisierung familiärer und sozialer Strukturen, Göttingen (Vandenhoeck & Ruprecht).

Bleckwedel, J. (2015): Systemische Therapie in Aktion. Kreative Methoden in der Arbeit mit Familien und Paaren. Göttingen (Vandenhoeck & Ruprecht).

Bode, S. (2015): Die vergessene Generation. Die Kriegskinder brechen ihr Schweigen. München (Piper).

Bodirsky, C. (2021): Der Einsatz von Miniaturen in der Weiterbildung. In: K. Kuschik u. K. Nazarkiewicz (Hrsg.): Aufstellungen lernen und lehren. Göttingen (Vandenhoeck & Ruprecht), S. 145–154.

Böhm, L. (2016): Alles in mir. Aufstellen im Kreis der Urprinzipien. Volkach (Verlag der Ideen).

Bourquin, P. (2007): Adoption aus systemischer Sicht. *Praxis der Systemaufstellung* 2: 2007. Verfügbar unter: http://www.peterbourquin.net/inicio/?p=540 [7.7.2022].

Bourquin, P. u. C. Cortés (2016): Der alleingebliebene Zwilling. Köln (Innenwelt).

Bourquin, P. u. K. Nazarkiewicz (Hrsg.) (2017): Trauma und Begegnung. Göttingen (Vandenhoeck & Ruprecht).

Britten, U. (2021): 20. Internationale Bindungskonferenz: Die Dialogisierung traumatischer Erfahrung. *ÄrzteZeitung*, Nov. 2021, S. 500.

»Broken-Heart-Syndrom«. Männer und Frauen reagieren verschieden auf »gebrochenes Herz«. *ÄrzteZeitung*, 6. 6. 2017.

Bublak, R. (2018): Der Hund als Ehepartner. *ÄrzteZeitung*, 4. 1. 2017.

Buchholz, M. B. (2014): Metaphern und der therapeutische Dialog. In: T. Levold u. M. Wirsching: Systemische Therapie und Beratung – das große Lehrbuch. Heidelberg (Carl-Auer), S. 121–130.

Chapmann, G. (2020): Wie Kommunikation in der Partnerschaft gelingt. Marburg (Francke).

Daimler, R. (2008): Basics der systemischen Strukturaufstellungen. Eine Anleitung für Einsteiger und Fortgeschrittene. München (Kösel).

De Philipp, W. (Hrsg.) (2019): Systemaufstellungen im Einzelsetting. Heidelberg (Carl-Auer), 4. Aufl.

Deutscher Bundestag (2018): Der Schutz des ungeborenen Lebens in Deutschland (Wissenschaftliche Dienste des Deutschen Bundestags, WD 7 - 3000 - 256/18). Verfügbar unter: https://www.bundestag.de/resource/blob/592130/21e336d47580c1faa15dbe23d999b62c/WD-7-256-18-pdf-data.pdf [10.8.2022].

Deutsches Institut für Psychotraumatologie (DIPT) [kein Jahr]: Grenzen der Selbsthilfe bei einem Trauma. Verfügbar unter: https://www.psychotraumatologie.de/selbsthilfe/grenzen [29.10.2023].

Dilts, R. B. (1994): Strategies of genius. Vol. I. Scotts Valley, CA (Dilts Strategy Group).

Dilts, R. B., T. Hallbom u. S. Smith (2015): Identität, Glaubenssysteme und Gesundheit: NLP-Veränderungsarbeit. Paderborn (Junfermann).

Drexler, D. (2015): Einführung in die Praxis der Systemaufstellungen. Heidelberg (Carl-Auer).

Drexler, K. (2020): Ererbte Wunden erkennen – Wie Traumata der Eltern und Großeltern unser Leben prägen. Stuttgart (Klett-Cotta).

Drucker, P. F. (1977): People and performance: The best of Peter Drucker on management. New York (Harper's College Press).

»Epigenetische Unterschiede bei eineiigen Zwillingen«. *Deutsches Ärzteblatt*, 16. 7. 2012. Verfügbar unter: https://www.aerzteblatt.de/nachrichten/50910/Epigenetische-Unterschiede-bei-eineiigen-Zwillingen [7.7.2022].

Fischer, G. u. P. Riedesser (2020): Lehrbuch der Psychotraumatologie. München (Ernst Reinhardt).

Fivaz-Depeursinge, E. u. A. Corboz-Warnery (2001): Das primäre Dreieck. Vater, Mutter und Kind aus entwicklungssystemischer Sicht. Heidelberg (Carl-Auer).

Franke, U. (2017): Wenn ich die Augen schließe, kann ich dich sehen. Familien-Stellen in der Einzeltherapie und -beratung. Ein Handbuch für die Praxis. Heidelberg (Carl-Auer), 6. Aufl.

Gebhardt, M. (2019): Wir Kinder der Gewalt. Wie Frauen und Familien bis heute unter den Folgen der Massenvergewaltigungen bei Kriegsende leiden. München (Deutsche Verlagsanstalt).

Gehlert, T. (2020): System-Aufstellungen und ihre naturwissenschaftliche Begründung: Grundlage für eine innovative Methode zur Entscheidungsfindung in der Unternehmensführung. Wiesbaden (Springer).

Groth, T. u. G. Stey (Hrsg.) (2007): Potenziale der Organisationsaufstellung: Innovative Ideen und Anwendungsgebiete. Heidelberg (Carl-Auer).

Gulotta, G. (2009): Gemeinsam in die Falle gehen. Vom Beziehungsdrama zum Happy End. Heidelberg (Carl-Auer), 3. Aufl.

Haarmann, C. (2015): Kontaktabbruch. Kinder und Eltern, die verstummen. Berlin (Orlanda).

Haarmann, C. (2019): Kontaktabbruch in Familien: wenn ein gemeinsames Leben nicht mehr möglich erscheint. München (Kösel).

Haintz, M. (2020): Alleingeborener Zwilling? Du bist nicht allein – Dein verlorener Zwilling ist immer noch für Dich da. Sei bereit für Deinen Aufbruch in ein neues Leben! Lengede (Angelina Schulze).

Hanswille, R. (2012): Trauma. In: J. V. Wirth u. H. Kleve: Lexikon des systemischen Arbeitens. Grundbegriffe der systemischen Praxis. Methodik und Theorie. Heidelberg (Carl-Auer), S. 432–435.

Hanswille, R. u. A. Kissenbeck (2014): Systemische Traumatherapie. Konzepte und Methoden für die therapeutische Praxis. Heidelberg (Carl-Auer), 3. Aufl.

Hanswille, R. (Hrsg.) (2016): Handbuch systemische Kinder- und Jugendlichenpsychotherapie. Göttingen (Vandenhoeck & Ruprecht).

Hartung, S. u. R. Remy (2020): Online-Aufstellungen. So funktionieren systemische Aufstellungen am Bildschirm. Wiesbaden (Springer).

Hartung, S. u. W. Spitta (2020): Lehrbuch der Systemaufstellungen. Grundlagen, Methoden, Anwendung. Berlin (Springer).

Haury, K., S. Loerke, J. Stapelmann u. H. Zimmerling (2020): Praxisbuch Adoption: Psychologische und soziale Besonderheiten bei Adoptivfamilien. Weinheim (Beltz Juventa).

Hausner, S. (2017): Auch wenn es mich das Leben kostet! Systemaufstellungen bei schweren Krankheiten und lang anhaltenden Symptomen. Heidelberg (Carl-Auer), 4. Aufl.

Heiland, R. (2018): Weil Worte wirken. Wie Arzt-Patienten-Kommunikation gelingt. Theorie-Praxis-Übungen. Stuttgart (Kohlhammer).

Hellinger, B. (2013): Ordnungen der Liebe. Ein Kursbuch. Heidelberg (Carl-Auer), 10. Aufl.

Hellinger, B. u. G. ten Hövel (2005): Ein langer Weg: Gespräche über Schicksal, Versöhnung und Glück. München (Kösel).

Hellinger, B. u. H.-L. Heilmann (2018): Mein Leben. Mein Werk: Der Begründer der Familienaufstellung. München (Ariston).

Hess, T. (2018): Lehrbuch für die systemische Arbeit mit Paaren. Ein integrativer Ansatz mit Elementen aus Paarberatung, Einzeltherapie und Mediation. Heidelberg (Carl-Auer), 3. Aufl.

Hess, T. u. C. Starke (2017): Patchworkfamilien. Behandlung und Therapie. Stuttgart (Kohlhammer).

Heucke, T. (2008): Genogramm und Familienstellen. Das innere Bild der Familie als Quelle heilender Kraft. Ahlerstedt (Param).

Hickey, B. (1994): Die sprechenden Organe – Format und Einzelbeispiele zur Versprachlichung körperlicher Symptome. *MultiMind – NLP Aktuell* 2: 22–24.

Hickey, B. (2005): Körper und System. Krankheiten, Symptome und Organmanifestationen als Wegweiser zu krankmachenden Dynamiken. *Systemische Aufstellungspraxis* 1 (5): 14–16.

Hickey, B. (2006a): Symptome haben System [Video]. Karlsruhe (Steinhardt Film + Verlag).

Hickey, B. (2006b): Warum gerade unser Kind? Stellvertretungsaufgaben als Schlüssel zu Schicksal und Krankheit. In: A. Doderer (Hrsg.): *Tagungsjournal zur interdisziplinären Fachtagung mit dem Bund der Hebammen, Seminare und Praxis: »Werde, wachse und gedeihe liebes Kind«*. März 2006, S. 1–6.

Hickey, B. (2016a): Symptome in Stellvertretung. *Praxis der Systemaufstellung* 1: 70–75.

Hickey, B. (2016b): Ängste in Stellvertretung. *Stellland* 2: 30–32.

Hickey, B. (2017a): Síntomas en representatión [Symptome in Stellvertretung]. In: P. Bourquin (Hrsg.): Fuerzas que sanan. Constelaciones sistémicas sobre enfermedad y salud. Bilbao (Desclée De Brouwer), pp. 24–30.

Hickey, B. (2017b): Was hat das U-Boot des Vaters mit den Symptomen des Sohnes zu tun? *Stellland* 8: 12–13.

Hickey, B. (2018a): Genogrammerstellung: Leitfaden/Checkliste für die Recherche im Familiensystem. In: M. Lockert (Hrsg.): Perlen der Aufstellungsarbeit. Tools für systemisch Praktizierende. Heidelberg (Carl-Auer), S. 119–121.

Hickey, B. (2018b): Genogrammerstellung: Symbolik, Vorgehen. In: M. Lockert (Hrsg.): Perlen der Aufstellungsarbeit. Tools für systemisch Praktizierende. Heidelberg (Carl-Auer), S. 124–128.

Hickey, B. (2018c): Symptome als Wegweiser. In: M. Lockert (Hrsg.): Perlen der Aufstellungsarbeit. Tools für systemisch Praktizierende. Heidelberg (Carl-Auer), S. 152–155.

Hickey, B. (2018d): Walt-Disney-Strategie. In: M. Lockert (Hrsg.): Perlen der Aufstellungsarbeit. Tools für systemisch Praktizierende. Heidelberg (Carl-Auer), S. 149–151.

Hickey, B. (2018e): Körperliche und psychische Symptome als Ausdruck unbewältigter Kriegsthemen. In: K. Nazarkiewicz u. P. Bourquin (Hrsg.): Einflüsse der Welt. Individuelles Schicksal im kollektiven Kontext. Göttingen (Vandenhoeck & Ruprecht), S. 35–49.

Hickey, B. (2021a): Der gute »Draht« zum Patienten. Teil 1: Nonverbale Kommunikation. *Der niedergelassene Arzt* 1: 31–32.

Hickey, B: (2021b): Der gute »Draht« zum Patienten. Teil 2: Verbale Kommunikation. *Der niedergelassene Arzt* 2: 40–42.

Hildenbrand, B. (2011): Einführung in die Genogrammarbeit. Heidelberg (Carl-Auer), 3. Aufl.

Hildenbrand, B. (2014): Adoptiv- und Pflegefamilien. In: T. Levold u. M. Wirsching: Systemische Therapie und Beratung – das große Lehrbuch. Heidelberg (Carl-Auer), S. 343–348.

Hildenbrand, B. (2018): Genogrammarbeit für Fortgeschrittene. Heidelberg (Carl-Auer).

Hildenbrand, B. (2021): Grundlagen der Genogrammarbeit: Die Lebenswelt als Ausgangspunkt sozialpsychiatrischer Praxis. Göttingen (Vandenhoeck & Ruprecht).

Hoch, R. (2016): 400 Fragen für systemische Therapie und Beratung. Von Auftragsklärung bis Möglichkeitskonstruktion [Kartenset mit 90 Fragekarten]. Weinheim (Beltz).

Horn, K. P. (2019): Connected to the Unknown – mit Systemaufstellungen die digitale Transformation meistern. Göttingen (Vandenhoeck & Ruprecht).

Hüllemann, K.-D. (2013): Patientengespräche besser gestalten. Gebrauchsanleitung für helfende Kommunikation. Heidelberg (Carl-Auer).

Hüther, G. (2014): »Die Macht der inneren Bilder«: Wie Visionen das Gehirn, den Menschen und die Welt verändern. Göttingen (Vandenhoeck & Ruprecht).

Hüther, G. (2020): Wege aus der Angst – Über die Kunst, die Unverhersagbarkeit des Lebens anzunehmen. Göttingen (Vandenhoeck & Ruprecht).

James, T. u. W. Woodsmall (2002): Time Line: NLP-Konzepte zur Grundstruktur der Persönlichkeit. Paderborn (Junfermann).

Jaquet, B., C. Ziepert u. M. Ohler (Hrsg.) (2022): Vom Täumen und Aufwachen. Drei Jahrzehnte nach dem Mauerfall. Heidelberg (Carl-Auer).

Jellouschek, H. (2003): Warum hast du mir das angetan? Untreue als Chance. München (Piper).

Jellouschek, H. (2004): Die Rolle der Geliebten in der Dreiecksbeziehung. Stuttgart (Kreuz).

Jellouschek, H. (2010): Liebe auf Dauer. Was Partnerschaft lebendig hält. Stuttgart (Kreuz).

Joseph, S. (2015): Was uns nicht umbringt. Wie es Menschen gelingt, aus Schicksalsschlägen und traumatischen Erfahrungen gestärkt hervorzugehen. Berlin (Springer).

Juul, J. (2015): Aus Stiefeltern werden Bonuseltern: Chancen und Herausforderungen für Patchworkfamilien. Weinheim (Beltz).

Kampenhout, D. v. (2017): Ich lasse mich finden. Wie mein Wunschpartner zu mir kommt. Heidelberg (Carl-Auer), 4. Aufl.

Kellermann, I. u. B. Roedel (2014): Genogrammarbeit. In: T. Levold u. M. Wirsching (Hrsg.): Systemische Therapie und Beratung – das große Lehrbuch. Heidelberg (Carl-Auer), S. 227–233.

Kindl-Beilfuß, C. (2015): Fragen können wie Küsse schmecken. Systemische Fragetechniken für Anfänger und Fortgeschrittene. Heidelberg (Carl-Auer), 6. Aufl.

Kindl-Beilfuß, C. (2021): Einladung ins Wunderland: Systemische Feedback- und Interventionstechniken. Heidelberg (Carl-Auer), 3. Aufl.

Klees, K. (2018): Traumasensible Paartherapie. Mit dem Traum(a)-Haus-Konzept aus der Beziehungskrise. Paderborn (Junfermann).

Klein, P. u. B. Meerwald (2020): Das Wiener systemische Resilienz Modell. Wien (Morawa).

Kleine-Gunk, B. u. B. Hobelsberger (2023): Verjünge deine Gene. Wie wir die neuesten Erkenntnisse der Epigenetik für unsere Verjüngung nutzen können. München (Gräfe und Unzer).

Kremer, G. u. M. Schultz (2012): Basiswissen: Motivierende Gesprächsführung in der Psychiatrie. Bonn (Psychiatrie).

Kühling, L. (2012): Genogramm. In: J. V. Wirth u. H. Kleve: Lexikon des systemischen Arbeitens. Grundbegriffe der systemischen Praxis. Methodik und Theorie. Heidelberg (Carl-Auer), S. 132–135.

Kuschik, K. u. K. Nazarkiewicz (2021): Aufstellungen lernen und lehren. Göttingen (Vandenhoeck & Ruprecht).

Kutschera, I. u. C. Brugger (2020): Was ist nur los mit mir? Krankheitssymptome und Familienstellen. Österreich (myMorawa).

Langlotz, E. R. (2015): Symbiose in Systemaufstellungen. Mehr Autonomie durch Selbstintegration. Heidelberg (Springer).

Leicher, C. (2020): Die verborgenen Kräfte unserer Ahnen. Unheilsame Muster aus der Familie aufspüren und lösen. München (Gräfe u. Unzer).

Levine, P. (2016): Trauma und Gedächtnis: Spuren unserer Erinnerung in Körper und Gehirn – Wie wir traumatische Erfahrungen verstehen und verarbeiten. München (Kösel).

Levold, T. u. M. Wirsching (Hrsg.) (2014): Systemische Therapie und Beratung – das große Lehrbuch. Heidelberg (Carl-Auer).

Lieben, C. u. C. Renoldner (2011): Verzeihung, sind Sie mein Körper? Körper- und Symptomaufstellungen in einer körperfernen Zeit. München (Kösel).

Lindemann, H. (2020): Systemisch-lösungsorientierte Gesprächsführung in Beratung, Coaching, Supervision und Therapie. Ein Lehr-, Lern- und Arbeitsbuch für Ausbildung und Praxis. Göttingen (Vandenhoeck & Ruprecht).

Lindemann, H. (2021): Die systemische Metaphern-Schatzkiste: Grundlagen und Methoden für die Beratungspraxis. Göttingen (Vandenhoeck & Ruprecht).

Lipton, B. H. (2016): Intelligente Zellen. Wie Erfahrungen unsere Gene steuern. Burgrain (KOHA).

Lockert, M. (Hrsg.) (2018): Perlen der Aufstellungsarbeit. Tools für systemisch Praktizierende. Heidelberg (Carl-Auer), 2. Aufl. 2020.

Lohre, M. (2018): Das Erbe der Kriegsenkel. Was das Schweigen der Eltern mit uns macht. Gütersloh (Penguin).

Lorenz, H. (2014): Weil der Krieg unsere Seelen frisst: Wie die blinden Flecken der Vergangenheit bis heute nachwirken. Berlin (Ullstein).

Ludewig, K. (2012): Auftrag. In: J. V. Wirth u. H. Kleve. Lexikon des systemischen Arbeitens. Grundbegriffe der systemischen Praxis. Methodik und Theorie. Heidelberg (Carl-Auer), S. 36–39.

Ludewig, K. (2021): Einführung in die theoretischen Grundlagen der systemischen Therapie. Heidelberg (Carl-Auer), 4. Aufl.

Maatz, H.-J. (2010): Die Liebesfalle. Spielregeln für eine neue Beziehungskultur. München (DTV).

Mack-Hamprecht, H. (2018): DO-Modell – Dynamische Ortung von Störungen. In: M. Lockert (Hrsg.): Perlen der Aufstellungsarbeit. Tools für systemisch Praktizierende. Heidelberg (Carl-Auer), S. 136–138.

Mahr, A. (2003): Konfliktfelder – Wissende Felder: Systemaufstellungen in der Friedens-und Versöhnungsarbeit. Heidelberg (Carl-Auer).

Mahr, A. (2016): Von den Illusionen einer unbeschwerten Kindheit und dem Glück, erwachsen zu sein. München (Scorpio).

Mansuy, I. M., J.-M. Gurret u. A. Lefief-Delcourt (2020): Wir können unsere Gene steuern. Die Chancen der Epigenetik für ein gesundes und glückliches Leben. Berlin (Berlin Verlag).

Maren, J. v. (2019): Dutch mothers can now register their aborted babies as persons, helping the grieving process. *LifeSiteNews, 26. 4. 2019*. Verfügbar unter: https://www.lifesitenews.com/blogs/dutch-mothers-can-now-register-their-aborted-babies-as-persons-helping-the-grieving-process/ [23.9.2021].

Mayer, C.-H. u. S. Hausner (Hrsg.) (2014): Salutogene Aufstellungen: Beiträge zur Gesundheitsförderung in der systemischen Arbeit. Göttingen (Vandenhoeck & Ruprecht).

McDaniel, S., J. Hepworth u. W. J. Doherty (1997): Familientherapie in der Medizin. Heidelberg (Carl-Auer).

McDermott, I. a. J. O'Connor (2002): NLP und Gesundheit: Die offenen Geheimnisse der Gesunden. Kirchzarten bei Freiburg (VAK), 3. Aufl.

McGoldrick, M. (2019): Wieder heimkommen. Auf Spurensuche in Familiengeschichten. Heidelberg (Carl-Auer), 4. Aufl.

McGoldrick, M., R. Gerson u. S. Petri (2022): Genogramme in der Familienberatung. Göttingen (Hogrefe).

Metzke, H. (2005): Lexikon der historischen Krankheitsbezeichnungen. Neustadt an der Aisch (Degener & Co.).

Mills, J. C. u. R. J. Crowley (1996): Therapeutische Metaphern für Kinder und das Kind in uns. Heidelberg (Carl-Auer).

Möller, H.-J., G. Laux u. H.-P. Kapfhammer (Hrsg.) (2017): Psychiatrie, Psychosomatik, Psychotherapie. Stuttgart (Thieme).

Müller, T. (2016): In der Schwangerschaft. Gestresste Mütter, ängstliche Kinder. *ÄrzteZeitung*, 6. 5. 2016.

Nazarkiewicz, K. u. P. Bourquin (Hrsg.) (2018): Einflüsse der Welt. Individuelles Schicksal im kollektiven Kontext. Göttingen (Vandenhoeck & Ruprecht).

Nazarkiewicz, K. u. K. Kuschik (Hrsg.) (2015): Handbuch Qualität in der Aufstellungsleitung. Göttingen (Vandenhoeck & Ruprecht).

Nelles, W. (2009): Das Leben hat keinen Rückwärtsgang: Die Evolution des Bewusstseins, spirituelles Wachstum und das Familienstellen. Köln (Innenwelt).

O'Connor, J. u. J. Seymour (2015): Neurolinguistisches Programmieren: Gelungene Kommunikation und persönliche Entfaltung. Kirchzarten bei Freiburg (VAK), 22. Aufl.

Patrzek, A. (2021): Systemisches Fragen: Professionelle Fragekompetenz für Führungskräfte, Berater und Coaches. Wiesbaden (Springer).

Pies, E. (2005): Zünftige und andere alte Berufe. Mit 222 zeitgenössischen Illustrationen und Zunftswappen. Wuppertal (E. & U. Brockhaus).

Prieß, M. (2015): Resilienz. Das Geheimnis innerer Stärke. München (Südwest).

Prior, M. (2012): Beratung und Therapie optimal vorbereiten: Informationen und Interventionen vor dem ersten Gespräch. Heidelberg (Carl-Auer), 5. Aufl.

Prior, M. (2020): MiniMax-Interventionen. 15 minimale Interventionen mit maximaler Wirkung. Heidelberg (Carl-Auer), 17. Aufl.

Pschyrembel Online. Berlin (de Gruyter). Verfügbar unter: https://www.pschyrembel.de [31.10.2023].

Radebold, H. (2004): Kriegskinder im Alter: Bei Diagnose historisch denken. *Deutsches Ärzteblatt* 101 (27): A 1960–1962.

Radebold, H., W. Bohleber u. J. Zinnecker (Hrsg.) (2009): Transgenerationale Weitergabe kriegsbelasteter Kindheiten. Interdisziplinäre Studien zur Nachhaltigkeit historischer Erfahrungen über vier Generationen. Weinheim (Juventa).

Reddemann, L. (2021): Psychodynamisch Imaginative Traumatherapie – PITT®. Leben Lernen, Bd. 320: Ein Mitgefühls- und Ressourcenorientierter Ansatz in der Psychotraumatologie. Stuttgart (Klett-Cotta).

Retzlaff, R. (2019): Spiel-Räume: Lehrbuch der systemischen Therapie mit Kindern und Jugendlichen. Stuttgart (Klett-Cotta), 7. Aufl.

Retzlaff, R. (2021): Fallkonzeption, Therapieplanung, Antragsverfahren: Ein praktischer Leitfaden. Heidelberg (Carl-Auer).

Roedel, B. (2014): Praxis der Genogrammarbeit. Die Kunst des banalen Fragens. Dortmund (Borgmann).

Röhrbein, A. (2021): Und das ist noch nicht alles. Systemische Biografiearbeit. Heidelberg (Carl-Auer), 2. Aufl.

Rossi, E. L. (2002): The Psychobiology of Gene Expression. Neuroscience and Neurogenesis in Hypnosis and the Healing Arts. New York (Norton).

Rüegg, J. C (2017): Mind & Body: Wie Gehirn und Psyche die Gesundheit beeinflussen. Stuttgart (Schattauer), 3., akt. u. erw. Aufl.

Ruf, G. D. (2013): Einführung in die systemische Psychiatrie. Heidelberg (Carl-Auer).

Ruppert, F. (2013): Trauma, Angst und Liebe. Unterwegs zu gesunder Eigenständigkeit. Wie Aufstellungen dabei helfen. München (Kösel).

Salvador, M. C. (2018): Die transgenerationale Weitergabe von Traumata. In: K. Nazarkiewicz u. P. Bourquin (Hrsg.): Einflüsse der Welt. Individuelles Schicksal im kollektiven Kontext. Göttingen (Vandenhoeck & Ruprecht).

Schäfer, T. (2012a): Wenn der Körper Signale gibt. Wege zur Gesundheit durch Familienaufstellungen. München (Knaur Mens Sana).

Schäfer, T. (2012b): Wie der Tod dem Leben dient. Abschied und Sterben im Familienstellen. München (Knaur Mens Sana).

Schäffner, L. (2012): Das Patientengespräch: Wege zur besseren Kommunikation zwischen Arzt und Patient. Münster (Waxmann).

Schaper, Michael (2019): Die Kraft der Familie. Wie sie uns prägt und unserem Leben Halt gibt. *GEOkompakt* 61/2019.

Schmidt, G. (2021): Liebesaffären zwischen Problem und Lösung. Hypnosystemisches Arbeiten in schwierigen Kontexten. Heidelberg (Carl-Auer), 9. Aufl.

Schneider, J. R. (2016): Herkunft, Schicksal, Freiheit. Heidelberg (Carl-Auer).

Schneider, J. R. (2021): Das Familienstellen: Grundlagen und Vorgehensweisen. Heidelberg (Carl-Auer), 4. Aufl.

Schneider, L. (2015): Vererben Holocaustüberlebende ihr Trauma? *Laborjournal*, 2. 9. 2015. Verfügbar unter: https://www.laborjournal.de/editorials/m_971.php [10.8.2022].

Schützenberger, A. A. (2018): Oh, meine Ahnen! Wie das Leben unserer Vorfahren in uns wiederkehrt. Heidelberg (Carl-Auer), 9. Aufl.

Schwarz, R. C. u. M. Sweezy (2021): Systemische Therapie mit der inneren Familie. Stuttgart (Klett-Cotta).

Schweitzer, J. u. A. von Schlippe (2016): Lehrbuch der systemischen Therapie und Beratung II. Das störungsspezifische Wissen. Göttingen (Vandenhoeck & Ruprecht).

Schwing, R. u. A. Fryszer (2015): Systemisches Handwerk. Werkzeug für die Praxis. Göttingen (Vandenhoeck & Ruprecht).

Serpeloni, F., K. Radtke, S. G. de Assis, F. Henning, D. Nätt a. T. Elbert (2017): Grandmaternal Stress During Pregnancy and DNA Methylation of the Third Generation: an Epigenome-Wide Association Study. *Translational Psychiatry* 7, e1202 (2017). Verfügbar unter: https://www.nature.com/articles/tp2017153 [7.7.2022]. DOI: doi.org/10.1038/tp.2017.153.

Shapiro, F. u. C. Trunk (2022): EMDR – Grundlagen und Praxis: Handbuch zur Behandlung traumatisierter Menschen. Paderborn (Junfermann).

Simon, F. B. (2012a): Krankheit. In: J. V. Wirth u. H. Kleve. Lexikon des systemischen Arbeitens. Grundbegriffe der systemischen Praxis. Methodik und Theorie. Heidelberg (Carl-Auer), S. 231–233.

Simon, F. B. (2012b): Symptomträger. In: J. V. Wirth u. H. Kleve. Lexikon des systemischen Arbeitens. Grundbegriffe der systemischen Praxis. Methodik und Theorie. Heidelberg (Carl-Auer), S. 406–408.

Simon, F. B. (2012c): Die andere Seite der »Gesundheit«: Ansätze einer systemischen Krankheits- und Therapietheorie. Heidelberg (Carl-Auer), 3. Aufl.

Simon, F. B. u. G. Weber (2004): Das Ding an sich. Wie man »Krankheit« erweicht, verflüssigt, entdinglicht … In: F. B. Simon u. G. Weber: Vom Navigieren beim Driften. »Post aus der Werkstatt« der systemischen Theorie. Heidelberg (Carl-Auer).

Sparrer, I. (2010): Einführung in Lösungsfokussierung und Systemische Strukturaufstellungen. Heidelberg (Carl-Auer), 2. Aufl.

Sparrer, I. (2016): Systemische Strukturaufstellungen. Theorie und Praxis. Heidelberg (Carl-Auer), 3. Aufl.

Sparrer, I. (2021): Wunder, Lösung und System. Lösungsfokussierte systemische Strukturaufstellungen für Therapie und Organisationsberatung. Heidelberg (Carl-Auer), 7. Aufl.

Spork, P. (2011): Der zweite Code. Epigenetik oder: Wie wir unser Erbgut steuern können. Hamburg (Rororo).

Spork, P. (2014): Mäuse vererben ihre Angst. *Newsletter Epigenetik,* 3. 2. 2014. Verfügbar unter: https://www.newsletter-epigenetik.de/maeuse-vererben-ihre-angst/ [7.7.2022].

Spork, P. (2016): Geerbte Angst. *Bild der Wissenschaft* 2: 16–21. Verfügbar unter: https://www.newsletter-epigenetik.de/geerbte-angst/ [7.7.2022].

Spork, P. (2019): Gesundheit ist kein Zufall. Wie das Leben unsere Gene prägt. Die neuesten Erkenntnisse der Epigenetik. München (Pantheon).

Starostzik, C. (2017): Kriegskinder. Eine PTSD wächst sich nicht einfach aus. *ÄrzteZeitung,* 4. 1. 2017.

Steinemann, E. (2006): Der verlorene Zwilling – Wie ein vorgeburtlicher Verlust unser Leben prägen kann. München (Kösel).

Steiner, A. (2019): Die Kunst der Familienaufstellung: Ein Praxislehrbuch der empirischen Psychotherapie. Stuttgart (Kohlhammer).

Stierlin, H. (2021): Gerechtigkeit in nahen Beziehungen. Systemisch-therapeutische Perspektiven. Heidelberg (Carl-Auer), 3. Aufl.

Stierlin, H. u. R. Grossarth-Maticek (2006): Krebsrisiken – Überlebenschancen. Wie Körper, Seele und soziale Umwelt zusammenwirken. Heidelberg (Carl-Auer).

Tewes, R. (2015): Wie bitte? Kommunikation in Gesundheitsberufen. Heidelberg (Springer).

Uhrig, S. (2012): Schmerz. In: J. V. Wirth u. H. Kleve: Lexikon des systemischen Arbeitens. Grundbegriffe der systemischen Praxis. Methodik und Theorie. Heidelberg (Carl-Auer), S. 348–351.

Ulsamer, B. (2003): Spielregeln für Paare. München (Goldmann).

Ulsamer, B. (2010): Wie Sie alte Wunden allein heilen und neue Kraft schöpfen. Familienaufstellung ohne Stellvertreter. Ein Selbsthilfebuch [mit CD]. München (Kösel).

Ulsamer, B. (2020): Inneren Frieden finden mit den Eltern. 7 Schritte zur Versöhnung [mit CD]. München (Kösel).

Varga von Kibéd, M. u. I. Sparrer (2020): Ganz im Gegenteil. Tetralemmaarbeit und andere Grundformen Systemischer Strukturaufstellungen. Heidelberg (Carl-Auer), 11. Aufl.

Verdenhalven, F. (2008): Familienkundliches Wörterbuch. Insingen (Degener & Co.).

Vogt, M. (2014): Geschwisterbeziehungen und Geschwisterkonstellationen. In: T. Levold u. M. Wirsching (Hrsg): Systemische Therapie und Beratung – das große Lehrbuch. Heidelberg (Carl-Auer), S. 349–354.

Wagner, E. (2020): Praxisbuch systemische Therapie. Vom Fallverständnis zum wirksamen psychotherapeutischen Handeln in klinischen Kontexten. Stuttgart (Klett-Cotta).

Wagner, E., K. Henz u. H. Kilian (2016): Persönlichkeitsstörungen. Störungen systemisch behandeln. Heidelberg (Carl-Auer).

Waterland, R. A. a. R. L. Jirtle (2003): Transposable elements: Targets for early nutritional effects on epigenetic gene regulation. *Molecular and Cellular Biology* 23: 5293–5300.

Weaver, I. C. G., N. Cervoni, F. A. Champagne, A. C. D'Alessio, S. Sharma, J. R. Seckl, S. Dymov, M. Szyf a. M. JU. Meaney (2004): Epigenetic programming by maternal behaviour. *Nature Neuroscience* 7 (8): 847–854. DOI: 10.1038/nn1276 .

Weber, G. (1993): Zweierlei Glück. Die systemische Psychotherapie Bert Hellingers. Heidelberg (Carl-Auer), 18. Aufl. 2017.

Weber, G. (Hrsg.) (2000): Praxis des Familien-Stellens. Beiträge zu Systemischen Lösungen nach Bert Hellinger. Heidelberg (Carl-Auer), 3. Aufl.

Weber, G. (2012): Aufstellungen. In: J. V. Wirth u. H. Kleve: Lexikon des systemischen Arbeitens. Grundbegriffe der systemischen Praxis. Methodik und Theorie. Heidelberg (Carl-Auer), S. 32–36.

Weber, G. u. C. Rosselet (2016): Organisationsaufstellungen: Grundlagen, Settings, Anwendungsfelder. Heidelberg (Carl-Auer).

Weber, G., F. B. Simon u. G. Schmidt (2016): Aufstellungsarbeit revisited ... nach Hellinger? Heidelberg (Carl-Auer), 3. Aufl.

Weinhold, J., A. Bornhäuser, C. Hunger u. J, Schweitzer (2014): Dreierlei Wirksamkeit: Die Heidelberger Studie zu Systemaufstellungen. Heidelberg (Carl-Auer).

Weizsäcker, V. von (1987): Gesammelte Schriften 5. Der Arzt und der Kranke. Stücke einer medizinischen Anthropologie. Hrsg. von W. Schindler, D. Janz u. P. Achilles. Berlin (Suhrkamp).

Weizsäcker, V. von (2005): Gesammelte Schriften 10. Pathosophie. Hrsg. von P. Achilles, D. Janz, M. Schrenk u. C. F. von Weizsäcker. Berlin (Suhrkamp).

Weizsäcker, V. von (2008): Warum wird man krank? Ein Lesebuch. Hrsg. von W. Rimpau u. B. Hontschik. Berlin (Suhrkamp).

Wiedemann, H. (2015): Mutig den eigenen Weg gehen. Initiatische Märchenarbeit mit tiefenpsychologischen und systemischen Arbeitsweisen. Todtmoos (Johanna Nordländer).

Wirth, J. V. u. H. Kleve (Hrsg.) (2012): Lexikon des systemischen Arbeitens. Grundbegriffe der systemischen Praxis, Methodik und Theorie. Heidelberg (Carl-Auer).

WKO [Wirtschaftskammer Österreichs] (2018): Flexibel und belastbar. Das Wiener Resilienz-Modell in der Praxis. Verfügbar unter: https://www.wko.at/site/ImpulsPro/WRM-Heft-2018-a.pdf [10.8.2022].

Wortmann, M. (2021): Privater Samenspender kann Anspruch auf Umgang mit Kind haben. *ÄrzteZeitung*, 21. 7. 2021.

Wühr, E. (2011): Systemische Medizin. Auf der Suche nach einer besseren Medizin. Bad Kötzting (Systemische Medizin).

Wydler, H., P. Kolip u. T. Abel (Hrsg.) (2010): Salutogenese und Kohärenzgefühl: Grundlagen, Empirie und Praxis eines gesundheitswissenschaftlichen Konzepts. Weinheim (Juventa).

Über die Autorin

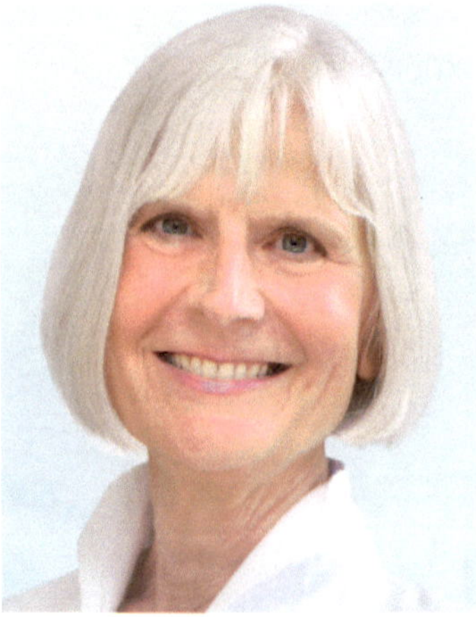

Birgit Hickey, Dr. med. Dipl.-Biol., Fachärztin für Allgemeinmedizin; anerkannte Systemaufstellerin und Lehrtherapeutin; seit 1993 Aus- und Weiterbildungen u. a. in systemischer Familientherapie, familienbiografischer Genogrammarbeit, systemischen Strukturaufstellungen, lösungsfokussierter Kurzzeittherapie, hypnotherapeutischer und -systemischer Kommunikation, systemischer Mediation, NLP (Lehrtrainerin). Seit 1992 niedergelassen in eigener Praxis (seit 1998 mit Schwerpunkt »Systemische Medizin und Familientherapie«), seit 1993 Kommunikationstrainerin für Praxen und Kliniken.

Kontakt: *www.birgit-hickey.de*